The Physiology of the Joints

骨关节功能解剖学

第三卷　　脊柱、骨盆及头部
The Spinal Column,
Pelvic Girdle and Head

原书第 7 版
7th Edition

原 著　[法] A. I. Kapandji
主 审　王　岩
主 译　刘　晖

中国科学技术出版社
·北 京·

图书在版编目（CIP）数据

骨关节功能解剖学 . 第三卷 , 脊柱、骨盆及头部 : 原书第 7 版 / (法) A.I. 卡潘吉 (A. I. Kapandji) 原著；刘晖主译 . — 北京 : 中国科学技术出版社 , 2020.9（2022.4 重印）

ISBN 978-7-5046-8689-3

Ⅰ . ①骨… Ⅱ . ① A… ②刘… Ⅲ . ①脊柱—关节—人体解剖学 ②骨盆—关节—人体解剖学③颅骨—关节—人体解剖学 Ⅳ . ① R322.7

中国版本图书馆 CIP 数据核字 (2020) 第 099312 号

著作权合同登记号：01-2020-0734

Seventh edition first published in 2018 in French by Éditions Maloine under the title
Anatomie fonctionnelle: 3. Tête et rachis by A. I. Kapandji.
Copyright © Éditions Maloine 2019— ISBN: 978-2-224-03542-6

《骨关节功能解剖学：第三卷 脊柱、骨盆及头部》（第 7 版）法文原版由法国 Éditions Maloine 出版社于 2019 年出版，版权归其所有。作者：[法] A.I. 卡潘吉（A.I. Kapandji）。

策划编辑	丁亚红　焦健姿
责任编辑	丁亚红
装帧设计	佳木水轩
责任印制	徐　飞

出　　版	中国科学技术出版社
发　　行	中国科学技术出版社有限公司发行部
地　　址	北京市海淀区中关村南大街 16 号
邮　　编	100081
发行电话	010-62173865
传　　真	010-62179148
网　　址	http://www.cspbooks.com.cn

开　　本	889mm×1194mm　1/16
字　　数	348 千字
印　　张	21.5
版　　次	2020 年 9 月第 1 版
印　　次	2022 年 4 月第 2 次印刷
印　　刷	天津翔远印刷有限公司
书　　号	ISBN 978-7-5046-8689-3 / R · 2550
定　　价	236.00 元

主　审　王　岩
主　译　刘　晖
副主译　柴　伟　吴　进
译校者　（以姓氏笔画为序）
　　　　刘　晖　陈志达　林达生　罗德庆
　　　　黄砖枝　梁勃威

内容提要 Abstract

　　本书引进自法国 Éditions Maloine 出版社，是一套全面系统、提纲挈领又深入浅出的骨关节功能解剖经典著作。全套共 3 卷，内容覆盖上肢、下肢、脊柱、骨盆及头部的所有骨关节系统，本书为全新第 7 版的脊柱、骨盆及头部分卷。著者从中轴躯干解剖结构，尤其是椎体、椎间盘结构发育特点及解剖功能、临床查体解剖联系和复杂的脊柱功能解剖、颞下颌关节运动、骨盆脊柱匹配性等方面进行了通俗易懂的阐述，还新增了与临床密切相关的椎动脉解剖、椎弓根的作用等章节，同时配有丰富精美的大体图示和三维图示，书末附录还有简单的模型剪纸图解，便于读者直观操作和试验操作，更有利于功能解剖的理解。本书内容系统、阐述简洁，让人一读就懂，可作为内科医师、外科医师，尤其是骨科医师、康复理疗师和初入临床的医学生不可多得的骨关节功能解剖案头参考书。

Preface for the Chinese Version

中文版序

骨关节疾病是我国重要的公共卫生问题之一。21 世纪人员老龄化问题严重，骨关节疾病在老年人群中发病率居高不下，而且此类疾病严重影响患者的生存期和生活质量。因此，提高此类疾病治疗和教学的整体水平，降低骨关节疾病致残率具有重要意义。

随着社会经济水平的提高，骨关节疾病患者对生活质量的要求也日渐增长，这对临床医师的标准化训练和成长也提出了更高的要求。尽管计算机导航、3D 打印等先进技术手段大量引入临床应用，节省了大量的人力、物力，减少了许多人为的错误和误差，但所有的疾病诊断、治疗和康复，甚至软件设计原理和基础都来源于人体的解剖结构、功能解剖和生物力学。因此，所有临床医师和康复理疗师、初入临床的医学生，都应该备有一部通俗易懂、图文并茂的参考工具书。值此背景下，联勤保障部队第 909 医院刘晖、吴进教授和解放军总医院柴伟教授积极推动，联合全国多家医疗单位的骨科专业人员完成了这部全新第 7 版 *Physiology of the Joints* 的翻译工作。

法国骨科学教授 Adalbert Kapandji 编著的 *Physiology of the Joints*（《骨关节功能解剖学》）是一部关于骨关节基础、功能解剖和临床生物力学的经典著作。全新第 7 版涉及上肢、下肢、脊柱、骨盆、头部等所有人体骨关节结构，力求从基本解剖结构、结构发育特点、生理解剖功能、临床查体解剖要点和生物力学等多角度为临床医师阐述骨关节疾病的发生和病理状态解剖来源，同时还与时俱进地介绍了骨科最为关注的热点，如腰椎、骨盆功能相关性、步态等内容。书中内容通俗易懂、图片精美细致，且紧密结合行为功能和病理生理状态，贴近临床实际，非常适合国内从事内科、外科，尤其是骨科、康复理疗相关专业人员和医学生阅读参考，特此推荐。

中国骨科继续教育（专委会） 主任委员

中国医师协会骨科医师分会 前会长

解放军总医院第一医学中心骨科 主任医师 技术一级专家

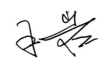

补充说明

书中参考文献条目众多，为方便读者查阅，已将本书参考文献更新至网络，读者可扫描右侧二维码，关注出版社"焦点医学"官方公众号，后台回复"骨关节功能解剖学：第三卷"，即可获取。

原书序

原书第 6 版序

经过 Adalbert Kapandji 教授对脊柱复杂生理学的描绘后，脊柱就变得不再神秘。尽管脊柱的颈、胸、腰、骶节段有不同的特殊之处，但结构和功能原则却是统一的。脊柱生理学是简单且颇富逻辑的，但是仍有许多关于脊柱的荒谬观点。

在人们明确了神经轴的保护功能及脊柱的稳定与运动平衡功能后，所有的问题都变得简单化了。脊柱之上是头部，后者在社会学和联系功能中发挥着重要作用，是 5 种感官的所在地，其中 4 种感官与大脑直接相连。

Adalbert Kapandji 教授的成功之处在于以简洁的语言和简约的图示进行自然的阐述。书中的观点都很简单易懂，即使有人曾经认为脊柱结构非常复杂，在看过本书之后，这种看法也会逐渐改变。

修订后的第 6 版，仍旧是一部能够激发人们思考的参考书。令人激动不已的主题和非凡的布局让读者可以充分感受到循序渐进的交流和简明流畅的行文风格。因此，本书对医学生、运动仪器操作者、骨科医师、风湿病学家、内科医师、神经外科医师、理疗师，甚至音乐家及想了解高效运动机制的高水平运动员都非常有帮助。

Adalbert I. Kapandji 教授带领我们愉快地回归到那些最初的本真，值得我们衷心感谢。

G. Saillant 教授

外科学院委员

Pitié Salpêtrière 大学医学系前主任（巴黎，第六任）

Pitié Salpêtrière 医院前骨科主任

原书第 5 版序

即便对于熟悉运动系统的外科医师，脊柱生理学也不是一件简单的事。一些对机械化、精确度和三维观有所感悟的人看到这本书的时候可能会很享受。对于那些热衷将复杂概念简单化的教师来说，这本书更像是一件礼物。这就是 Adalbert Kapandji 教授编写这部书的初衷，他将精确的解剖力学和唯美的艺术天赋完美的融入书中，打造出更为卓越创新的设计。

我们可以从图示中学习解剖，但平面图示是静态的，为此教授以剪纸样模型为读者展示了立体的三维图示。

通常，脊柱的教学会比较困难，因其复杂的运动模式较难理解和解释。Kapandji 教授卓越的教学方式在本书的前两卷就已展示得非常突出了，第三卷的呈现更加令人激动，因此我很荣幸为之作序。

我认为本书是非常完美、成功的。我非常羡慕年轻的外科医师可以有幸看到这样一部好的著作。我确信本书可以帮助读者更加轻松地理解脊柱的解剖力学，并更好地解释造成畸形的原因。书中的观点对脊柱疾病的治疗贡献巨大，其影响必将深远延伸。

R. Merle D'Aubigné 教授

译者前言

在我国，骨关节疾病是临床常见病。21世纪以来，骨关节疾病的治疗，尤其是手术、康复治疗技术突飞猛进，大大改善了患者的功能和生活质量。因此，深入了解骨关节疾病的生理功能解剖，从疾病的发生、发展角度拟定既符合标准化又富有个体特性的治疗策略，对于内科医师、外科医师、康复理疗师和初入临床的医学生来说都具有重要意义。

Physiology of the Joints 是一部兼顾生理功能解剖与临床功能行为的骨科经典著作，原著者 Adalbert Kapandji 教授不仅是一位卓越的临床骨科医师，更是一名优秀的人体解剖教育学家和艺术家。他通过朴素、通俗的语言和精美的绘图将复杂的解剖基础和临床问题解释得易学易懂。对于初入医学殿堂的临床医生、医学生和准备进行生动病患教育的工作人员，本书将是一部不可多得的案头教材。本书全套共3卷，分别为"第一卷 上肢""第二卷 下肢""第三卷 脊柱、骨盆及头部"。从基本人体解剖结构出发，结合发育、生理功能解剖、病理功能解剖等多角度，以图片形式将最基础的解剖名词生动地诠释为关节的解剖和生物力学。本书为全新第7版，引入了更多功能解剖章节和精美的计算机辅助设计图示、三维模型图示，与前几版相比，图片更加丰富精美、内容更加"与时俱进"。

本书的翻译工作得到国内骨关节领域多位专家和一线临床工作人员的支持，来自不同骨科亚专科的专家学者对本书进行了细致的翻译、审校工作。整个翻译过程历时1年。最大限度地保留了著者的行文思路，并准确到位地翻译了众多复杂的解剖学名词。感谢中国科学技术出版社的大力支持，特别感谢编辑团队付出的巨大努力。

尽管翻译过程，译者团队反复斟酌，力求做到"信、达、雅"，但由于解剖名称复杂、中外语言表达习惯差异，中文翻译版中可能存在一些表达欠妥之处，恳请各位同行和读者批评指正。由衷希望本书能为基础和临床解剖功能之间构建更好的理论桥梁，让更多临床医师和患者获益。

联勤保障部队第 909 医院
厦门大学附属东南医院

原书前言

原书第 7 版前言

本书的第 1 版于 20 世纪 60 年代出版，此后不仅在法国备受追捧，而且在世界各国也广受欢迎，前后被译为 14 种语言版本。值得庆幸的是，全新第 7 版仍可作为宏观人体功能解剖学和生物力学教学的良好工具书。

我们致力于改进本书，并通过附录增加了新的理念，如质量、重量、重心、关节高动度和至简原则。

书末仍绘制了传统机械模型，有助于那些有勇气和有耐心的学生进行生物力学实践挑战，并可让学生切身感受到平衡关节过程中的难度。

原书第 6 版前言

新版第三卷依旧延续了第一卷的整体风格，不仅进行了彩色再版，而且增补了新的内容，并完成了前后对应的重新校订。解剖学名词按照国际命名统一。扩充了原始章节，如颈椎部分，增加了对椎动脉的描述，因椎动脉与椎体毗邻，在外科手术中极易损伤；引入了椎弓根解剖，椎弓根的解剖知识对脊柱手术的发展影响深远；又如腰椎部分，描述了不同体位和工作状态。增补了新的章节，如骨盆部分，增加了在排尿、排便、勃起、劳动、运输过程中会阴部的作用；头部部分，首次描述了颞下颌关节的功能，尤其在进食过程中的关键作用；介绍了眼球是完美的球窝关节运动，与其他类似的球形关节（如髋和睑部）一样，都需要遵守相同的机械原则；在悲伤表情中介绍了斜行肌肉的功能解剖学。上述内容均采用了全新图示说明。总而言之，第 6 版的第三卷与第一卷、第二卷一样，都是全新的，包括设计和内容，因此非常值得对人体生物力学感兴趣的读者关注。

Contents

目　录

第 1 章　脊柱总论

脊柱：支柱的轴 ···················· 004

脊柱：躯干的轴和神经保护结构 ······· 006

脊柱曲线的大体观 ·················· 008

脊柱曲线的发育 ···················· 010

典型的椎体结构 ···················· 012

脊柱曲线 ·························· 014

椎体结构 ·························· 016

脊椎的功能结构 ···················· 018

椎间连接结构 ······················ 020

椎间盘的结构 ······················ 022

髓核类似转椅架 ···················· 024

椎间盘的预加载状态和椎间盘 – 椎体关节的
自稳定 ·························· 026

髓核的摄水特性 ···················· 028

作用于椎间盘的压缩力 ··············· 030

椎间盘结构变化和脊髓水平的关系 ······ 032

椎间盘内结构的运动 ················· 034

脊柱侧屈时的自动旋转 ··············· 036

脊柱总体屈伸范围 ·················· 038

脊柱总体侧屈范围 ·················· 040

脊椎总体轴向旋转范围 ··············· 042

临床对脊柱活动范围的总体评价 ········ 044

第 2 章　骨　盆

两性中骨盆的结构 ·················· 048

骨盆的生物力学模型 ················· 050

骨盆的结构 ························ 052

骶髂关节的关节面 ·················· 054

骶骨关节面及其多种脊柱类型 ·········· 056

骶髂韧带 ·························· 058

转动与逆转动 ······················ 060

转动的不同理论 ···················· 062

耻骨联合及骶尾关节 ················· 064

姿势对骨盆关节的影响 ··············· 066

骨盆壁 ···························· 068

骨盆隔膜 ·························· 070

女性会阴部 ························ 072

腹腔、盆腔容积 ···················· 074

分娩 ······························ 076

女性排尿及排便 ···················· 078

男性会阴 ·························· 080

骨盆体表标志：Michaelis 菱形和 Lewinneck
平面 ···························· 082

第3章 腰椎

腰椎整体观 ································· 086
腰椎的结构 ································· 088
腰椎韧带复合体 ························· 090
腰椎的屈伸和侧屈 ····················· 092
腰椎旋转 ································· 094
腰骶部连接和腰椎滑脱 ················· 096
髂腰韧带和腰骶关节处的运动 ········· 098
躯干水平横断面的肌肉 ················· 100
躯干的后部肌肉 ························· 102
第三腰椎和第十二胸椎的作用 ········· 104
躯干的外侧肌肉 ························· 106
腹壁肌肉：腹直肌和腹横肌 ··········· 108
腹壁肌肉：腹内斜肌和腹外斜肌 ······ 110
腹壁的肌肉：维持腰部的曲线 ········· 112

腹壁的肌肉：旋转躯干 ················· 114
腹壁肌肉：躯干屈曲 ··················· 116
腹壁肌肉：矫正腰椎前凸 ············· 118
躯体作为一个充气结构：Valsalva 动作 ··· 120
腰椎在站立时的静态力学 ············· 122
坐姿和不对称站势：音乐家的脊柱 ····· 124
坐位和仰卧位时的脊柱 ················· 126
腰椎屈伸的范围 ························· 128
腰椎侧弯的范围 ························· 130
胸腰椎的旋转范围 ····················· 132
椎间孔和神经根 ························· 134
各种类型的椎间盘突出 ················· 136
椎间盘突出与神经根受压的机制 ······ 138
直腿抬高试验 Lasègue 征 ············· 140

第4章 胸椎和胸廓

典型的胸椎和第十二胸椎 ············· 144
胸椎的屈伸和侧屈活动 ················· 146
胸椎轴向旋转 ··························· 148
肋椎关节 ································· 150
肋头关节处的肋骨运动 ················· 152
肋软骨和胸骨的运动 ··················· 154
吸气时胸部在矢状面上的形变 ········· 156
肋间肌和胸肋肌的作用方式 ··········· 158
膈肌及其作用方式 ····················· 160
呼吸肌 ··································· 162
膈肌与腹肌的拮抗协同作用 ··········· 164

呼吸道中的气流 ························· 166
呼吸量 ··································· 168
呼吸生理病理学 ························· 170
呼吸类型：运动员、音乐家和其他人 ··· 172
无效腔 ··································· 174
胸廓顺应性 ····························· 176
肋软骨的弹性 ··························· 178
咳嗽机制与海姆利克（Heimlich）手法 ··· 180
喉部肌肉与吞咽时气道的保护 ········· 182
声门和声带：发声 ····················· 184

第5章 颈椎

全颈椎 ··································· 188
第 1～3 颈椎的图示 ····················· 190
寰枢关节 ································· 192

寰枢关节外侧和正中的屈伸运动 ······ 194
寰枢关节外侧和正中的旋转运动 ······ 196
寰枕关节的关节面 ····················· 198

寰枕关节的旋转运动 ·········· 200

寰枕关节的侧屈及屈伸运动 ·········· 202

脊柱的枕下韧带 ·········· 204

枕下韧带 ·········· 206

颈椎的典型结构 ·········· 210

下颈椎的韧带 ·········· 212

下颈椎的屈伸活动 ·········· 214

钩椎关节的运动 ·········· 216

关节面的方向：侧方屈曲 – 旋转的复合轴 ·········· 218

下颈椎的联合侧屈 – 旋转运动 ·········· 220

侧屈 – 旋转运动的几何图解 ·········· 222

颈椎的机械模型 ·········· 224

机械模型中侧屈旋转运动 ·········· 226

模型与颈椎侧屈旋转运动的比较 ·········· 228

枕下段脊柱的代偿 ·········· 230

颈椎的活动范围 ·········· 232

头部在颈椎上的平衡 ·········· 234

胸锁乳突肌的结构和功能 ·········· 236

椎前肌群 – 颈长肌 ·········· 238

椎前肌群：头长肌、头前直肌和头外侧直肌 ·········· 240

椎前肌群：斜角肌 ·········· 242

椎前肌群的全貌 ·········· 244

头部和颈部的屈曲 ·········· 246

颈后肌群 ·········· 248

枕下肌群 ·········· 250

枕下肌群的运动：侧屈和伸展 ·········· 252

枕下肌群的旋转运动 ·········· 254

颈后肌群：第一和第四平面 ·········· 256

颈后肌群：第二平面 ·········· 258

颈后肌群：第三平面 ·········· 260

颈后肌群对颈椎的伸展作用 ·········· 262

椎前肌群和胸锁乳突肌的协同与拮抗 ·········· 264

颈椎整体的活动范围 ·········· 266

颈椎和神经轴的关系 ·········· 268

颈神经根与脊柱的关系 ·········· 270

椎动脉和颈部血管 ·········· 272

椎弓根的重要性：在脊柱生理和病理中的
作用 ·········· 274

第 6 章　头　部

头颅 ·········· 278

颅缝 ·········· 280

颅骨和面部 ·········· 282

视域和听觉定位 ·········· 284

面部肌肉 ·········· 286

唇的移动 ·········· 288

面部表情 ·········· 292

颞下颌关节 ·········· 294

颞下颌关节的结构 ·········· 296

颞下颌关节的运动 ·········· 298

闭合下颌的肌肉 ·········· 300

张开下颌的肌肉 ·········· 302

下颌运动中肌肉的作用 ·········· 304

眼球：完美的球窝关节 ·········· 306

眼球水平垂直运动中的眼肌 ·········· 308

眼内聚中的眼肌 ·········· 310

斜视的机制 ·········· 312

斜视：斜肌和滑车神经的作用 ·········· 314

附　录

质量、重量和重心 ·········· 318

如何定位重心 ·········· 320

关节的高活动度 ·········· 322

简约法则：Occam 剃刀原理 ·········· 324

颈椎的机械模型 ·········· 326

第1章 脊柱总论

Chapter 1　A Global View of the Spinal Column

刘　晖 **译** 罗德庆 **校**

人类属于脊索动物亚门的脊椎动物，代表了从鱼类离开海洋到陆地这样一个长时间进化后的终末产物。

人类的运动系统位于脊柱椎体或脊柱中间，是从已知的总鳍鱼类原型进化而来的。总鳍鱼类是四足带尾的动物，介于鱼类和爬虫类之间。所有这些原始类似的组织结构仍然改良后在人体中存在，其中明显的改变如下。

- 失去尾部。
- 转化为直立。

这些改变导致了人类身体轴的巨大改变（比如脊柱）。然而，脊柱仍然由短骨堆叠而成，而且相互之间可以自由运动（比如椎体结构）。这种骨关节复合体不仅支撑身体，而且可以保护脊髓。脊髓是位于脊柱顶部颅骨内大脑和肢体肌肉间的信息传导式电缆结构。

我们人类和同样是双足行走的近亲大猩猩有类似的脊柱结构。但是大猩猩只是偶尔直立行走，因此我们的脊柱有别于它们。

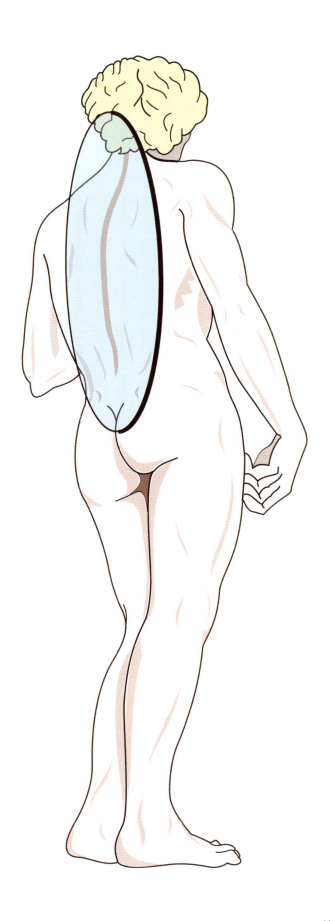

脊柱：支柱的轴

脊柱是躯干的垂直轴。必须符合硬度和弹性这两种机械力学的要求。尽管椎体结构的堆叠看起来不稳定，但在实现硬度和弹性的力学要求后可形成一个相对稳定的结构。

事实上当躯干处于对称位置时（图 1–1）脊柱可视为停靠在骨盆上并延伸到头部的船式桅杆。在肩部水平，它支撑一个主要的横向平台（肩胛带）；在所有节段都有韧带和肌肉紧张结构和脊柱主体连接（如同船的船体和骨盆在人体的位置一样）。

第二个系统与肩胛带相关，呈菱形结构，长轴垂直，短轴水平。当身体在对称位置时，静态张力平衡双侧，中柱是垂直和直立的。

单足站立时（图 1–2），全部体重加载于一侧肢体，骨盆向对侧倾斜，中柱弯曲如下。

- 腰段区域凸向休息位肢体。
- 胸椎形成凹侧，相对于休息位肢体。
- 颈椎再次凸向休息位肢体。

肌肉紧张器在脊柱反射和中枢神经系统的引导下自动调整张力从而恢复平衡。这种主动的适应功能是在椎体外系的控制下达到的，而且可以持续调节不同姿势下肌肉的张力。

脊柱的可塑性建立在它的组成结构上（如多种组成结构相互叠加，并由韧带和肌肉连接）。因此，脊柱形状可由肌肉张力改变，而它的硬度又得到维持。这就是生物拉张整体结构的范例。

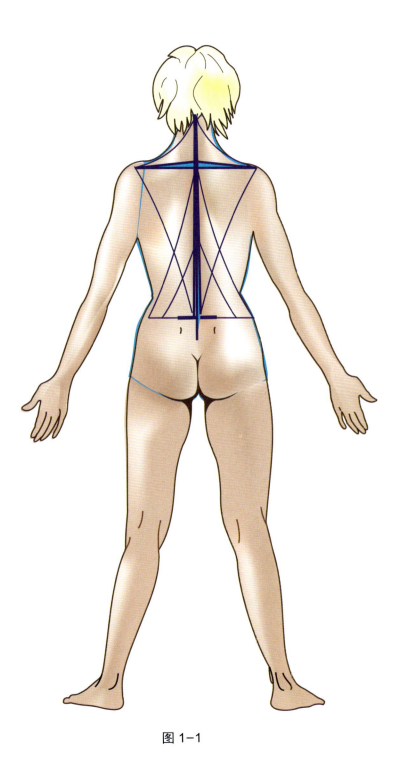

图 1-1

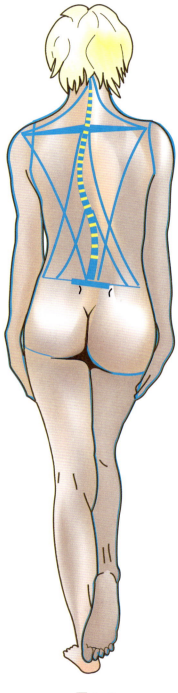

图 1-2

脊柱：躯干的轴和神经保护结构

　　脊柱实际上是躯干的中心柱（图 1-3）。胸段靠后，位于胸腔的后 1/4（横断位图 b）；颈椎更靠中心部分，位于颈部的后 1/3（横断位图 a），腰段位于躯干的中心（横断位图 c）。局部因素可解释以下位置上的差异。

- 颈椎支撑头部，因此必须需要靠近头部的重心轴。
- 胸椎靠后以容纳纵隔和心脏结构。
- 腰椎必须支撑躯干上部，因此位于中心位置并与腹腔相邻。

　　脊柱除了支撑躯干，还是神经的保护结构（图 1-4）。椎管从枕骨大孔延续，提供一个有弹性和有效的脊髓外架。然而，这种保护并不是始终一致的，在某种位置和条件下，可形成与神经轴和神经相冲突的结构。

　　图 1-4 显示了脊柱的四个节段。

- 腰椎节段（1）位于中间位置。
- 胸椎节段（2）靠后。
- 颈椎节段（3）靠近中心。
- 骶尾椎（4）由骶椎和尾椎两大块组成。

　　骶椎由 5 个融合的骶骨椎体形成，属于骨盆带的一部分。

　　尾椎和骶椎形成关节，是多数哺乳动物的尾部残迹，由 4～6 个尾椎融合而成。在 L_2 椎体圆锥结构水平以下的椎管内有终丝，而终丝没有神经功能。

　　脊柱结构的机械薄弱部分位于 L_5/S_1 椎间盘，连接了骶骨和整个躯干的上半部分（包括上肢、肩部和头部承载的其他重量）。

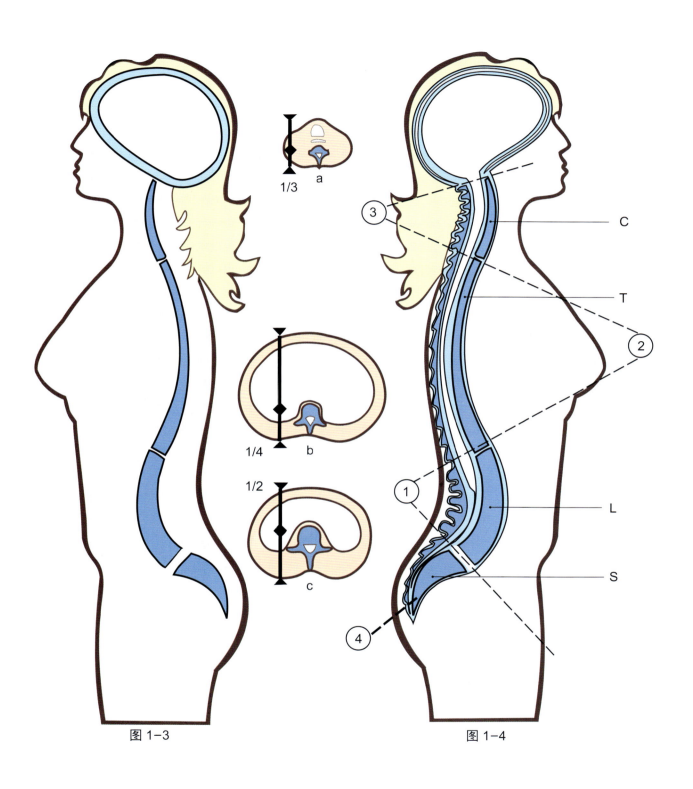

1/3

a

1/4

b

1/2

c

3

C

T

2

1

L

S

4

图 1-3

图 1-4

脊柱曲线的大体观

脊椎总体是直的，无论是正面还是侧面观（图1-5）。一些人群可能轻度的侧面弯曲，但均在正常值以内。

在这个位置上，肩部线（s）和骶窝线（又称Michaelis菱形，红色虚线，见第82页）是平行和水平的。

另外当从侧面看时（图1-6），脊柱有4个曲度，从尾到头侧如下。

- 骶椎曲度（1），骶椎融合形成的固定角度，凹向前。
- 腰椎曲度（2），腰前凸，通常凹向后，当角度过大时称为腰过度前凸。
- 胸椎曲度（3），胸后凸，尤其是当它加重时。
- 颈椎曲度（4），颈椎前凸，通常凹向后并和胸后凸成比例。

在完全平衡的直立姿势，颅骨后部、背部和臀部位于垂线的切线位上。各曲线的深度通过曲线顶点到垂直面测定，这些垂线会随后定义（第119页）。

这些曲线相互代偿，因此咬合面（b，代表牙齿咬住纸板形成的平面）是水平的，眼睛（h）自动对向水平面。

矢状面上，这些曲线可同时伴有冠状面曲线称为驼背，医学上称为脊柱侧弯。

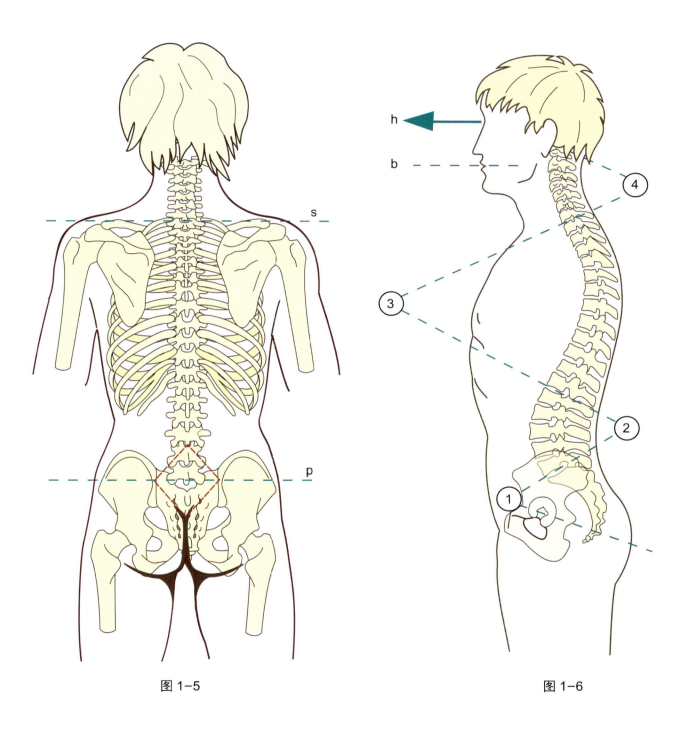

图 1-5

图 1-6

脊柱曲线的发育

在种系进化过程中（从原始人向智人），从四足爬行向直立状态转变（图 1-7）导致了腰部曲线的变直和反向（黑箭），从凹向前变为凹向后（如腰前凸）。

实际上，躯干变直形成的角度只有部分是由骨盆后旋贡献，腰段的屈曲贡献了其余大部分。这解释了腰前凸可根据骨盆前后旋转角度变化。与此同时颈椎与头侧颅骨相连，逐渐形成向前的角度，由此枕骨大孔移向颅底的前部（箭）。

在四足爬行人中，四肢体都是负重的（蓝箭），而直立人只有双下肢负重。因此双下肢易于压缩，而悬吊的上肢（红箭）易于延长。

在个体发生学中，（如个体的发育过程）腰段脊柱也见到类似的改变（图 1-8，受 T. A. Willis 启发）。在发育第一天（a），腰段脊柱凹向前，到 5 个月（b）轻度凹向前。只有到 13 个月时（c）腰椎才会变直。到 3 岁时（d）腰前凸开始出现，到 8 岁时（e）明显，10 岁时（f）接近成人状态。

因此个体发生概述复制了种系进化的过程。

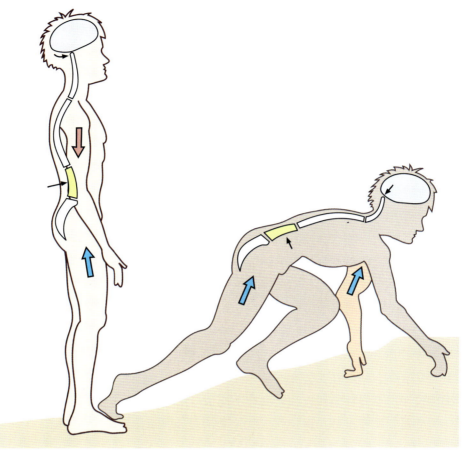

图 1-7

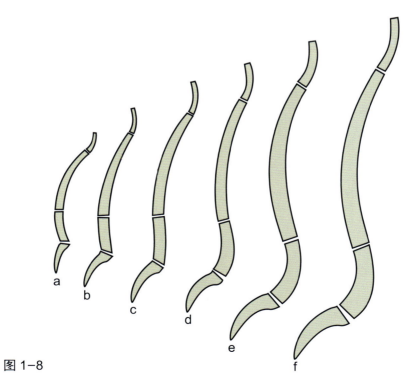

图 1-8

典型的椎体结构

典型的椎体结构由两个主要成分组成。

- 前方的椎体。
- 后方的椎弓结构。

典型的椎体结构分解如下（图 1-9）。

- 椎体（1）：较大的柱形结构，宽度高于高度，后部角部圆钝。
- 后侧弓部（2），U 形或马蹄形（图 1-10），双侧对称，包括关节突（3 和 4）把弓分成两部分（图 1-11）。

  ➤ 椎弓根（8 和 9），位于关节突前方。

  ➤ 椎板（10 和 11）位于关节突后方。

椎体后方中线附着有棘突（7）。后弓通过椎弓根连接椎体（图 1-12）。完整的椎体（图 1-13）还包括横突（5 和 6），横突在关节突水平与后弓连接。

典型椎体位于所有脊柱节段，当然会有不同节段椎体和后弓结构的改变。

值得一提的是，所有椎体均保持在矢状位力线上。因此脊柱由 3 个柱组成（图 1-14）。

- 一个主柱（A），位于前侧，由椎体组成。
- 两个次柱（B），由堆叠在后侧的关节突结构组成。

椎体由椎间盘和关节突关节连接。因此在对应的每个椎体水平，有一个由前方椎体和后方后弓组成的椎管。这些连续的椎管组成了整个的脊柱椎管（12）。

- 每个椎体的骨性结构。
- 椎体间的韧带结构：椎间盘和后弓上的韧带。

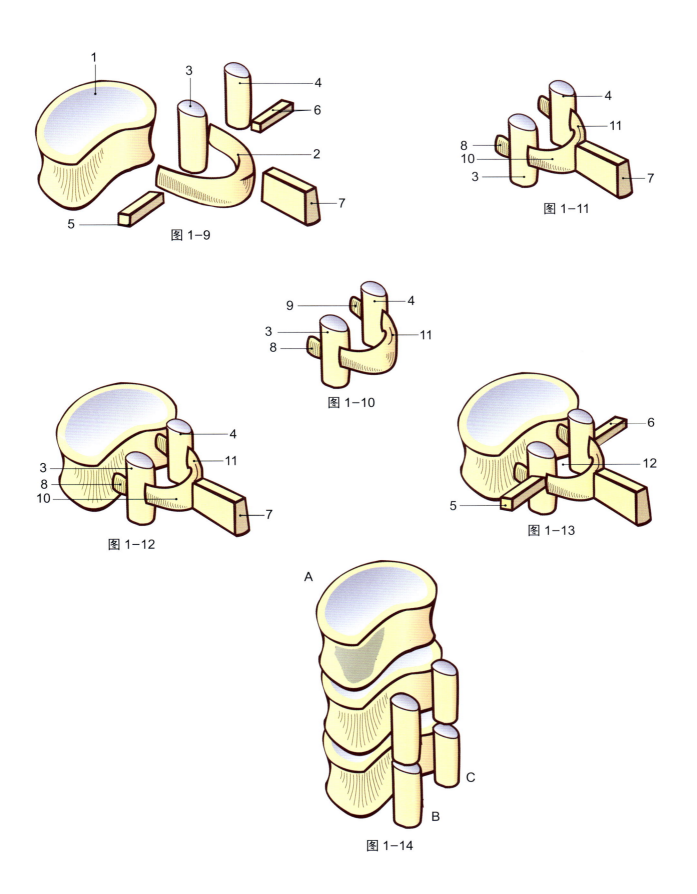

图 1-9

图 1-11

图 1-10

图 1-12

图 1-13

图 1-14

脊柱曲线

脊柱曲线增加了对轴向压缩的抵抗力。工程师展示了（图1-15）：曲线柱的抵抗力R和曲线数量N成比例（K比例因子）。如果直柱（a）以N=0和R=1作为参考，那么有一个弯曲的柱（b）的抵抗力为2，有两个弯曲的柱（c）抵抗力为5。最后有三个弯曲的柱（d），就像脊柱有颈、胸、腰三个弯曲，就会有10倍的抵抗力（10倍于直的脊柱）。

这些曲线的意义可采用Delmas指数进行量化（图1-16），只能在骨架上测量，按H/LX100表示。H代表脊柱的高度，即为从S_1上终板到寰椎。L则是曲线变直后的长度。

正常脊柱曲线指数有95%（94%～96%）。脊柱过度屈度时，Delmas指数可达到94%，脊柱的高度和长度会形成明显差异。反之，当曲线变小时Delmas指数可大于96%。

这种解剖分型非常重要，因为其与脊椎的功能密切相关。Delmas实际上说明具有更大弯曲的脊柱是动态的类型（比如接近水平的骶骨和腰前凸增大），而具有较小弯曲的脊柱（水平骶骨和平背）则是静态类型。

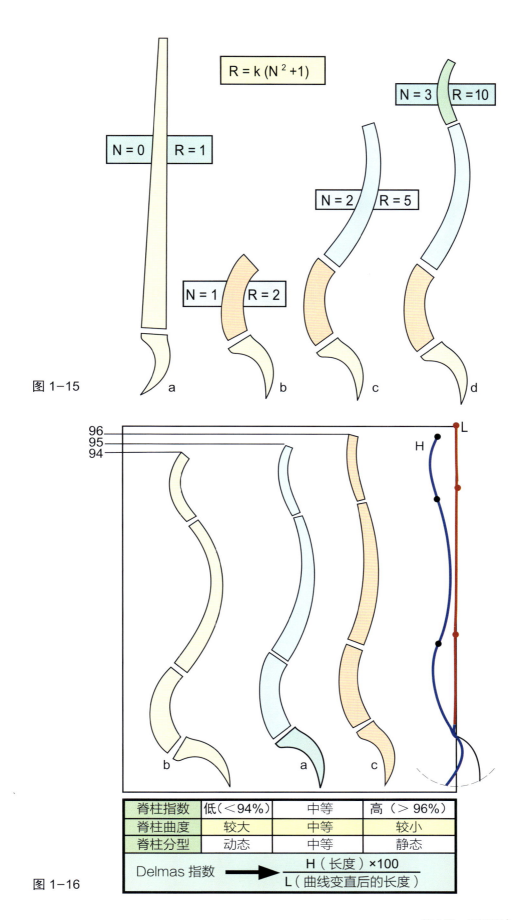

$$R = k (N^2 + 1)$$

N = 0　R = 1

N = 3　R = 10

N = 2　R = 5

N = 1　R = 2

图 1-15　　a　　b　　c　　d

96
95
94

L

H

b　　a　　c

脊柱指数	低（<94%）	中等	高（>96%）
脊柱曲度	较大	中等	较小
脊柱分型	动态	中等	静态

Delmas 指数 ➡ $\dfrac{H（长度）\times 100}{L（曲线变直后的长度）}$

图 1-16

第1章　脊柱总论
Chapter 1　A Global View of the Spinal Column

015

椎体结构

椎体就像一个短骨（图1-17）（就像蛋壳一样，坚硬的皮质骨包绕海绵松质骨）。上、下面称为椎间骨面或椎间盘面，由增厚的皮质骨组成，比中心部分的骨结构厚度增加，而中间骨部分为软骨。

椎体边缘演化为盂唇结构（L），来源于椎间盘骨骺，在14—15岁时融合于椎间盘表面（S）。异常骺板的骨化则会导致椎体的骨骺炎或Scheuermanns病。

椎体的前部（图1-18）由厚皮质骨构成外表面，上下与软骨相接的椎间盘面和中心的松质骨沿力线分布。

- 垂直骨小梁：上下椎间盘面之间。
- 水平骨小梁：两个外侧面之间。
- 斜行骨小梁：下表面和外侧面。

矢状图（图1-19）提示垂直骨小梁，而且有两束呈扇形分布。

- 第1线（图1-20）发自上表面，经过椎弓根到达上关节突和棘突
- 第2线（图1-21）发自下表面，经过椎弓根到达下关节突和棘突。

这3种交叉结构形成了椎体中的强、弱抵抗区，如以前皮质为底部的三角薄弱区，由纯松质骨组成（图1-22）。

这解释了椎体发生楔形压缩骨折的原因（图1-23）。轴向压缩暴力600kg，撞击椎体前部，导致压缩骨折，如果需要椎体后部骨折，则需要800kg（图1-24）。这种骨折是可导致骨块侵入椎管挤压脊髓的类型。

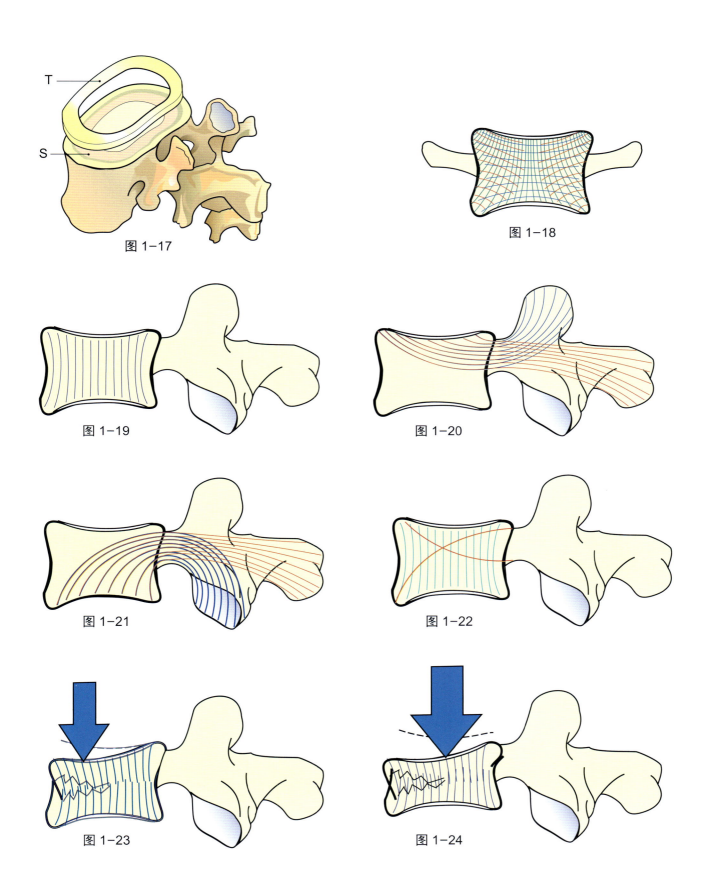

T

S

图 1-17

图 1-18

图 1-19

图 1-20

图 1-21

图 1-22

图 1-23

图 1-24

脊椎的功能结构

侧面观（图 1-25，受 Brueger 启发），椎体的功能结构如下。

- 前方（A）是椎体结构，作为前柱结构，本质上是支撑性结构。
- 后方（B）后弓支撑关节突，堆叠形成后柱结构。

因此前柱作为静态结构，后柱作为动态结构。

在矢状面上，骨和韧带结构改变形成（根据 Schmorl）椎体的被动节段（Ⅰ）和运动结构（Ⅱ），后者包括椎间盘、椎间孔、关节突关节（关节突之间），以及黄韧带和棘间韧带。

这些活动结构共同形成了脊柱的运动。

前后柱之间由椎弓根连接形成了功能连接（图 1-26）。每个脊椎包含有一个骨小梁结构（包括了椎体、椎弓），因此形成了一种杠杆结构。关节突（1）则是杠杆支撑点。一级杠杆系统在每个椎弓都存在。允许轴向压缩力作用于椎体并形成直接缓冲，椎间盘形成间接缓冲（2），以及椎旁肌的主动对抗（3）。因此缓冲效应有被动和主动两种形式。

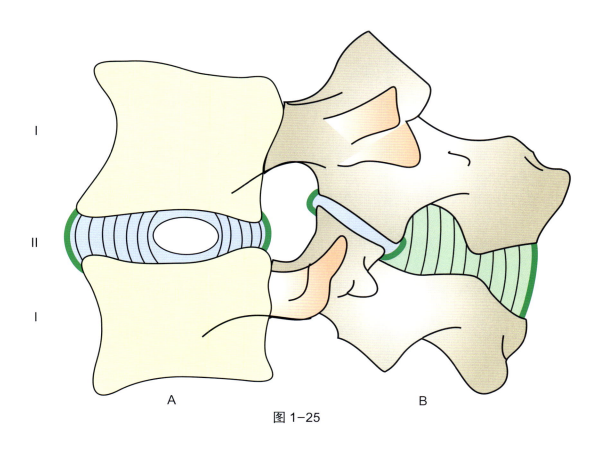

图 1-25

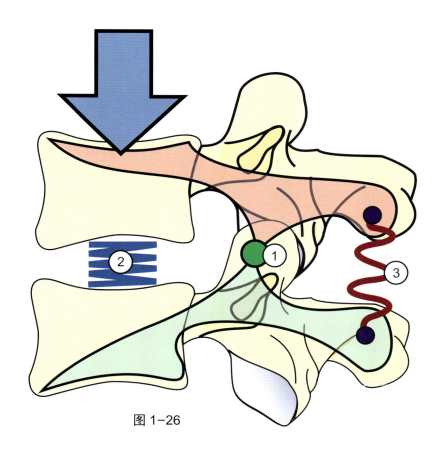

图 1-26

椎间连接结构

在骶骨和颅骨间共有 24 个可活动的脊椎通过韧带连接。

典型的脊椎水平断面（图 1-27）和侧面显示（图 1-28）以下韧带。

● 首先附着于前柱的结构。

➤ 前纵韧带（1），从颅骨基底部到骶骨的椎体前面。

➤ 后纵韧带（2），从枕骨乳突结节到骶骨椎体后面。

这些长的韧带和椎间盘相互连接，椎间盘由中心的髓核（8）和周围同心圆型纤维（6和7）组成的纤维环构成。

● 众多附着于后弓的韧带结构连接各个椎体的后弓。

➤ 最厚的黄韧带（3），双侧黄韧带在中线汇合，位于上位椎体椎板的深面的上缘，下位椎体椎板深面上缘的下部。

➤ 棘突间韧带（4）和后侧的棘上韧带（5）在腰段难以严格区分，但在颈部可明确区分。

➤ 横突间韧带（10）附着于横突尖端。

➤ 前后韧带加强小关节的关节囊结构（9）。

韧带复合体维持脊椎间的张力性结构，具有重要的机械稳定重要性。只有严重的创伤（高处坠落或交通伤）才会导致椎体间韧带结构的撕裂。

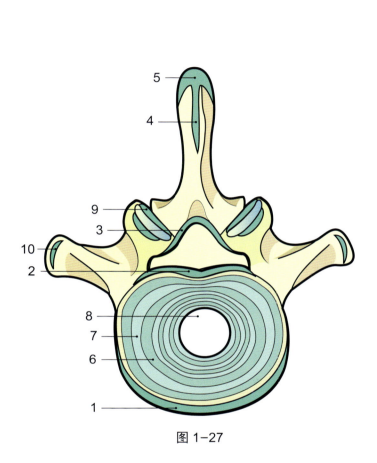

图 1-27

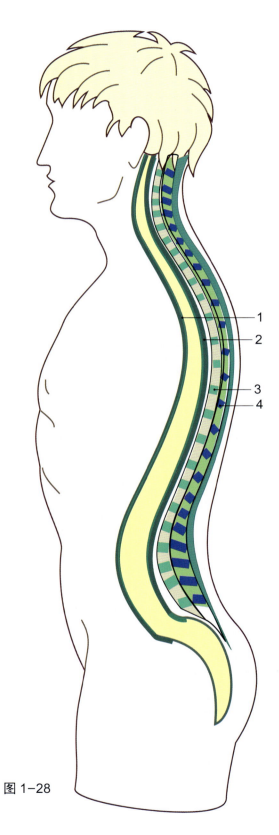

图 1-28

椎间盘的结构

两个椎体间的关节是一种连接或双向关节。由椎体的上下终板和椎间盘连接构成，椎间盘的结构是非常特殊的，由以下两部分组成（图 1-29）。

● 中心部分：髓核（N），胶状物质，来源于胚胎期的脊索。胶体含水量丰富，超过 80% 为水分，化学上由黏多糖组成，包括蛋白结合的硫酸软骨素、透明质酸、硫酸角质素。

组织学上，髓核包括胶原纤维、类软骨细胞、连接组织细胞和少量成熟软骨细胞。无血供和神经结构进入髓核，由于缺乏血管组织导致无法自愈的可能。髓核由纤维素包绕。

● 周边部分：纤维环（A），由同心圆状纤维，层间相互交叉形成（图 1-30）。

在右侧的示意图（图 1-31），纤维在周围是垂直的，越到中心越倾斜，髓核是水平分布的，形成椭圆体结构。髓核是包绕在一个无法扩张的套内，并位于上下终板之间的纤维环内，而纤维环的编织纤维可防止年轻人髓核突出。髓核位于压力负荷下的水封套内，因此当椎间盘水平切开时，胶原状物质可从切口挤出。这也和脊柱矢状断面上显示的一样，突出的髓核形态提示胶状物质是在压力下突出形成的。

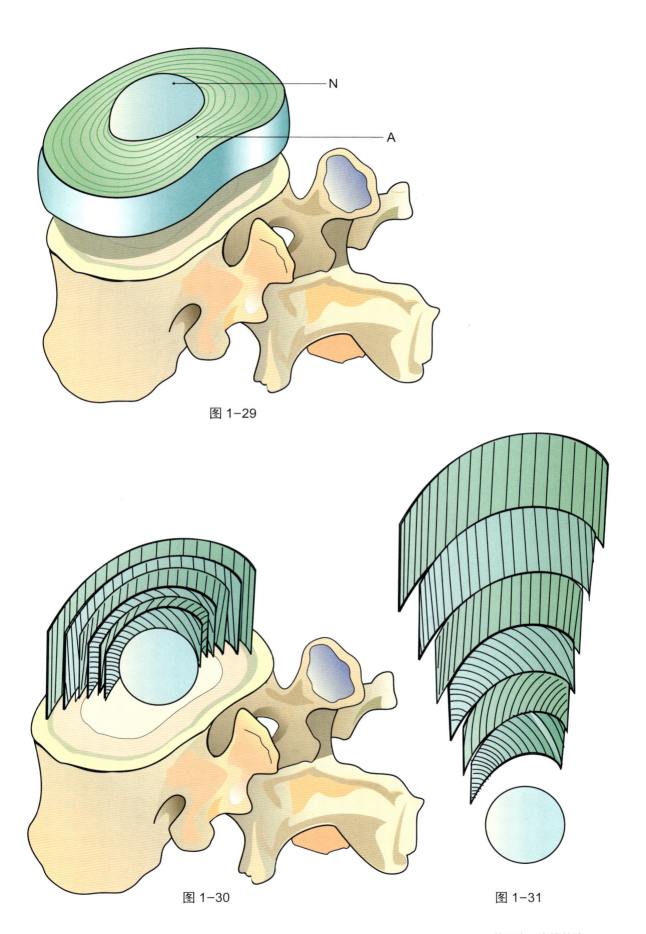

图 1-29

图 1-30

图 1-31

髓核类似转椅架

　　髓核在压力下嵌入上下终板间，总体呈球形。因此，可被认为是在两个平面间的台球（图1-32）。这种关节在机械学上称为转椅关节，允许3个方向的运动。

- 矢状面上，屈或伸（图1-33，图1-34）。
- 冠状面上，侧方弯曲。
- 上下面相对应的旋转（图1-35）。

　　活体上活动更加复杂。除了以上的运动方式，上下终板间还有在球体帮助下的滑动和剪切运动。当髓核轻度移动，两个面靠近的一侧髓核变平时终板间可形成滑动和剪接运动。

　　在屈的状态（图1-36），上终板轻度向前，在伸的状态，轻度向后（图1-37）。同样侧屈时，弯曲侧出现同样的侧方移动。旋转时（图1-38）发生在旋转侧。

　　综上，这个移动性强大的关节有6方向自由度。

- 屈伸。
- 侧屈。
- 矢状面滑动。
- 横断面滑动。
- 旋转左侧。
- 旋转右侧。

　　然而，每种运动的范围都非常小，较大的运动均需要多关节同时进行。

　　这些复杂的移动均在后方小关节和韧带的协调下进行。这些特性在进行椎间盘假体的设计中都应该考虑到。

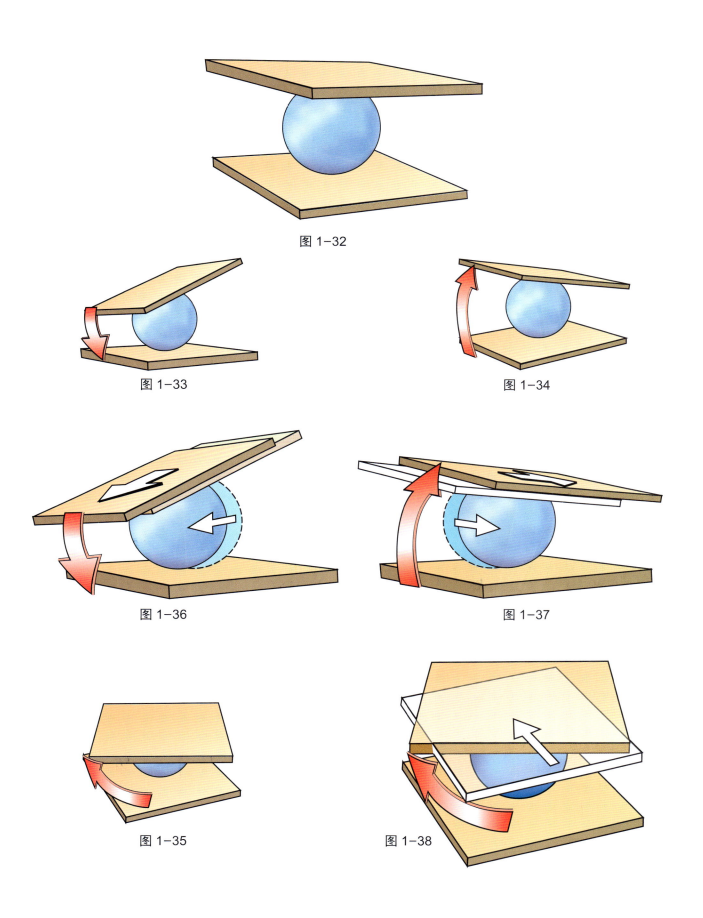

图 1-32

图 1-33

图 1-34

图 1-36

图 1-37

图 1-35

图 1-38

椎间盘的预加载状态和椎间盘 – 椎体关节的自稳定

　　作用于椎间盘的力是相当大的，如同骶骨的作用力。

　　轴向压缩力被计算后得出椎体上的压缩力由髓核承担 75%，纤维环承担 25%。因此，当 20kg 的力作用在椎间盘时，15kg 作用于髓核，5kg 作用于纤维环。在水平面上，髓核传导部分压力到纤维环（图 1–39）。站立位时，垂直压缩力作用于 L_5/S_1 椎间盘髓核时，传导至纤维环边缘，28kg/cm^2 和 16kg/cm^2。这些力在主体搬重物时会明显增加。在躯干屈曲时，压缩力每平方厘米会增加到 58kg，当加载后增加到 87kg。当躯干过伸于垂线后时，压力可达到 174kg/cm^2 和 107kg/cm^2。当躯干直立垂直加载重物时，这些压力可以更高，可接近破裂点。

　　在椎间盘没有加载时髓核中央的压力也不会为零。这是由于椎间盘的可吸水能力（嗜水性），它会在封套结构内膨胀。这类似于它的预加载状态。在混凝土建筑中，预加载意味着梁结构的预张力被加载。如果同样的梁结构（图 1–40）被加载，它偏移向内的距离定义位 f_1 如箭所示。这些预加载的特性属于生物张拉整体的新领域。

　　如果一个梁被有张力的钢索从下半部分 T 到 T′ 固定（图 1–41），它就成为一个预加载的梁结构*，同样负荷形成的弯曲力量 f_2 会明显小于 f_1。

　　椎间盘的预加载状态可能给椎间盘提供了更好的对抗轴向压缩和侧屈力量。当髓核因为年龄老化失去它的亲水特性时，它的内在压力由于失去预加载状态而降低，因此年龄增大后脊柱的弹性是下降的。当轴向负荷非对称作用于椎间盘时（图 1–42，F），上位椎体的椎间盘面会向过度加载侧倾斜，与水平面形成角度（a），因此纤维 AB′ 会拉长到 AB。与此同时，髓核内压回在箭（f）方向最大，并作用于 AB，让它回到 AB′，因此摆正椎间盘回到原始位置。这种自稳定机制和预加载状态是相关的。因此纤维环和髓核构成一种功能配对、相互作用。如果髓核内压降低，或者纤维环完整性受损，这种功能配对就会即刻失效。

　　预加载状态也解释了椎间盘的弹性，如同 Hirsch 的实验（图 1–43）。如果预加载椎间盘（P）暴露于一个暴力（S），椎间盘厚度会有一个最小到最大的过程，伴随有 1 秒内震动吸收曲线的变化。如果暴力过大，震动反应可破坏纤维环纤维导致椎间盘纤维破坏，这可解释椎间盘在反复暴力后的破坏。

---

*. 由法国工程师 Eugene Freyssinet 发明的预应力混凝土技术，导致了具有挑战性的建筑的建造。

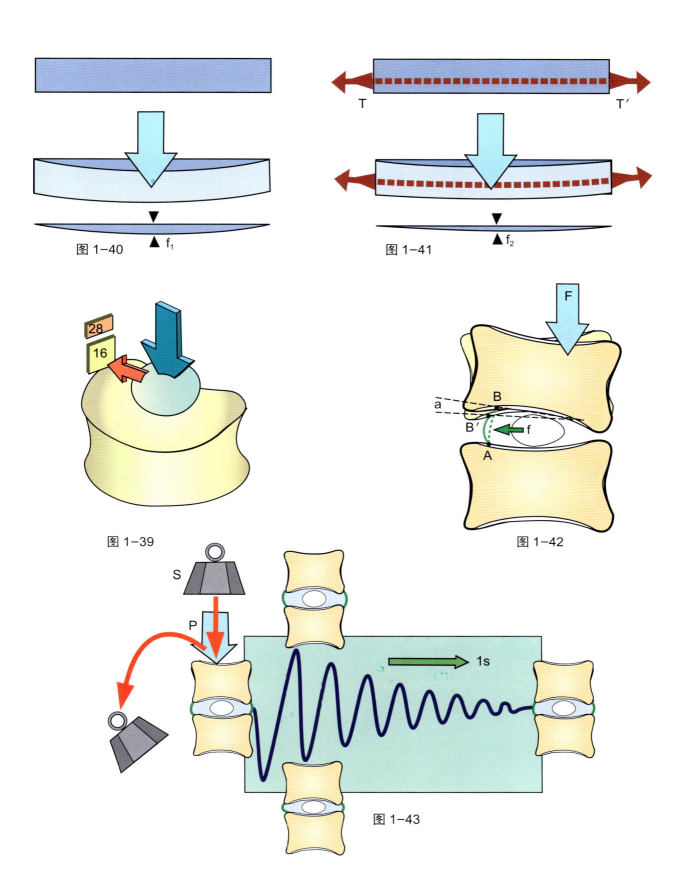

图 1-40

图 1-41

图 1-39

图 1-42

图 1-43

髓核的摄水特性

　　髓核位于椎间盘的中心位置，该区域有软骨排列，横向有许多微孔，连接髓核的外层与软骨终板。当巨大的轴向力作用于椎体时，比如站立的体重（图 1-44），髓核胶质内富含的水分通过微孔进入椎体（髓核丢失水分）。静态压力在日间维持，到夜间髓核比日间含水量减少，因此椎间盘更薄一些。正常人群，累计的椎间盘变薄可导致身高减少 2cm。相反在夜间和休息状态（图 1-45），椎体不再受体重的影响，主要受到肌肉张力的调节，睡眠时肌肉张力明显减少。在这个休息期，亲水性让水分重新从椎体回到髓核，椎间盘恢复原来的厚度（d）。因此，人体日间身高高于夜间。因为早间椎间盘弹性更好，脊柱的弹性也更好。

　　髓核的亲水压力是相当大的，可达到 250mmHg。随着年龄增长，椎间盘的水化状态、亲水性和预加载能力下降。这解释了脊柱伴随年龄增大导致的高度和弹性下降。

　　如同 Hirsch 所示，当持续性负荷加载于椎间盘时（图 1-46），厚度的丢失并不是线性而是指数式（曲线第一部分），提示脱水过程与髓核容积相关。当负荷移除，椎间盘指数级恢复厚度（曲线第二部），而且需要一定的时间恢复（T）。如果这些力量施加和移除时间过长，椎间盘即使有足够恢复时间也未能恢复初始高度，这导致了椎间盘的老化。

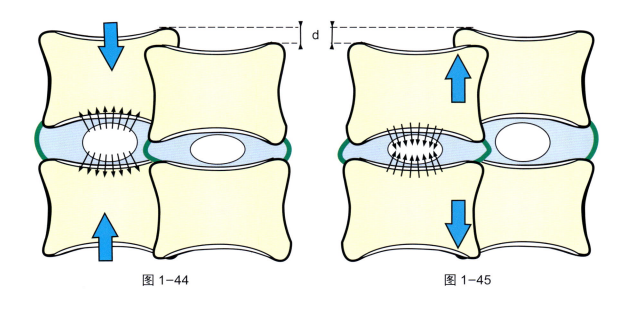

图 1-44   图 1-45

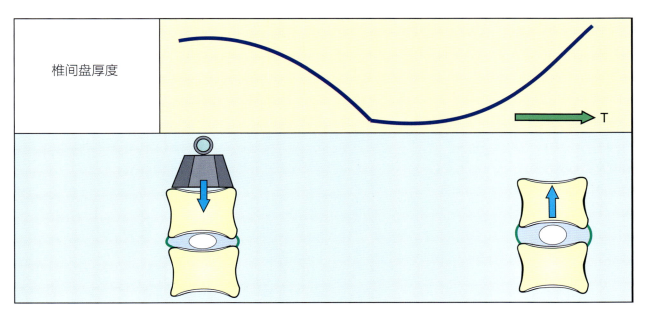

椎间盘厚度

图 1-46

作用于椎间盘的压缩力

　　椎间盘的压力越靠近骶骨越大，因为越接近底部，椎间盘需要承载越大的体重负荷（图 1–47）。对于 80kg 的男性，头部重量 3kg，上肢 14kg，躯干 30kg。假设 L_5/S_1 椎间盘支撑 2/3 的躯干重量，这体重负荷为 37kg，接近体重的 1/2（P）。为了维持躯干在休息时的直立状态，还要加载椎旁肌维持脊柱站立平衡的张力（M_1 和 M_2）。如果载荷 E 加载，再加载暴力载荷 F，最低位置的椎间盘容易受到超过负荷力的影响，尤其是老龄人。椎间盘高度的丢失在正常状态和病态差异很大。如果正常椎间盘休息时（图 1–48），加载 100kg 体重时，高度压缩 1.4mm，同时变宽（图 1–49）。如果病态椎间盘被同样的力加载，高度则会被压缩 2mm（图 1–50），而且即使再解除加载，椎间盘也无法恢复原始厚度。

　　这种逐渐变平的椎间盘也会对小关节形成影响。

- 正常椎间盘厚度（图 1–51），小关节的软骨正常排列，关节间隙是直和规则的。
- 变平的椎间盘（图 1–52），小关节关系受到影响，通常会向后侧打开。

　　这种关节的长期扭曲是导致脊柱关节炎的主要原因。

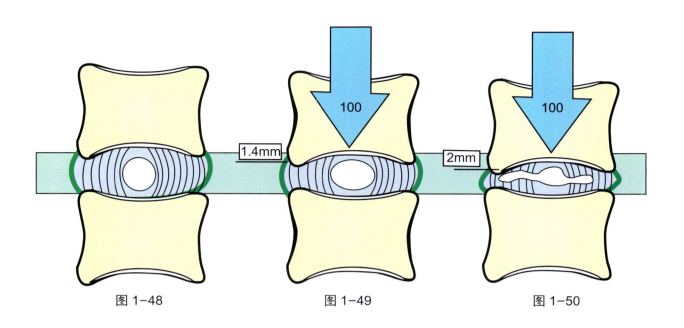

图 1-48   图 1-49   图 1-50

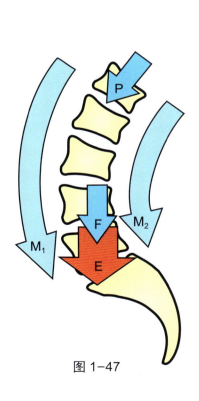

图 1-47

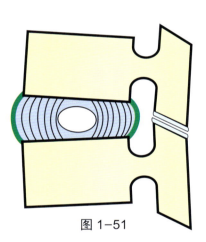

图 1-51

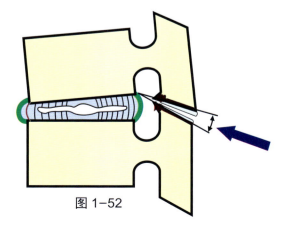

图 1-52

椎间盘结构变化和脊髓水平的关系

椎间盘的厚度在不同脊柱节段不同。

- 腰椎区域最厚，为 9mm（图 1-55）。
- 胸椎区域为 5mm（图 1-54）。
- 颈椎区域最小，为 3mm（图 1-53）。

但比绝对厚度更重要的是，椎间盘厚度和椎体高度的比值。实际上是这个比值决定了脊柱节段的运动，比值越大活动度越大。脊柱节段的运动范围顺序如下。

- 颈椎（图 1-53 和图 1-56）运动范围最大，椎间盘 / 椎体比值为 2/5。
- 腰椎（图 1-55 和图 1-58）运动范围次之，椎间盘 / 椎体比值为 1/3。
- 胸椎（图 1-54 和图 1-57）运动范围最小，椎间盘 / 椎体比值为 1/5。

矢状断面显示髓核并不位于椎间盘的中心，如果把椎间盘从前向后分为 10 等分，各个节段示意图如下。

- 颈椎（图 1-56），髓核位于距离前缘 4/10 和后缘 3/10，中间 3/10 的位置，恰好位于运动轴上（蓝箭）。

- 胸椎（图 1-57），髓核更靠近前缘。尽管髓核仍然占到椎间盘 3/10 的位置，但髓核位于运动轴后侧。蓝箭提示运动轴位于髓核前侧。

- 腰椎（图 1-58），髓核靠近后缘，髓核位于距离前缘 4/10 和后缘 2/10，中间 4/10 的位置。因此具有更大的面积应对施加于椎间盘的轴向应力。与颈椎一样，腰椎髓核也位于运动轴上（蓝箭）。

Leonardi 认为，髓核中心位于椎体前缘和黄韧带的中点位置，从而使整个椎体达到平衡一样，仿佛强大的后方韧带结构把髓核向后牵拉。

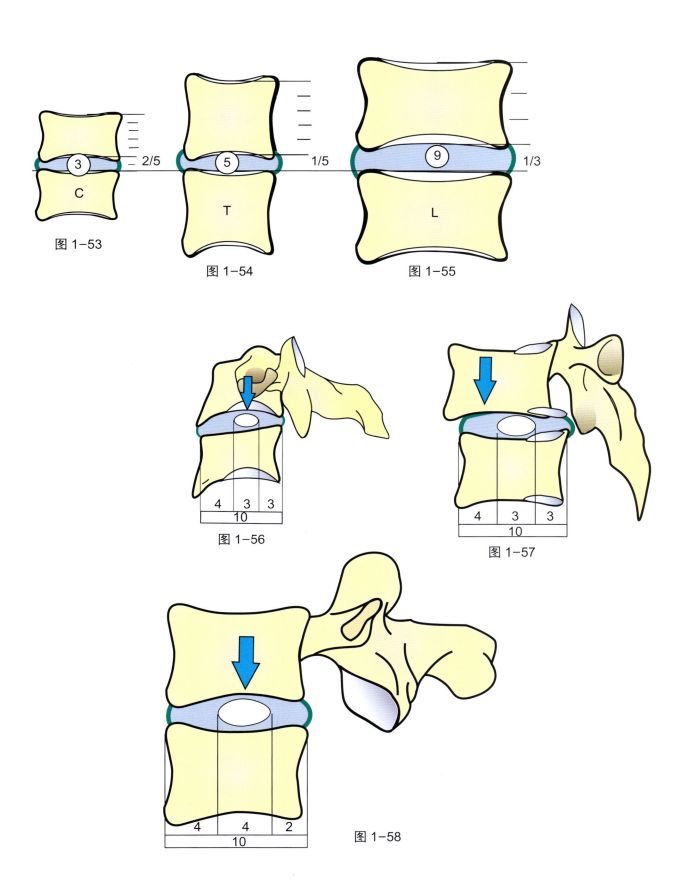

图 1-53

图 1-54

图 1-55

图 1-56

图 1-57

图 1-58

椎间盘内结构的运动

首先从脊柱轴发生的运动开始。在休息位（图1-59），没有添加负荷添加时，纤维环的纤维（3）已经被髓核牵张（2），处于预加载状态。

● 当脊柱轴向主动延长时（图1-60，红箭）椎体的椎间盘面（1）趋向于移动，因此可增加椎间盘的厚度（d）。同时它的宽度减少，纤维环张力增加。髓核在休息位时处于部分扁平状态，现在则趋向于球型。这种椎间盘的高度增加减少了内部的压力；因此意味着通过脊柱牵引可治疗椎间盘突出。当脊柱延长时，突出椎间盘的胶状物质可回到髓核内位置。然而，这种回纳并不是总能达成，因为拉紧的纤维环中央纤维可增加髓核内部压力。

● 在轴向压缩中（图1-61，蓝箭），椎间盘受到挤压，变宽，髓核变平因此它的内压升高向外侧传导至纤维环的最内层纤维。因此垂直压力可转变为向外的力量，牵拉纤维环的纤维。

● 在过伸的过程中（图1-62，红箭），头侧椎体向后移动（p），减少了椎间的空间，驱动髓核向前（蓝箭）。因此髓核挤压纤维环前部纤维并增加它们的张力，因此上位椎体回到原始位置。

● 在屈曲过程中（图1-63，蓝箭），头侧椎体向前移动，减少了椎间的前部空间（a）。髓核向后意为，驱动纤维环后部纤维并增加它们的张力。自稳定是髓核在生物张力下自我聚集的结果。

● 在侧屈的过程中（图1-64），头侧椎体倾斜向屈曲方向，髓核趋向于对侧（绿箭）。这也是一种自稳定的过程。

● 在轴向旋转过程中（图1-65，蓝箭），斜行纤维对抗移动的反方向，旋转侧放松，逆旋转侧拉紧。纤维环中部纤维张力最大，纤维的斜行分布角度最大。髓核因此强烈压缩，内压对应旋转程度成比例增加。这种现象解释了屈曲和轴向旋转由于增加髓核内压力导致髓核向后侧纤维环的裂口移动。

● 当静止力轻度倾斜作用于椎体时（图1-66），垂直力（白箭）可转变。

➤ 作用于下位椎体椎间盘面的垂直力（蓝箭）。

➤ 作用于同一个椎间盘面平行力（红箭）。

垂直力同时压缩两个椎体；剪切力可导致上位椎体向前滑动，牵张纤维环的斜行纤维。

总体来说，无论什么力作用于椎间盘，它总是增加髓核内部的压力同时牵张纤维环纤维。但因为髓核的相对移动，纤维环趋向于相反方向；因此整体系统结构总是趋向于恢复原始状态。

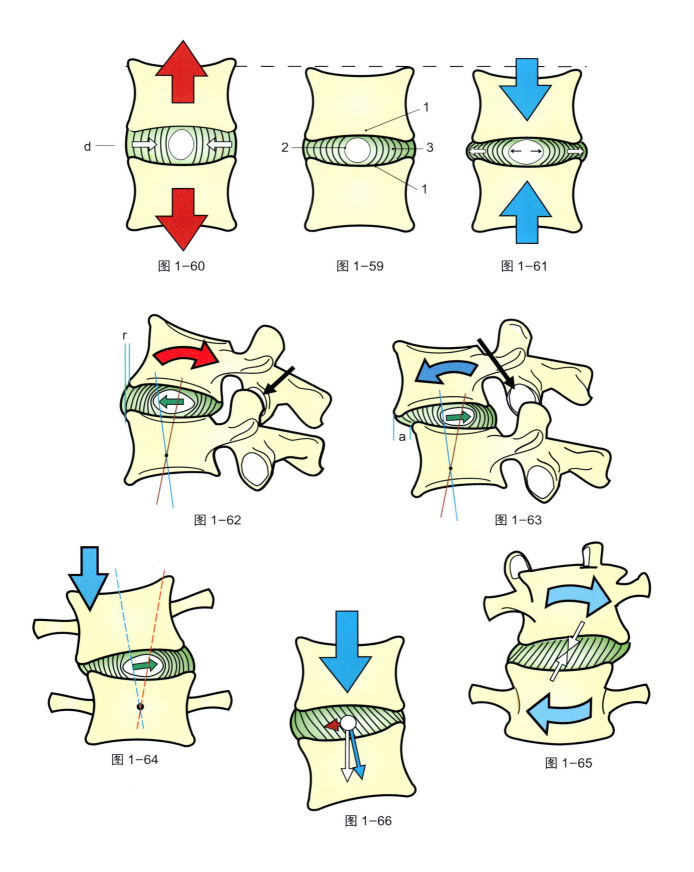

图 1-60

图 1-59

图 1-61

图 1-62

图 1-63

图 1-64

图 1-66

图 1-65

脊柱侧屈时的自动旋转

在脊柱侧屈时椎体相互自动旋转，从而使位于椎体前缘正中的中线向对侧移动，如图 1-67 所示。椎体失去了原来以棘突线平分的对称性，棘突线弧向侧屈方向移动。椎体的实际方向改变如图所示。

当从头侧方向观察时（图 1-68A），椎体旋转，侧屈方向的横突变得更长，更加明显，对侧则变短。而且凸侧的关节线更加明显（图 1-68B），凹侧的椎弓根也显示为标准正位投像。

椎体自动旋转的机制在于：椎间盘的压缩和韧带的牵张。

椎间盘压缩容易使用一个简单的机械模型（图 1-69）演示。

- 使用楔形的木块节段和软性橡胶代表椎体和椎间盘。

- 粘在一起。

- 在休息位的正面画出中线。

- 当把模型向一侧屈时，你会发现椎体向对侧的旋转，不同节段的中线移动可以显示侧屈增加了凹侧椎间盘内的压力，椎间盘本身是楔形结构的，压缩后的内容物趋向于张口的凸侧，因此导致了旋转。

压力的差异见图 1-68A，在圈内的＋号提示高压力区域，箭提示旋转方向。

相反侧屈拉升了对侧的韧带，韧带朝向中线以实现最小长度。见图 1-68A，圈内的－号在横突间韧带水平，提示移动方向。

这两种明显的机制协同作用于旋转椎体。这种旋转是生理性的，但在某些情况椎体固定于某个旋转位置，造成了韧带的不平衡或形成了继发的畸形。这样就形成了脊柱侧弯，包括僵硬的椎体侧屈和旋转。

这些异常的旋转临床可有以下表现。

- 正常人（图 1-70），当躯干前屈，椎体对称性后移。

- 侧弯患者（图 1-71），屈曲时脊椎会变得不对称，胸段脊柱会形成驼峰构成凸侧，因此临床上可诊断为初步的脊柱侧弯。

这是椎体旋转固定的一种结果。因此，对于脊柱侧弯而言，生理性短暂的旋转状态转变成持续性永久病理性状态。脊柱侧弯发生在幼儿时，由于椎体非对称发育畸形可变的僵硬。

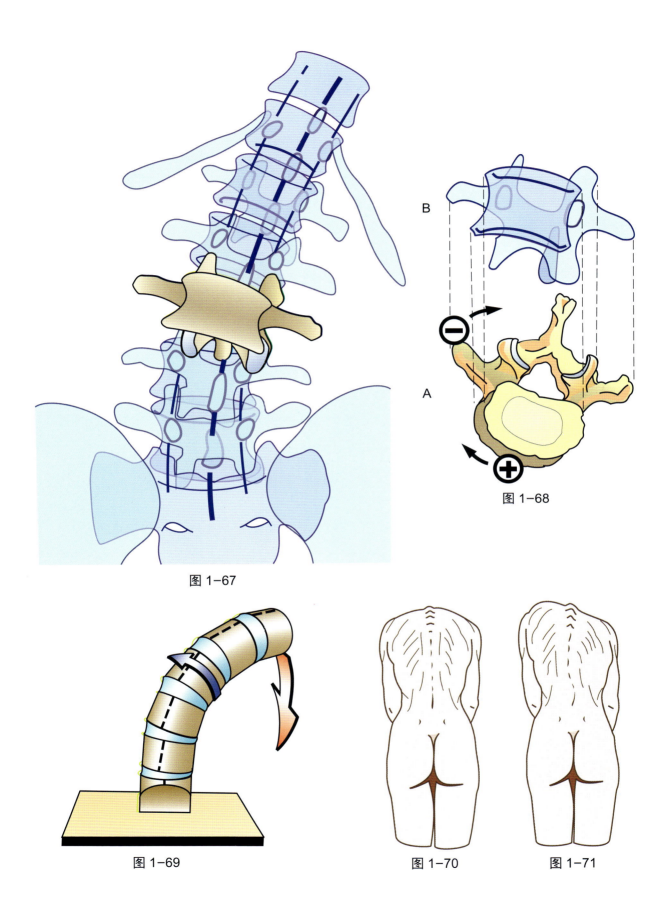

图 1-67

图 1-68

图 1-69

图 1-70

图 1-71

脊柱总体屈伸范围

作为一个整体，骶骨到头颅可进行 3 个方向自由度的运动，包括屈伸、左右侧屈和轴向旋转。因此，类似于一种位于骶骨到头颅间的球窝关节。

这些不同结构之间的运动相对较小，但因为数量较大（除去骶尾关节，总计 25 个活动的结构体），整体的累积效应仍然是明显的。

屈伸运动发生于矢状面（图 1–72）。颅骨的参考面是咬合面，可想象为牙齿间咬合的一个平面。咬合面和上肢位置的成角为 Tr，正常角度大约 250°。测量时箭方向应该考虑咬合面角度。当和身体其他关节的 180° 活动度比较该角度是相当大的。当然 250° 是正常个体的最大活动范围。年轻人可模仿螃蟹（图 1–73），但所有年龄可轻松地进行屈曲（图 1–74）。另外这些角度对于一些体操运动员来说可以更大，甚至可把头部置于两大腿之间（图 1–19，第 321 页）。

各个节段的角度分布可用 X 线片测量。

● 在腰段：屈曲（蓝箭）屈曲 60°，过伸 20°。

● 胸腰段：屈曲 60°，过伸 60°。

● 在胸椎：可通过计算得到屈曲（Fts）45°，过伸（Ets）40°。

● 颈椎（图 1-75）：通过 T_1 椎体上终板角度和咬合面角度获得。60° 过伸，40° 屈曲，大概 100° 的活动范围。

脊柱的整体活动范围由黑箭所示：屈曲（Ft）110°，伸直（Et）140°，总计 ROM 为 250°，大大超过了其他关节 180° 的活动范围。

这些图示仅仅作为一种指导，因为在不同节段的活动范围尚未达成共识。而且这些指标随着年龄差异很大。所以仅以非体操运动员的最大值列出。

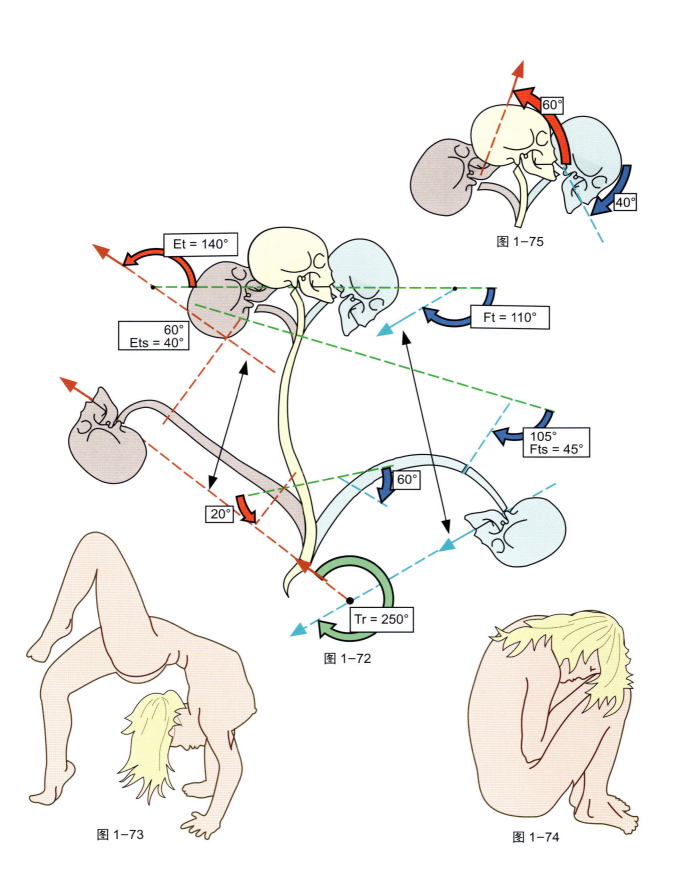

图 1-75

Et = 140°

60°
Ets = 40°

Ft = 110°

105°
Fts = 45°

60°

20°

Tr = 250°

图 1-72

图 1-73

图 1-74

60°

40°

脊柱总体侧屈范围

    侧屈通常在冠状面上（图 1-76）。临床上，这些范围通常很难准确测量，但可在前后位影像学上准确测量（图 1-77），以椎体的轴或特殊椎体的上终板为参考。通常以腰骶关节面作为基线，即骶椎的上终板。

    颅骨水平的标志是乳突线，即双侧乳突连线。

- 腰椎（L）侧屈可达 20°。
- 胸椎（TH）侧屈可达 20°。
- 颈椎（C）侧屈可达 35°～45°。
- 脊柱总体侧屈可达 75°～85°。

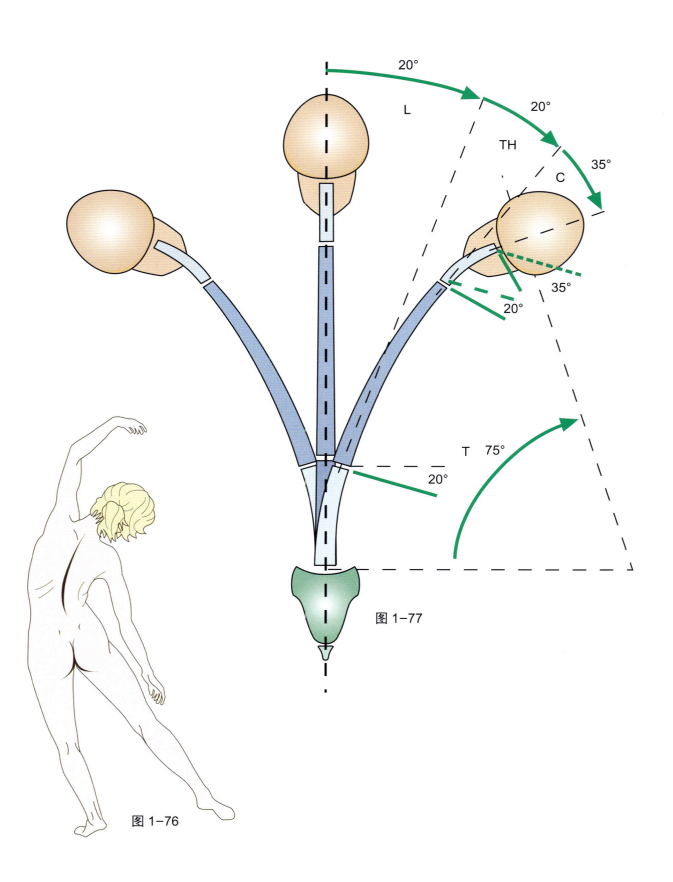

20°

L

20°

TH

35°

C

35°

20°

T   75°

20°

图 1-77

图 1-76

脊椎总体轴向旋转范围

　　临床上测量轴向旋转困难，而且无法在轴位上 X 线摄片，只有轴位 CT 可进行精确测量。临床上脊柱总体旋转范围可通过固定骨盆测量颅骨旋转角度完成。

　　近期，两位美国作者（Gregersen 和 Lucas）通过局麻下植入棘突的金属夹精确测定每个结构的旋转。我们会在胸腰段来讨论这个问题。

- 腰椎轴向旋转（图 1-78）非常小，只有 5°。
- 胸椎轴向旋转（图 1-79）更加明显，达到 35°，原因在于关节突的排列方向。
- 颈椎轴向旋转更大（图 1-80），为 45°～50°。寰椎相对于骶椎可旋转 90°。
- 颅骨和骨盆的旋转（图 1-81）可达到或超过 90°。寰枕关节只有几度的旋转，胸腰椎通常旋转比预期小，总体很少达到 90°。

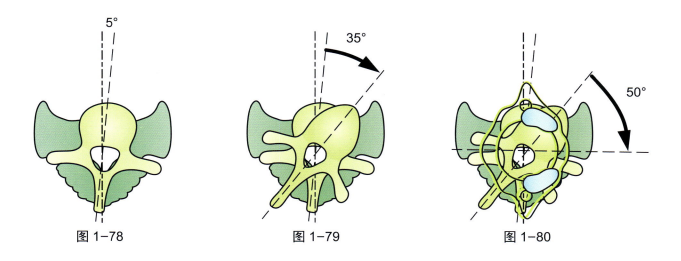

图 1-78　　　　　　　　图 1-79　　　　　　　　图 1-80

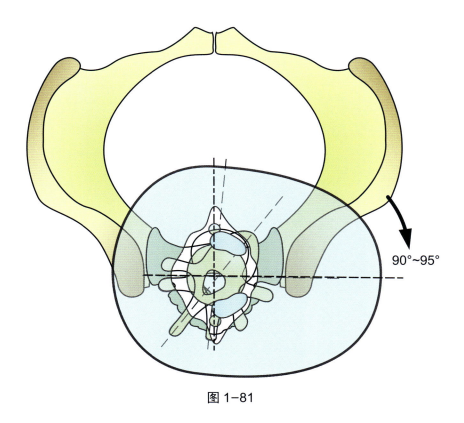

图 1-81

临床对脊柱活动范围的总体评价

要想准确的测量脊柱总体活动范围，只能进行全脊柱的屈伸位和侧屈位摄像和CT的轴向旋转扫描。然而，这些活动范围可在临床通过适当的试验获得。

- 胸腰段屈曲（图 1-82）测定如下。
- 测量垂线 V，连接大粗隆前上缘到外侧肩峰，该角度也包括髋关节活动度。
- 在站立水平伸膝位，屈曲躯干，测量手指指尖所能达到的水平（f）。这种方法同样也包括部分髋关节屈曲角度。这项测量 f 从指尖到地面距离或指尖到下肢的某个标志，如髌骨、小腿终端或足趾。
- 或者测量 C_7 棘突到 S_1 的屈伸位距离。屈曲时可增加 5cm。
- 胸腰段伸直（图 1-83）测定如下。
- 测量垂线 V 和大粗隆前上缘和肩峰外上缘连线的夹角 a。该角度包括部分髋关节过伸角度。
- 或测量（可能更加准确）整体脊柱过伸角度 b，减去颈椎过伸角度（测量头后仰和躯干）。测量椎体的过伸和弹性（图 1-73，第 39 页），但可行性有限。
- 胸腰段侧屈（图 1-84）测定如下。
- 测量垂线 V 和臀沟上缘和颈 7 棘突连线的夹角。但是如果测量垂线 V 和 C_7 的切线角度 b 会更加准确。简单便捷的方法是测定指尖 n 线和侧屈部膝部的关系（如在膝上或膝下水平多少距离）。
- 测量轴向旋转（图 1-85）。
- 检查从主体头顶开始，被检查者坐于低靠背椅上，同时固定骨盆和膝部。参考面是头部的冠状面 C，胸腰椎的旋转通过测量肩部的 Sh-Sh′ 平面和冠状面之间夹角。
- 测量全脊柱的旋转范围。
- 测定耳蜗线和冠状面的旋转角度 b。
- 或测定头部 S′ 和矢状面的旋转角度 b′。

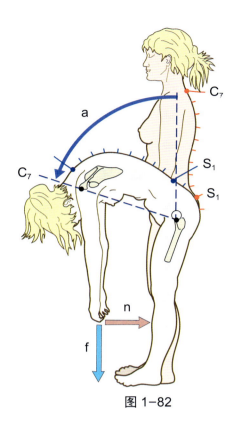

图 1-82

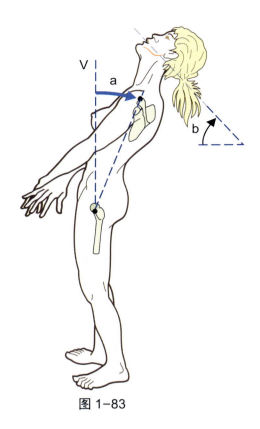

图 1-83

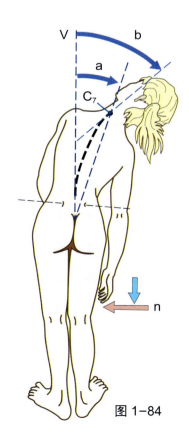

图 1-84

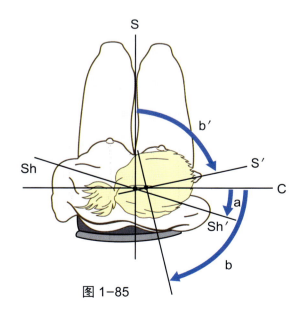

图 1-85

第 2 章 骨 盆

Chapter 2 The Pelvic Girdle

梁勃威 **译** 吴 进 **校**

　　骨盆也称骨盆环，是人体躯干的底座及腹部的基础结构。其将下肢与脊柱椎体相连接，从而支撑整个躯体。

　　对照其在脊椎动物中的原型，骨盆的解剖结构发生了巨大变化，尤其是在哺乳动物及其后出现的猩猩及智人中。盆腔不仅仅容纳了部分腹腔脏器，在女性，还包含子宫。当女性怀孕时，盆腔体积会很大程度的增加。因此，会阴部（如盆膈）也发生改变，以适应胎儿通过分娩机制从子宫中娩出。

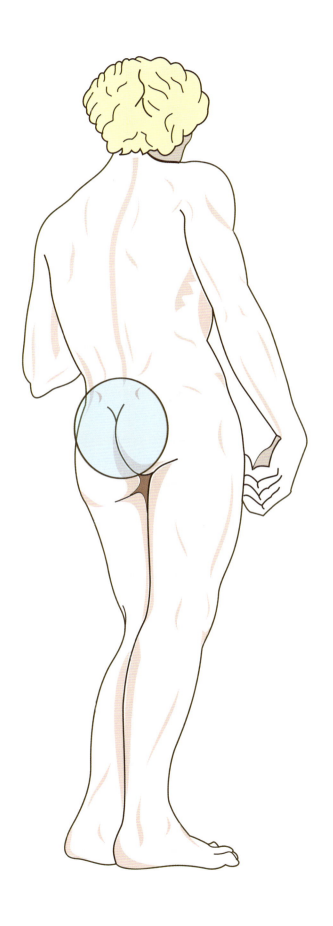

两性中骨盆的结构

骨盆由三块骨性结构构成。

- 髂骨，成对且结构对称。

- 骶骨，不成对但结构对称，是由 5 块骶椎融合成的一块坚固骨性结构。

骨盆有三个关节，活动度有限。

- 两个骶髂关节，位于骶骨与每一侧髂骨之间。

- 耻骨联合，在前方连接两侧髂骨。

总体看来，骨盆类似漏斗的结构，其边缘底部朝上，形成骨盆入口，连接腹腔及盆腔。

两性分化，例如，两性结构的差异，在骨盆中尤为明显。

- 当比较男性骨盆（图 2-1）与女性骨盆（图 2-2）时，后者更宽，更接近喇叭形。因此，骨盆边缘切线围成的三角形底边，女性较男性更宽。

- 另一方面，女性骨盆较男性骨盆短，因此，围成的梯形高度更低。

- 最后，骨盆入口（连续性黑线标记部分）在女性中相应地更长，开口更宽。

骨盆结构的差异性与妊娠相关，尤其是与分娩关系密切。这是由于胎儿头部相对较大，位于骨盆入口的上方，必须穿过整个盆腔并通过骨盆出口娩出。因此，骨盆的关节不仅决定了人体直立躯干在休息和行走中的静态特征，更重要的是其主动地参与了分娩的机制。这部分将在后续对骶髂关节及耻骨联合的讨论中提及。

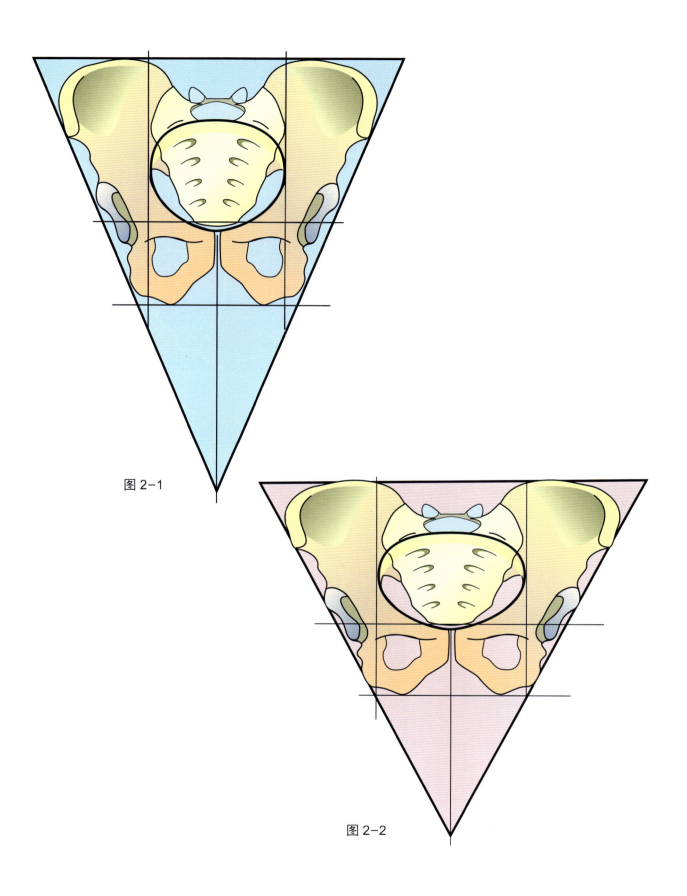

图 2-1

图 2-2

骨盆的生物力学模型

从生物力学角度来看，骨盆（图2-3）由三个骨性结构组成：骶骨及两块髂骨。

对称的，楔形的骶骨位于中线，形成了脊柱的基座，并像拱顶石一样契合两侧的髂骨。两侧髂骨在前方通过耻骨联合相互连接。

每一块髂骨（图2-4）均与骶骨形成关节，包含两个相对平坦的部分，上部分为髂骨，下部分为融合的耻骨和坐骨闭合形成闭孔。这两部分相互成角，使得整块髂骨类似于螺旋桨叶片构成的两个平面。

这两部分相互融合成为髋臼（图2-5），类似于螺旋桨的轴线，与股骨头构成了髋关节。

髂骨相对平坦的两部分结构构成了向内打开的立体角（图2-6），并且为强有力的骨盆周围肌肉提供了附着点。两侧的上部分构成了前开钝角（图2-3），并在后方及正中与脊柱构成下腹后侧壁，即假骨盆。两侧的下部分构成了后开钝角，在后方与正中与骶骨构成盆腔下腔，即真骨盆。骨盆有两个重要作用。

- 作为躯干骨性结构一部分发挥力学作用。
- 发挥保护性作用支持和容纳腹腔脏器。

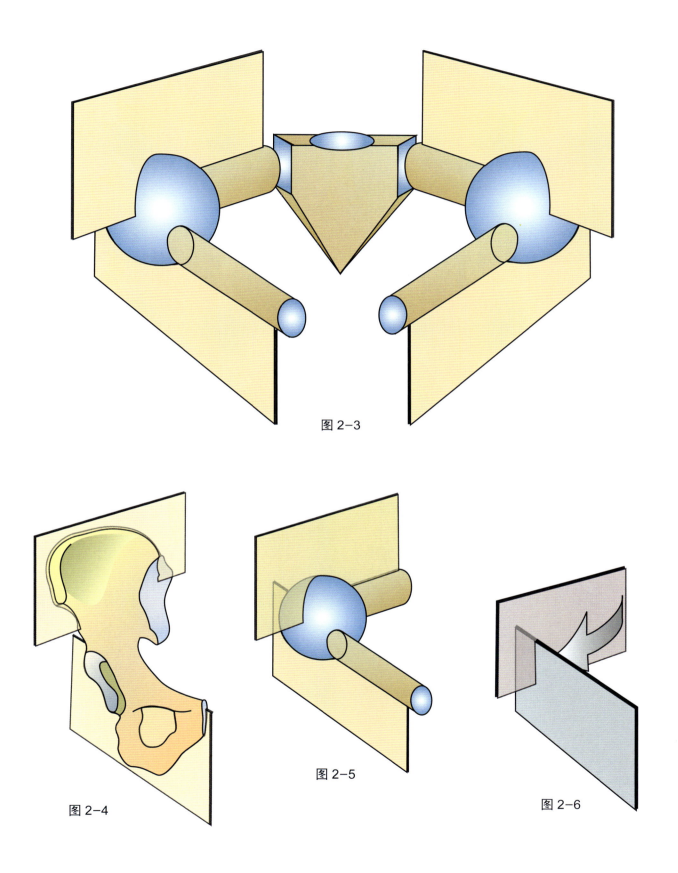

图 2-3

图 2-4

图 2-5

图 2-6

骨盆的结构

骨盆在脊柱与下肢之间传递力量（图 2-7）。由腰 5 椎体支撑的人体体重（图 2-7，P），通过骶骨翼将其平均分散，并由坐骨结节传递至髋臼。

地面对体重的发作用力（R）通过股骨头及股骨颈传递至髋臼。一部分的反作用力由耻骨水平支传递，并在耻骨联合处与对侧相同的反作用力相互抵消。

这些力线在骨盆入口处相互作用，形成一个完整的环状。骨小梁有一套复杂的系统诱导力在骨性骨盆结构中传导（见第二卷）。由于骶骨上宽下窄，因此被认为是垂直嵌在两块髂骨中间三角形的"楔木"。它通过韧带结构"悬挂"在髂骨之间，因此，承载重量越重，其与髂骨的抓持也就越稳定。由此可见，这是一个自锁式的系统。

在水平面上，骶骨与髂骨同样相互契合。每一块髂骨都可以看作是一个杠杆臂（图 2-8），其支点位于骶髂关节（O_1 和 O_2）反作用力与反作用力分别作用于其后端及前端。后侧的反作用力作用于强大的骶髂韧带（L_1 和 L_2），而前侧的作用力为两个相当的力量（S_1 和 S_2），作用于耻骨联合。

当耻骨联合发生脱位（图 2-9）时，两块耻骨相互分离（S）导致髂骨在骶髂关节处移位，从而"释放"开骶骨，使其能够向前发生移位（d_1 和 d_2）。

当下肢将力加压于地面时，脱位的骨盆环即在耻骨联合处出现剪切运动（图 2-10）。因此，在骨盆环任何一处出现断裂都将影响整个骨盆环，降低其机械强度。

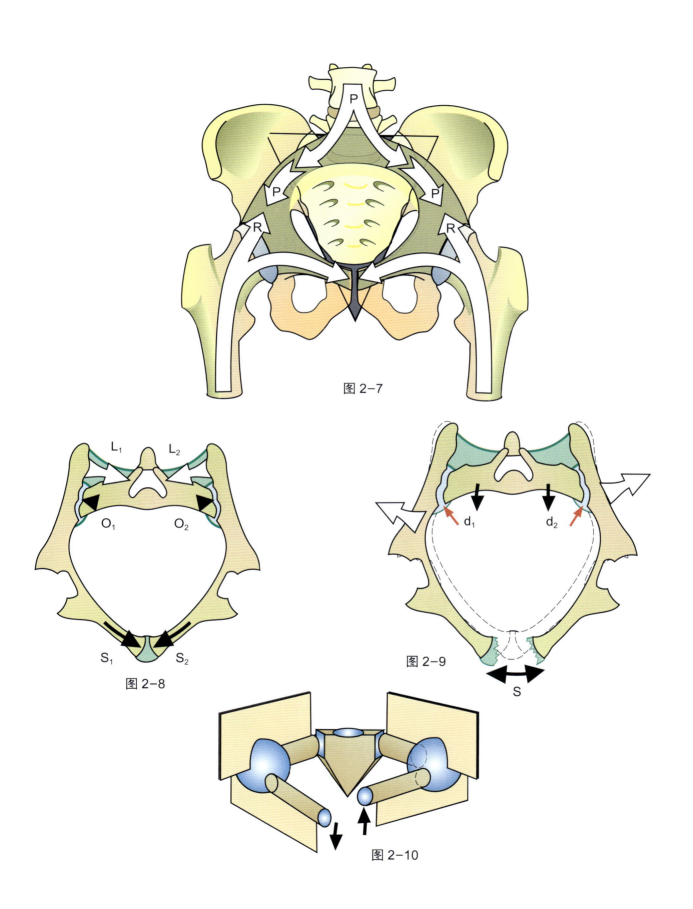

图 2-7

图 2-8

图 2-9

图 2-10

骶髂关节的关节面

当骶髂关节（图 2-11，右侧）如同翻书一样沿着垂直轴线（图中点和短线组成的线）将骨性结构进行旋转，即可清晰看到相互契合的关节面。

- 髂骨耳状面（A）位于髂骨内侧面的后上部分，髂耻线的后方，构成骨盆入口的一部分。它呈新月形，后上凹陷，内衬软骨。整体看来，其关节面很不规则，但 Farabeuf 认为其呈"轨道区段"样的形状。实际上，它的长轴包含了一个位于两条沟槽之间的长脊。这条弧形的脊大致与以坐骨结节（黑叉字记号）为中心的圆弧相吻合。在本书后面的章节将提到，该结节为强有力的骶髂韧带附着点。

- 骶骨耳状面（B）的形状及表面轮廓与髂骨一致。在其中心有一个弧形的沟槽，以两个长脊为界，与 S_1 横结节为中心的圆弧相吻合，也是强有力的骶髂韧带附着点。Farabeuf 认为其关节面为轨道形，与髂骨的轨道形表面完全一致。

然而，这两个耳状面并非像上面描述的那样规则。骶髂关节的三个水平面节断中，仅在其上部分（图 2-12）和中间部分（图 2-13），骶骨耳状面中心有沟槽，而其下部分（图 2-14）则或多或少的存在有凸面。因此，很难用单束 X 线透视出整个骶髂关节。根据需要研究的部分，透视角度常需要从内侧向外侧或从外侧向内侧方向斜形进行投照。

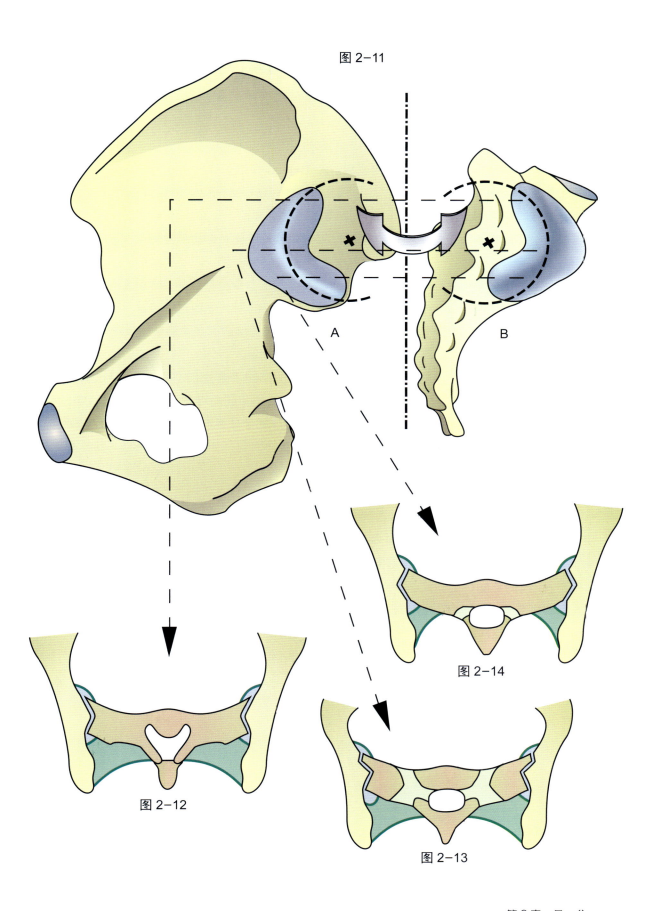

图 2-11

A

B

图 2-14

图 2-12

图 2-13

骶骨关节面及其多种脊柱类型

骶骨关节面在人群中有非常多的结构变异。A. Delmas 介绍了脊柱功能类型与骶骨形态及其关节面之间的相关性（图 2-15）。

- 当脊柱生理曲度非常明显（A），如动态型脊柱，骶骨呈水平位，其耳状面呈对折状，且位置较深。这一类型的骶髂关节与典型的滑膜关节相似，活动度较大，呈现为对直立行走的过度适应状态。
- 当脊柱生理曲度很小（C），如静态型脊柱，骶骨几乎呈垂直位，其关节面呈细长垂直状，很少出现对折，基本为一个平面。这一类型的关节面如 Farabeuf 所描述的形态多样，并且关节活动度小，类似于发生关节联合。这一型的关节在儿童中常见，极为接近灵长类动物。
- 中间型（B）是介于上述两种类型之间的一种骶骨类型。

A. Delmas 发现从灵长类动物进化到人类，耳状面的尾端逐渐变长、变宽。他认为，在人类，耳状面的尾端较其头端更为重要。在人类，其头端与尾端相互成角可达 90°，而在灵长类动物中，其耳状面仅有很小的对折角度。Weisel 运用地形图数据对骶骨耳状面的表面轮廓进行详细的描述，他发现（图 2-16）骶骨耳状面相对于其对应的髂骨耳状面而言，通常更长、更窄，其具有以下几个特征。

- 在头尾两部分交界处为中央凹陷区（标示为 −）。
- 在头尾两部分的末端为两个隆起区域（标示为 +）。

相反，髂骨耳状面相应地变短但并不完全对称。在头尾两部分交界处有一个隆起的部分成为 Bonnaire 结节。关于骶髂韧带分布对力作用于韧带的影响，Weisel 也提出一套自己的理论。他将韧带分为两组（图 2-17）。

- 头侧韧带（箭 Cr），向外和后方向作用，与体重（P）作用于 S_1 上部的分力 F_1 相互作用（这些韧带通过骶骨岬向前的位移产生运动，是章动的一部分，见第 63 页）。
- 尾侧韧带（箭 Ca）向头侧作用，与垂直作用于 S_1 上表面的分力 F_2 相作用。

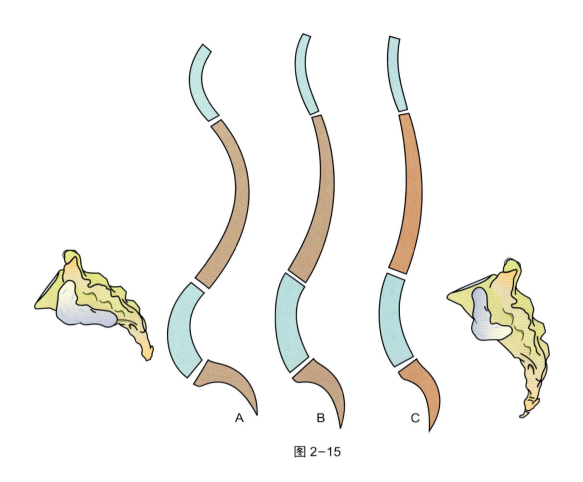

图 2-15

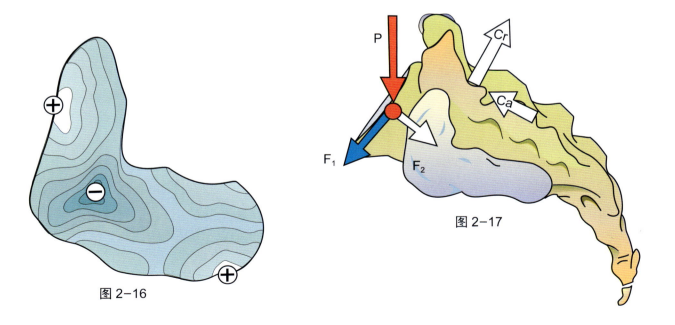

图 2-16

图 2-17

骶髂韧带

骨盆后面观（图 2-18）可见两束髂腰韧带：包括上束（1）和下束（2）。

图右侧为骶髂韧带的中间面，从头侧端到尾侧端依次如下。

- 从髂骨翼到 S_1 横突的韧带（3）。
- 从髂骨翼后侧端依次发出并止于骶骨横突的骶髂后韧带（4），如 Farabeuf 所描述的。

> 第一束起自髂骨粗隆后侧面止于第一骶结节。
> 第二束（也称为 Zaglas 韧带），附着于第二骶结节。
> 第三、第四束起自髂后上棘，止于第三、第四骶结节。

图左侧是骶髂韧带的浅面（5），可见扇形分布的肌纤维，起自髂骨后缘，止于骶后内侧结节。

在骶骨后缘中下部与坐骨大切迹之间，有两条很重要的韧带：

- 骶棘韧带（6），起自坐骨棘，向上、向内，向后斜行，止于骶骨和尾骨的外侧缘。
- 骶结节韧带（7），与骶棘韧带交错斜形于其后方。韧带上方附着于髂骨后缘与第 1、2 尾椎椎体连线上。其斜形纤维向下、向前、向外扭转成股，止于坐骨结节和坐骨升支内侧唇。坐骨切迹因此被这两条韧带分为两个孔：

> 上方的坐骨大孔，梨状肌由此孔穿出骨盆。
> 下方的坐骨小孔，闭孔内肌由此穿出。

骨盆的前面观（图 2-19）同样可见髂腰韧带（1，2）、骶棘韧带（6）和骶结节韧带（7），以及骶髂前韧带。骶髂前韧带有 2 束（也被认为是章动的上下制动器）：前后侧束（8）和前内侧束（9）。

图 2-20 展示了右侧骶髂关节，沿其纵轴将构成关节的骨骼及韧带翻转开，显露髂骨（A）的内侧面以及骶骨（B）的外侧面，从而易于理解。

- 韧带如何包绕在关节周围，在章动和反章动中韧带如何变得松弛或是紧绷。
- 骶髂前韧带（8 和 9）为何向下，向前，向后斜形起自髂骨，并且向上、向前、向外起自骶骨（B）。

在图中同时可见以下韧带。

- 骶髂后韧带（5）。
- 骶棘韧带（6）和骶结节韧带（7）。
- 骶髂骨间韧带（图中关节面凹陷处的白斑部分），构成了骶髂韧带的深层。该韧带向外附着于髂骨粗隆，向内附着于 S_1 和 S_2 的骶前孔。它也被称为轴向韧带或是迷走韧带，认为其代表了骶骨的运动轴，因此用"轴向"一词来命名。

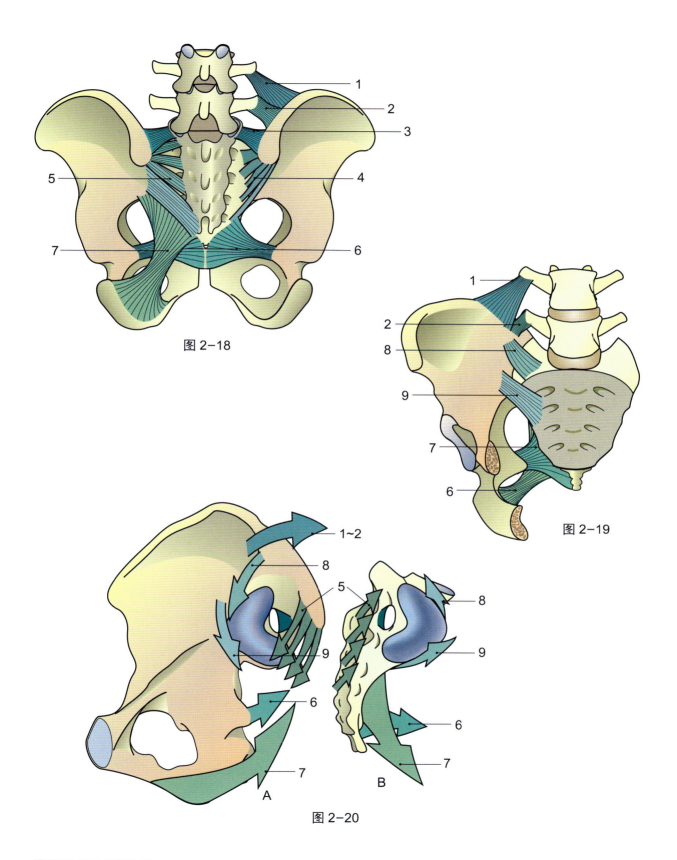

图 2-18

图 2-19

图 2-20

图释适用于所有的图。

转动与逆转动

在研究骶髂关节运动之前，应牢记骶髂关节活动范围很小，并且因研究个体和研究环境差异而变化。这也就解释了不同作者关于骶髂关节功能及其在分娩过程相关性研究结果的矛盾性。骶髂关节的运动由 Zaglas 在 1851 年首先进行描述，Duncan 在 1854 年也对其做出研究。

转动与逆转动的经典理论

在转动过程中（图 2-22），骶骨（红箭）绕着骨间韧带（黑色叉号）形成的轴线进行旋转，因此，骶骨岬部向下、向前（S_2）进行运动，而骶骨尖和尾骨则向后运动（d_2）。

当进行倾斜运动时，相当于骨盆入口前后径减少了 S_2 的距离，而骨盆出口前后径则增加了 d_2 的距离。同时，髂骨翼相互靠近，而坐骨结节则相互分离（图 2-21）。这样的转动被骶结节韧带（6）、骶棘韧带（7）和转动制动，如骶髂前韧带的前后侧束、前下侧束产生的张力所限制（图 2-20，第 59 页）。

骨盆冠状位（图 2-23）演示了骨盆入口（PI）和骨盆出口（PO）宽度在随同髂骨在髂前上棘水平发生变形的转动过程中扩张。

逆转动（图 2-25）为反方向的运动。骶骨以骨间韧带（黑色叉号）为轴绕转，并且进行自我补偿，因此，骶骨岬向上向后运动（S_1），骶骨尖及尾骨向下、向前运动（d_1）。

由于骶骨在逆转动中自我补偿，骨盆入口的前后径（PI）增加 S_1 的距离，骨盆出口前后减少 d_1 的距离。同时，髂骨翼相互分离，坐骨结节相互靠近（图 2-24）。

逆转动受到骶髂前侧韧带（5），深层韧带（4）产生的张力所限制（图 2-20，第 59 页）。作为参考，Bonnaire、Pinard 和 Pinzani 等认为骨盆出口前后径变化可达 3mm。Walcher 认为可达 8～13mm。根据 Borcel 和 Fernstrôm 的研究，骨盆出口前后径变化范围可达 15mm，Thoms 则认为可达 17.5mm。Weisel 的最新研究证实了髂骨翼和坐骨结节横向位移。

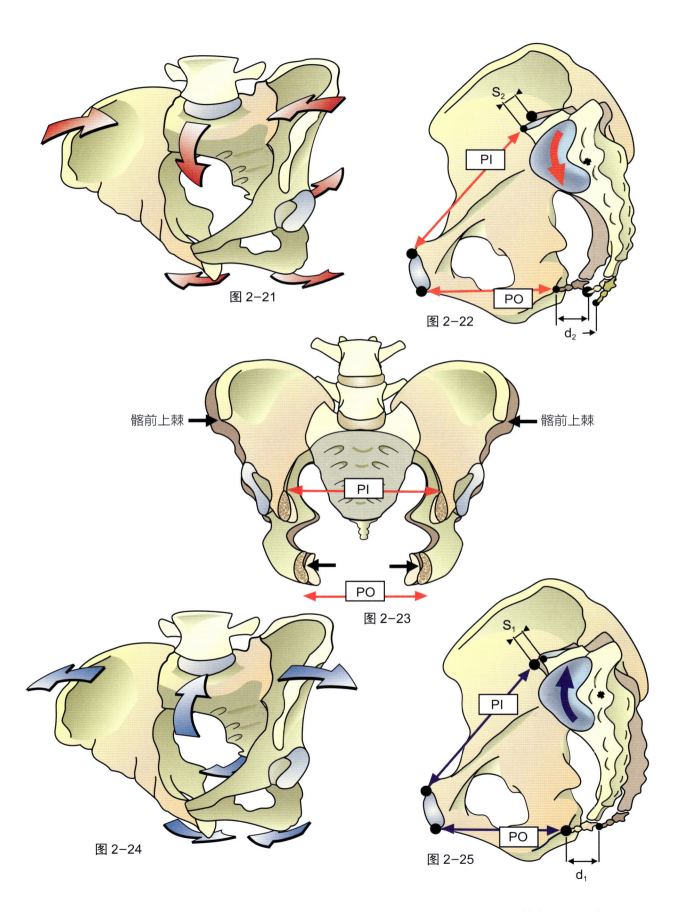

图 2-21

图 2-22

S_2

PI

PO

d_2

髂前上棘

PI

PO

髂前上棘

图 2-23

图 2-24

图 2-25

S_1

PI

PO

d_1

转动的不同理论

如之前所描述的，根据 Farabeuf 的经典转动理论（图 2-26），骶骨 R 的倾斜是围绕着骨间韧带为轴进行的，其位移具有一定的角度，骶骨岬沿着圆弧向下、向前运动，圆弧中心在耳状面后方。

根据 Bonnaire 的理论（图 2-27），骶骨以通过 Bonnaire 结节的轴线（＋）进行倾斜运动，该结节位于关节面头尾两部分交界处。因此，这个角运动的中心位于关节内。

Weisel 的研究介绍了两种其他的理论。

● 纯平移理论（图 2-28 T）认为骶骨以关节面头侧部分为轴进行滑动。这意味着线性位移导致了骶骨岬部和骶骨尖的移动。

● 另一个理论基于以骶骨前下方垂直轴线进行的旋转运动（图 2-29 R）。旋转运动的轴心因个体差异，以及活动类型的不同发生改变。

众多理论的存在不仅说明了分析骶骨小范围运动的困难性，同时也说明了在不同个体中发生不同运动类型的可能性。由于骶骨的运动参与分娩的生理活动，因此这些理论不仅具有抽象意义，在实际运动中也是十分重要的。

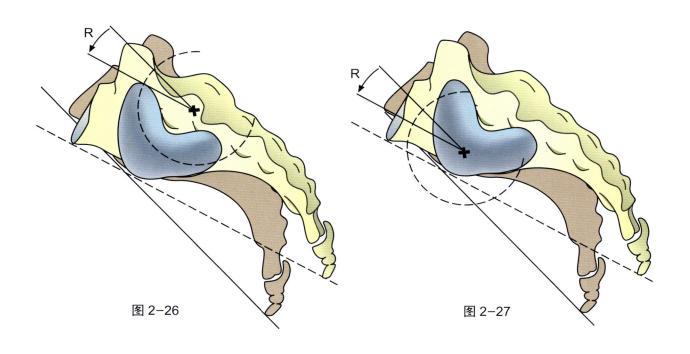

图 2-26   图 2-27

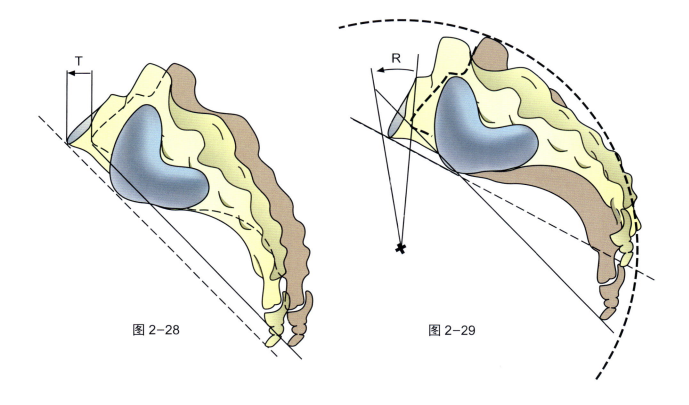

图 2-28   图 2-29

耻骨联合及骶尾关节

耻骨联合属于微动关节，是一种活动性最小（如果有活动）的继发性软骨关节。然而，在妊娠后期以及分娩期间，水通过其软组织吸收，允许两根耻骨相互滑动并分开。在啮齿动物中，耻骨联合的活动范围相对较大。横断面（图 2-30）展示了耻骨联合两个内侧端的耻骨通过软骨（10）连成一条轴线，并通过骨间韧带（11）相互连接。骨间韧带为纤维软骨盘，包含有一层薄薄的中间裂隙（12）。在耻骨联合的前表面，有一层厚且重要的纤维韧带（7-8-9），其结构将在后续章节中介绍。在其后表面为耻骨后韧带（5）。

将关节分离开，其内侧面（图 2-31，右侧）可见耻骨关节面呈椭圆形，其长轴由上方斜向前方，顶端为腹直肌腱的起点（1）。关节被很厚的耻骨前韧带（3）固定。该韧带由横行和斜行的纤维构成，其前面观清晰可见（图 2-34）。这些纤维由以下几部分构成。

- 腹外斜肌（8）腱膜编入。
- 腹直肌（7）和锥状肌（2）腱性起始部。
- 股薄肌和长收肌（9）腱性起始部。

所有这些纤维在耻骨联合前方相互交错，形成致密的纤维网，也称为耻骨前韧带。

耻骨联合关节后面（图 2-33）有耻骨后韧带（5），它是一个与骨膜连续的纤维膜。同样可见的是一个三角形的腱膜带，其基底位于耻骨联合的上界，腹直肌深面，其斜纤维在不同的水平插入到腹白线的中线处。它也被称为腹白线支持带（6），对腹白线起增强作用。

耻骨联合冠状面的垂直切面（图 2-32）展现了关节面的组成部分。

- 耻骨内衬的透明软骨（10）。
- 纤维软骨盘（11）。
- 在纤维软骨盘中间薄层裂隙（12）。

耻骨上韧带（13）加强耻骨联合上界，它是一条厚且致密的纤维带。下缘由耻骨下韧带或耻骨弓状韧带加强，与骨间韧带相连续，在耻骨弓的顶端周围形成锐利的弓形结构。耻骨弓肋拱结构（4）的厚度及强度在矢状位切面中清晰可见（图 2-31）。这些强大的关节周围韧带使耻骨联合成为一个难以脱位的稳固关节。在临床中，耻骨联合的创伤性脱位很少见，也难以治疗。通常情况下，这对于一个显然能修复的关节来说是令人惊讶的。

连接骶骨和尾骨的骶尾关节，是一个微动关节。其关节面呈椭圆形，长轴呈横向走行。侧面观（图 2-37）可见凸出的骶骨表面和凹陷的尾骨表面。关节由类似椎间盘的骨间韧带和关节周围韧带连接，韧带分为前、后和外侧三组。前侧观（图 2-35）可见尾骨（1）、骶骨（2）以及前韧带。尾骨是一个退化的尾部，它由四块融合的骨性椎体构成。在骶骨表面，残留的椎体前纵韧带（3）与骶尾前韧带（16）相延续。同时可见三条骶尾侧韧带（5、6和15）。后面观（图 2-36）可见骶骨正中嵴上的残余韧带，这些韧带与骶尾后韧带是连续的。

骶尾关节仅在屈伸方向上有活动性，而且是被动活动，仅发生于排便和分娩。在骶骨转动过程中，骶骨尖的后倾可以通过尾骨向下、向后伸展而放大和扩展。这增加了胎头分娩时盆腔出口的前后径。

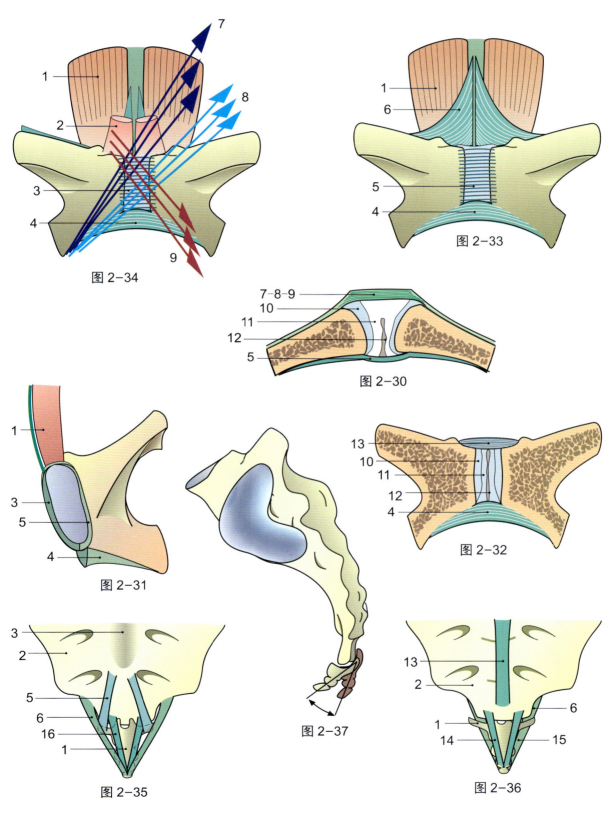

图 2-34

图 2-33

图 2-30

图 2-31

图 2-32

图 2-35

图 2-37

图 2-36

姿势对骨盆关节的影响

在对称直立的姿势下，骨盆关节承担躯体重量。力矩作用的方式可以通过侧面观（图2-38）来进行分析。假设髂腰肌是透明的，可以透过其观察到股骨。脊柱、骶骨、髋骨和下肢形成一个协调的关节系统，有两个关节：髋关节和骶髂关节。躯干的重量（P）作用于骶骨，使骶骨岬趋向更低的位置。骶骨继而发生转动（N_2），并迅速被骶髂前韧带（转动制动）所限制，尤其是受骶棘韧带和骶结节韧带所限制，从而阻止骶骨尖远离坐骨结节。

与此同时，地面的反作用力（R）在髋关节处通过股骨传导，与体重作用于骶骨形成旋转耦合，使髋骨向后倾斜。骨盆的后倾运动增加了骶髂关节的转动。这是对运动的分析，但应该是对力的分析。因为韧带作用是很强大的，能迅速限制所有的运动。

图2-40展示了对称直立姿势下，身体重心（G）位于骶3（S_3）与耻骨（P）连线的中点上，几乎位于髋关节的水平，是骨盆处于平衡的位置。

单脚站立位（图2-39）时，每行走一步，地面的作用力（R）通过支撑肢体传递并提升相应的髋关节，而另一次髋关节则被自由摆动肢体（D）的重量拉向下。这使得耻骨联合产生剪切力。这种剪切力使支撑肢体侧的耻骨（A）趋向升高，而另一侧耻骨（B）则趋于下降。通常情况下，强韧的耻骨联合可不发生任何运动。但当其出现脱位时，行走中双侧耻骨上界就不在一条线上。运用同样的方式，便可知道骶髂关节在行走中呈相反方向运动。骶髂关节通过其强有力的韧带来抵消运动。但当其中任何一个骶髂关节出现脱位时，每行走一步，就会产生引起疼痛的运动。因此，不管是站立还是行走，都需要依赖骨盆带的机械稳定性。

在仰卧位时，骶髂关节参与的方式不同，主要取决于屈髋还是伸髋。

● 伸髋时（图2-41），屈肌的拉力（如图中所见的腰大肌）使骨盆前倾，并推动骶骨尖向前。这使得骶骨尖和坐骨结节的距离缩短，并使骶髂关节发生旋转产生反章动。这个位置与分娩早期一致，同时反章动扩大了骨盆入口，有利于胎儿头部进入真正的骨盆。

● 屈髋时（图2-42），腘绳肌的拉力（如图所示）使骨盆相对于骶骨趋于后倾，产生章动，减少骨盆入口的直径同时，增加骨盆出口的直径。这个位置发生于产程排出阶段，有利于胎儿头部通过骨盆出口娩出。

● 当由屈髋位置变成伸髋位置时，骶骨岬平均位移为5.6mm。大腿位置的变化显著改变了骨盆腔的尺寸，从而有利于胎儿头部的娩出。当大腿屈曲于骨盆上方，腰椎的前凸（图2-41）变平，手掌将无法在背后进行小范围滑行（绿箭）。

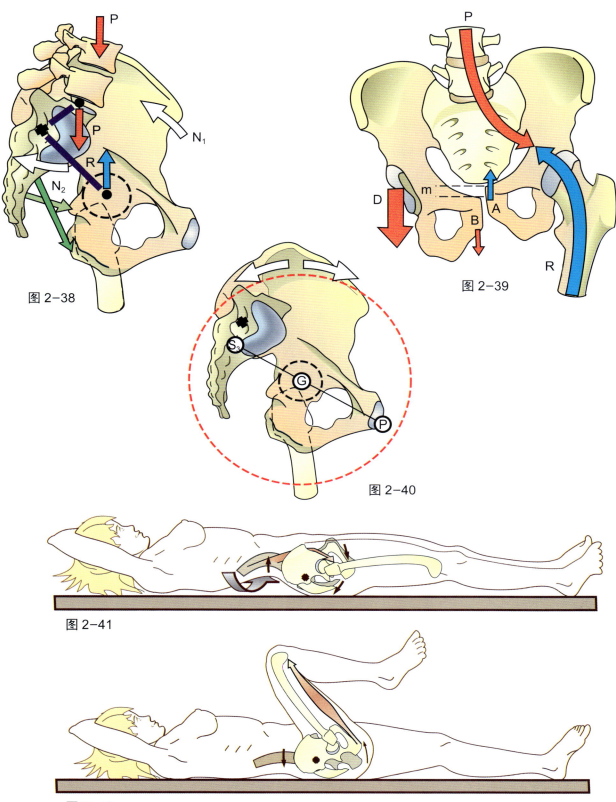

图 2-38

图 2-39

图 2-40

图 2-41

图 2-42

骨盆壁

右半骨盆内侧图（图2-43，去除左侧髋骨）展示了右侧髋骨、骶骨以及附着的两条韧带。

- 骶棘韧带（1），骶骨外侧界向坐骨棘走行。
- 骶结节韧带（2），从骶骨、尾骨外侧界内侧部分向坐骨结节走行，并向耻骨下支发出镰状分叉。

这两条韧带连接髋骨和骶骨，形成两个孔[分别为上方的坐骨大孔（s）和下方的坐骨小孔（i）]。这两个孔将骨盆腔和下肢相连接。

同样为右半骨盆内侧面（图2-44），包含有两块下肢外旋肌肉（第2卷），这两块肌肉通过坐骨大孔和坐骨小孔穿出骨盆。

- 梨状肌（4），起源于第二和第三骶骨孔两侧的骶骨骨盆表面，穿过坐骨大孔后附着于股骨大粗隆。臀动脉在其上方（红箭），坐骨神经在其下方（黄箭）。
- 闭孔内肌（5）起源于闭孔边缘（这一古老的名字来源于古典作品，但却是自相矛盾的，因为孔是无法闭合的）和四边体（q）。这块肌肉在坐骨小孔后界处发生明显的弯曲，向前侧和外侧走行，并与孖肌伴行（图中未画出），止于股骨大粗隆。坐骨神经伴行动脉（红箭）也通过坐骨小孔穿出。

这两块肌肉同样也外旋下肢（见第二卷）。

右半骨盆内侧面的另一张示意图（图2-45）包括了下肢的两块屈肌。这两块肌肉自耻骨水平支上方的腹股沟韧带（il）下方穿出。

- 髂肌（6），在整个髂骨的骨盆面有宽大的起点。
- 臀大肌（7），起源于腰椎横突。

这两块肌肉共同形成髂腰肌，以共同肌腱止于股骨小转子。

包含有骨髂肌肉的骨盆壁（图2-46，内侧面）为一块非常大的肌肉提供附着点，即肛提肌（8），在两侧盆膈中线处对称分布，起源于骨盆界线，从前向后分别有以下结构。

- 耻骨骨盆面（未显示）。
- 闭孔上方拱起的闭孔筋膜。
- 连接骶骨外缘与坐骨棘的肛提肌腱弓。
- 骶结节韧带的骨盆面。
- 骶骨侧缘的下部分和尾骨的外侧缘。
- 从尾骨尖到肛门走行的肛尾韧带（a）。

解剖学家对上述肌束和腱束做出了详尽的描述，他们构成的宽大的肌肉形成骨盆隔膜，支撑着所有的腹部和盆腔脏器。这个隔断在中线处被重要的管状结构所分开，男性有2个（肛门和尿道），另一个则存在于女性（阴道）。这即为会阴。

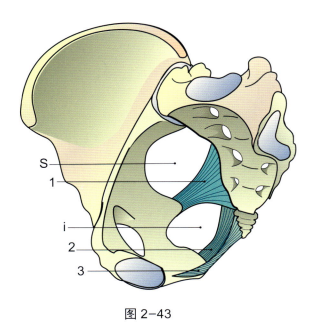

图 2-43

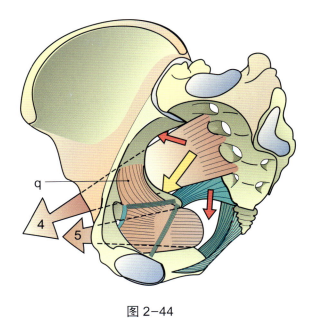

图 2-44

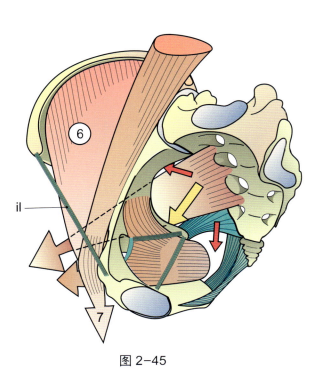

图 2-45

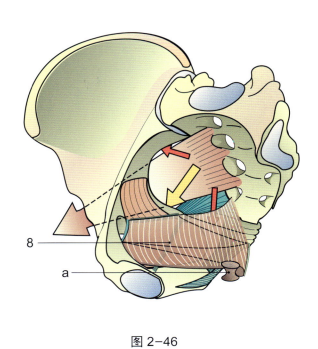

图 2-46

骨盆隔膜

从后方、下方和外侧观察骨盆（图 2-47）可清楚地看到围绕肛门周围，由肛门提肌（a）的多个肌束构成的宽大成片的肌肉。

这个肌性隔膜（图 2-48）与胸腔膈肌形成了完美的对应关系。它具有类似的功能（即分离和保留内脏），还含有重要器官的通道。

因此，女性的盆隔有一个较大的裂隙，即泌尿生殖裂（图 2-49，c）。在两性中，位于其后部的肛门被特殊的悬带结构包绕，即肛提肌（8）。肛提肌的肌纤维或多或少与肛门括约肌相互交织，在肛门自禁和排便的机制中发挥重要作用。

冠状切面（图 2-50）显示，这个隔膜不是水平的，而是斜的，漏斗状的，其开口位于泌尿生殖裂（c）的下方。此外，它内衬一个较低和较浅的第二隔膜，即会阴（P），这是水平的，结构因性别而异。

后侧观（图 2-51）可以很好地显示这两个平面。

- 深部平面：肛提肌的后束（8）及前束（8′）。
- 浅层平面：会阴，侧方附着于坐骨耻骨支，集中汇合在肛门括约肌（as）和肛尾韧带（ac）上。

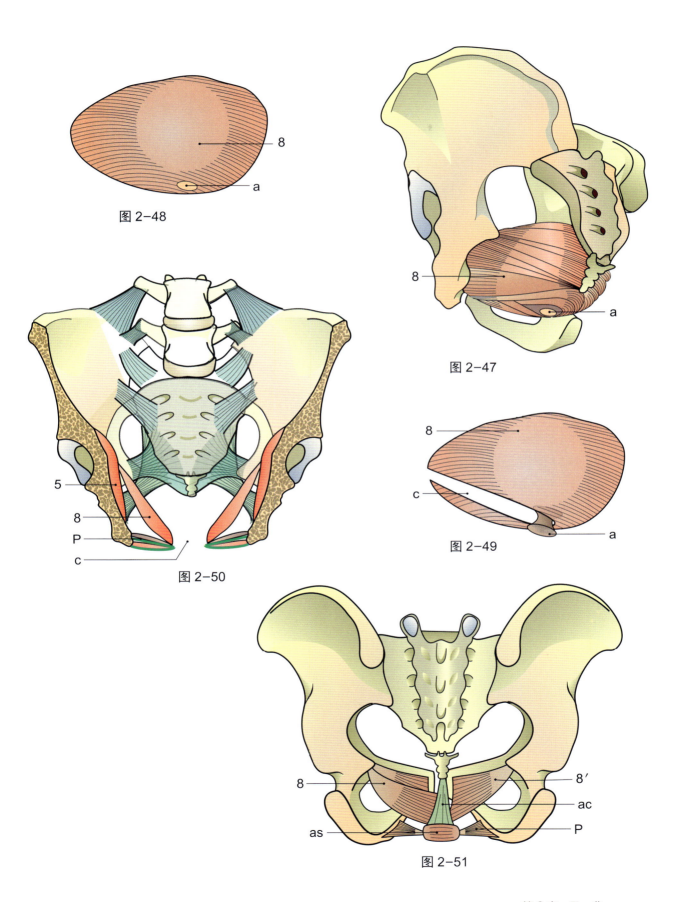

图 2-48

图 2-47

图 2-49

图 2-50

图 2-51

女性会阴部

从后方、下方及外面观察女性骨盆的左侧面（图2-52）可以清晰地看到会阴的两个平面。

● 浅层包括了在两侧坐骨耻骨支横向走行的会阴浅横肌（1）及两块括约肌。括约肌呈环形，因此可以调控解剖孔洞的口径。这与水闸或者龙头的液压控制原理相类似。相比而言，面部也有类似的肌肉，如口轮匝肌。

➢ 前方阴道口周围包绕着尿道阴道括约肌。

➢ 后方的肛门括约肌，在肛门周围形成一个肌性环状结构。

● 深部平面由以下几个部分组成：

➢ 会阴深横肌（2），与肛门括约肌止点走行一致。

➢ 坐骨海绵体肌（图中透明部分7）围绕着海绵体。它起自坐骨耻骨支，在耻骨联合下方与对侧的坐骨海绵体肌汇合包绕阴蒂。它的功能是压缩海绵体，因此与海绵体平行。

● 这两个平面被泌尿生殖道膈膜（3）的上、下筋膜层隔开，后者向后延伸（3′），刚好超过横肌。

● 在这个结构的中心，所有的肌肉纤维和它们的韧带紧密地交织在一起形成会阴体（6），这是女性会阴稳健的重要因素。通过将尾骨尖端连接到肛门括约肌的肛尾韧带（8）向后延长。

所有这些结构在妇科检查时所采用的截石位都是可见的（图2-53），也可以在所绘制的透视图中单独看到（图2-54）。

通过会阴浅部和提肛的角度（图2-55）来观察可揭示两者的关系。

与男性会阴不同的是，女性会阴容易遭受损伤，尤其是在分娩期间，胎儿必须强行通过泌尿生殖道，而泌尿生殖道是由提上肌（L）的前内侧纤维支撑的。这些损伤会破坏骨盆的静态平衡，导致泌尿生殖器官脱垂。

骨关节功能解剖学：第三卷　脊柱、骨盆及头部（原书第7版）
The Physiology of the Joints: *The Spinal Column, Pelvic Girdle and Head (7th Edition)*

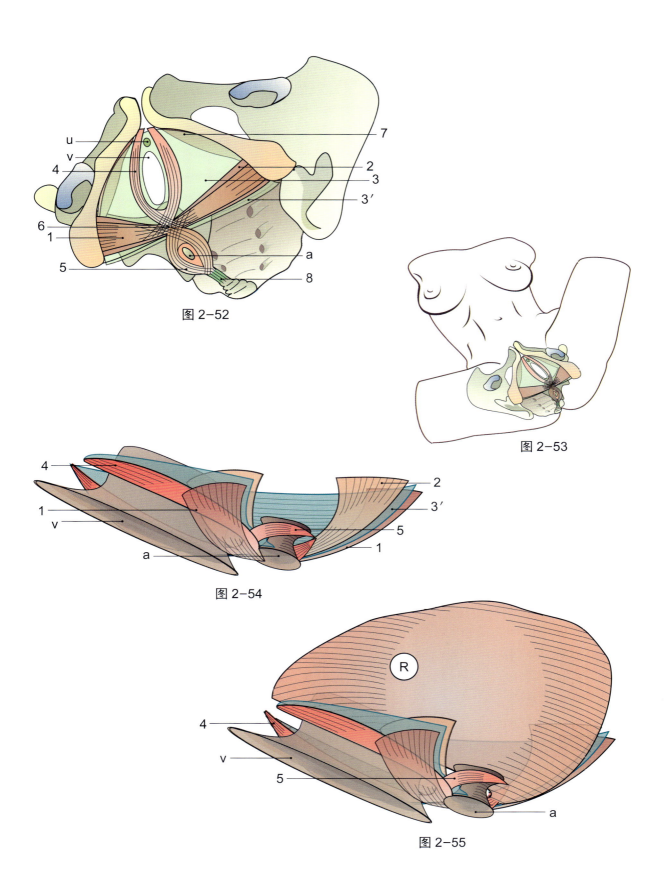

图 2-52

图 2-53

图 2-54

图 2-55

腹腔、盆腔容积

前后位透视图（图 2-56）将整个腹腔盆腔共同展示出来。如图 2-57 所示，从骨盆三个开口进行观察，胸腹腔整体体积被骨盆入口（红色）分成两部分。

盆腔入口与骨盆环重合。它是从骶骨岬（即 S_1 上表面突出的前缘）到耻骨联合上缘的一条连续的圆形线。在两侧，它穿过髂骨的弧形线。

骨盆开口的尺寸被人们所熟知，在怀孕期间也发挥了重要的作用。通过影像学片，可以相对容易的测量出其尺寸。

图 2-56 另一方面也显示了腹部的体积（呈透明状）。确切地说，其位于骨盆入口的上方，体积明显大于位于骨盆入口下方（呈蓝色）的真骨盆。

图 2-57 通过透视方法显示了在分娩期间胎儿头部通过的两个重要开口。

- 中间开口（绿线），由 4 个解剖标志进行分界。
> 耻骨联合下缘。
> 坐骨棘。
> 骶骨的骨盆面。
- 骨盆出口（点状蓝线），同样由 4 个解剖标志分界。
> 耻骨联合下缘。
> 尾骨尖。
> 坐骨结节的骨盆面。

当胎儿从腹部进入盆腔的过程中，它进入一个成为产道的结构（图 2-58），可以看作是穿过三个狭部的前凹大管道。

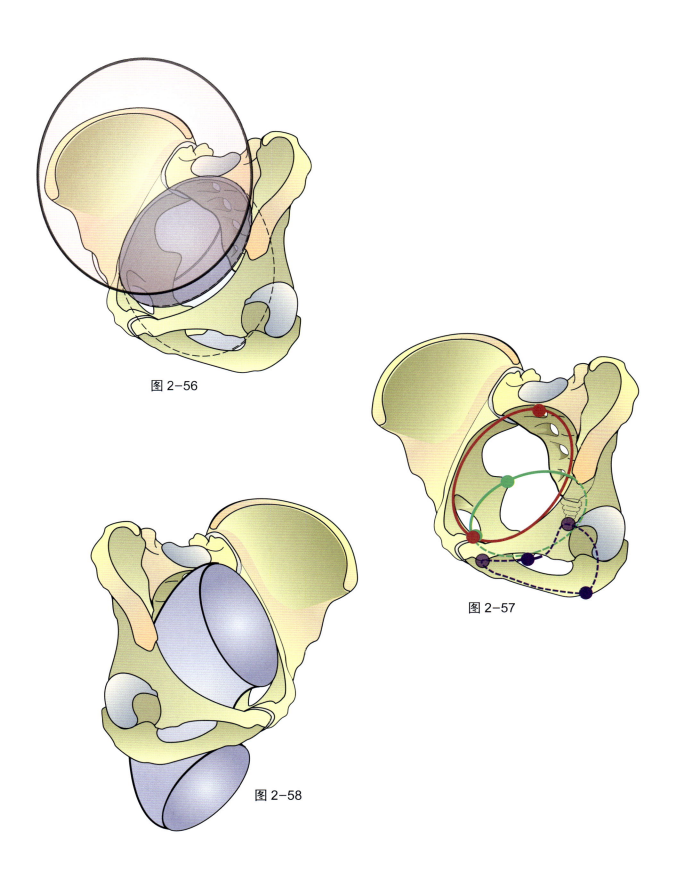

图 2-56

图 2-57

图 2-58

分娩

这本书不是产科的教科书，因此章节中将不详细描述正常和非正常的分娩机制。

然而，这一生理过程仍是本文所关注的内容。从广义上来说，这一生理过程有赖于运动器官的参与，即腹盆部的骨骼、关节和肌肉组织。怀孕后随之而来的就是分娩，即胎儿通过自然途径产出的过程。必须强调的是，胎儿的分娩是一个自然的生理过程，千百年来都是为了确保人类的生存繁衍而发生的。因此，产科是正常和异常分娩机制的科学，最终导致所谓的"快乐事件"。当分娩开始后，整个母体可被称为"各就各位"，胎儿通过产道的过程是一个协调良好过程的结果。首先（图 2-59）腹部肌肉收缩，将胎儿的头通过盆腔入口，使其进入真正的骨盆。仰卧下肢伸直放平有利于通过反章动机制打开骨盆出口。由环形、斜向以及纵向肌纤维组成的强大的子宫肌肉组织（图 2-60）开始有节奏的收缩，宫颈开始扩张。宫缩即标志分娩的开始。

盆腔直径的增加得益于耻骨联合的扩大（图 2-62）。

妊娠结束时的激素状态导致耻骨联合软化，允许耻骨分离 1cm，从而增加盆腔直径，这一变化从盆腔入口开始。当宫颈口完全扩张时，胎儿就开始排出，并且需要进一步增加盆腔出口的直径。这是通过转动机制实现的，正如我们已经看到的，大腿屈曲于骨盆上方增强了转动机制（图 2-42，第 67 页）。

很大一部分人仍然使用祖先的分娩姿势，即手臂悬挂的位置（图 2-63）：髋关节屈曲促进章动，从而打开盆腔出口；垂直位置增强腹部推力，这是内脏重量、膈肌向下移位和腹部肌肉收缩造成的（图 2-61）。这一过程中最有效的肌肉不是腹直肌，而是大的扁平肌肉，例如外斜肌和内斜肌，尤其是横腹肌，这些肌肉向脊椎和产道的轴方向倾斜，当子宫向耻骨联合上倾斜时，子宫大幅度增大。最近出版的著名产科医生 Bernadette de Gasquet 已经表明，髋部的位置，特别是股骨位置所发挥的重要作用，使分娩更容易。她指出，股骨内旋或外旋转对骨盆的几何形状、骨盆入口和盆腔出口的尺寸有着重要的影响，在分娩过程中，胎儿需要顺利通过这些结构。

在第一阶段（"分娩期"），股骨的外旋（图 2-62bis，股骨周围的红箭）产生章动时，通过改变某些肌肉和韧带的张力，倾向于使髂骨向外倾斜（上蓝箭），并通过骶骨岬部（上中央蓝箭）的后移扩大盆腔入口，从而有利于婴儿头部进入小骨盆。

相反，在第二阶段（"产出期"），股骨内旋（图 2-63bis，股骨周围的红箭）通过对肌肉和韧带的方向作用产生章动：髂骨翼相互靠拢（上绿箭），最显著的变化是坐骨结节分离（较低的绿箭），髂骨向后移动，从而扩大骨盆出口，有利于胎儿的产出。

股骨的内旋是很容易实现的，将膝盖视为固定结构，通过将腿相对于膝盖向外移动即可完成；同样地，将腿向中线移动会产生股骨的外旋。

该方法的应用越来越多，通过缩短分娩时间，减少胎儿窘迫程度和排出胎儿的痛苦。

女性会阴的解剖和功能特征为一些妇女因衰老和多次怀孕而引起的功能紊乱奠定了基础。泌尿生殖裂为盆腔脏器的下降提供了可能的途径，例如膀胱、尿道和子宫，从而导致泌尿生殖器官脱垂。

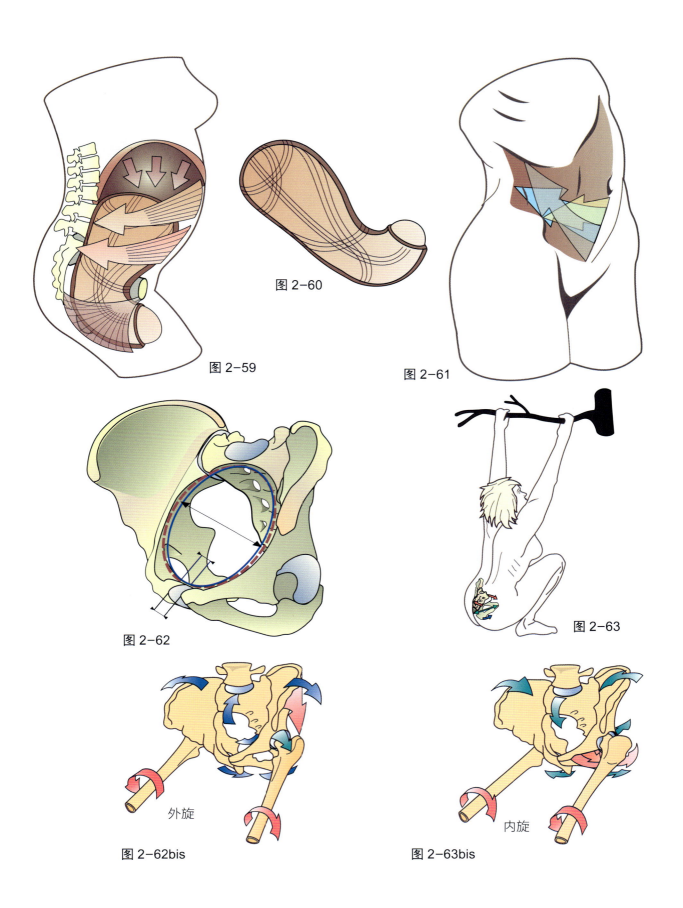

图 2-60

图 2-59

图 2-61

图 2-62

图 2-63

外旋

图 2-62bis

内旋

图 2-63bis

女性排尿及排便

会阴肌控制着排尿、排便和勃起等基本过程。

让我们来看看女性会阴在排尿和排便中的作用。首先，我们将考虑尿失禁和排尿的机制。

排尿控制

膀胱作为一个储存器官，容纳肾脏持续产生的尿液，并允许间断的主观排尿。膀胱充盈激发排空的需求。

自主排尿控制是人自主性的关键。女性尿失禁（图 2-64）允许位于骨盆最前部的膀胱持续充盈，只要由平滑肌组成的尿道内括约肌（1）保持收缩状态，就不会有尿漏。尿道外括约肌（2）由自主的横纹肌组成，为尿道内括约肌向下延续，位于会阴浅层。正是由于外括约肌的自主收缩，才能防止在不适合排尿的时间场所，因出现强烈的排尿冲动时而排尿。

排尿（图 2-65）（满足排尿需要）取决于四种机制。

- 非自主收缩的尿道内括约肌的松弛。
- 位于膀胱壁的平滑肌——逼尿肌的收缩。
- 尿道外括约肌的松弛。
- 排尿过程中腹部肌肉的收缩，如横膈（d）及广泛的腹部肌肉，特别是腹内斜肌（5）和腹横肌（6）。

排便控制

直肠是乙状结肠较大口径的末端部分。排泄物积聚在直肠，当直肠（r）肠腔积满时，就会出现排便欲望。

对排便的控制（图 2-66）主要由两块肌肉控制。

- 肛提肌（3），其最深的肌纤维在后方穿过肛管后，通过收缩向前牵拉肛管，使肛管发生急剧弯曲。
- 肛门外括约肌（4），由自主收缩的横纹肌构成，为肛门内括约肌向下的延续，位于会阴浅层，其收缩可控制粪便潴留，松弛可控制排便。

排便取决于以下四种机制（图 2-67）。

- 肛提肌（3）松弛，使肛管更直，进一步呈垂直状态。
- 直肠壁（r）平滑肌收缩，特别是纵行束和环形束的收缩，以蠕动形式，即反复的收缩波形向下运动。
- 肛门外括约肌的松弛（4）。
- 腹部肌肉的收缩，促成排便过程中的腹部的作用，即横膈（d）和腹部宽大的肌肉，特别是腹外斜肌（5），最重要的是腹横斜（6）。

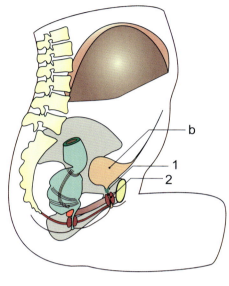

图 2-64

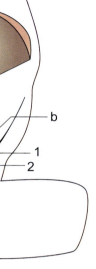

图 2-65

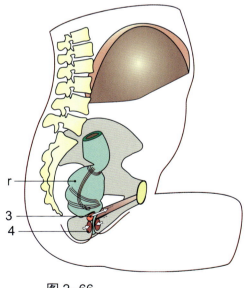

图 2-66

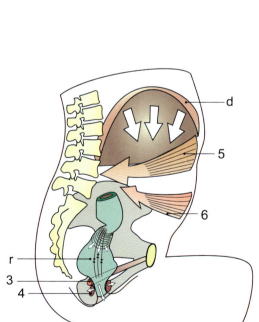

图 2-67

男性会阴

与女性会阴部不同，除了某些术后状态以外，男性会阴结构没有那么复杂，不需要进行分娩，也没有脱垂和尿失禁的情况。另一方面，由于前列腺疾病的缘故，男性更容易出现尿潴留。

解剖学上，男性会阴部（图2-68）与女性会阴部有相同的结构，但却有显著的区别，即没有泌尿生殖裂。

男性会阴部有2个层面。

- 经会阴深层（1）。
- 经会阴浅层（2）。

这两个平面被以下结构分隔开。

- 会阴中间韧带（3），填充于整个会阴前三角区。
- 肛门括约肌（4），通过肛尾韧带（5）附着于尾骨。
- 尿道外括约肌（6）。

所有这些结构均在会阴体（7）中线相交。

泌尿生殖裂被负责勃起的器官所替代，该器官由三个能勃起的体部构成，起类似海绵的作用，能随着阴部动脉的血供而胀大。沿着坐骨耻骨支可见两个海绵体（8），被海绵状肌（9）所包绕，并在耻骨联合下中线处交汇，形成阴茎的背部。

由于尿道（u）嵌在阴茎海绵体（10）中穿过会阴，其周围包绕的是球海绵体（11），并被会阴韧带悬吊。由于其沿着中线向海绵体汇合处走行，因而有助于阴茎（p）的形成。这三个勃起体被阴茎非延展性深筋膜包绕，充当阴茎勃起的护套作用。男性尿道末端止于龟头顶部的外泌尿生殖道。

排尿控制（图2-69）所依赖的结构与女性相似，除此之外，还依赖于一个附加的结构，即前列腺（P）。这个腺体位于膀胱的底部，并包绕着尿道。其作用是分泌精液，从而保持精子悬浮于其中。

通常当膀胱充盈时，2块括约肌保证了排尿的节制。

- 非自主收缩的尿道内括约肌，包绕在尿道前列腺部第一部分。
- 自主收缩的尿道外括约肌，位于前列腺顶端，确保排尿的自主控制性。

当出现前列腺结节样增生时，增生的前列腺突出至尿道前列腺部第一部分，从而限制了膀胱的排空，随之引起尿潴留，膀胱扩张呈穹隆状（d，点状线），超过耻骨上方。

逼尿肌收缩同时，尿道内括约肌（2）和尿道外括约肌（3）松弛，导致了排尿（图2-70）。除了尿潴留，腹内压的作用通常无须参与。

勃起，使阴茎变硬，这一过程用新型的派对汽笛作为模型进行解释更通俗易懂。这种玩具为管状纸带，一段封闭，并配有允许其自行卷起的弹簧装置（图2-71）。当向其开口端吹气时（图2-72），它就变大，变长，变硬。在勃起的过程中，阴茎海绵体和纸带一样膨胀起来，由于阴部动脉血液的流入和阴茎静脉血液流出受阻而变得坚硬起来。

可以用一个香蕉皮指套或避孕套来演示这一过程。指套连接在一个底座上，有液体流入和流出开关（图2-73）。当流出开关关闭时（图2-74），相对应的阴茎静脉关闭，液体经流入开关进入使指套膨胀。如果在指套底部给予额外的紧缩（图2-75），模拟坐骨海绵体肌和球海绵体肌的收缩，其体积和硬度进一步增加。坐骨海绵体和球海绵体的痉挛决定了射精时机，通过剧烈的射出尿道中的精子而获得性高潮。性高潮的快感是作为个体进行本能活动的一种"奖励"，来确保其生殖行为的持续性。

然而，持续性的非自主阴茎勃起是异常的，将是一个很痛苦的身体状况。

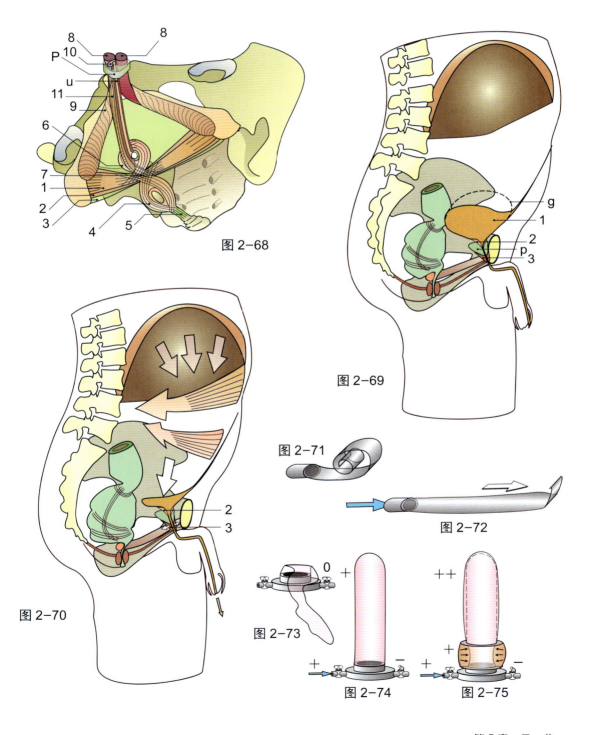

图 2-68

图 2-69

图 2-70

图 2-71

图 2-72

图 2-73

图 2-74

图 2-75

骨盆体表标志：Michaelis 菱形和 Lewinneck 平面

除了多多少少有些复杂的影像学检查，利用前方或后方体表标记进行简便的临床查体有助于了解骨盆的结构。

脊柱中线沟在人体后背（图 2-76）易于被触摸到，位于椎旁肌两侧，对应棘突间线。在底部，其止于骶骨水平。Michaelis 菱形的 4 个顶点也位于骶骨水平。

- 中线两侧的 2 个骶骨窝。
- 顶端是脊柱中间沟的下止点。
- 底端是臀沟的顶点。

因此，位于中线的菱形垂直长轴是脊柱沟的延续，水平短轴与长轴垂直，走行于两侧骶窝。短轴的长度较固定，而长轴长度因人而异，而表现为不同的扁平状。

自古希腊历史时期，画家以及雕塑家通常在他们的作品中均包含有这个菱形，这在他们所有的绘画和雕塑作品中都能观察到。有部分的现代艺术家知道这个名字，但在医生中，仅产科医生熟知这个名字。这种情况绝非偶然，因为在影像学出现之前，住在 Kiehl 的一位德国妇科医生 Gustav Adolph Michaelis（1798—1848），发现可以利用该菱形识别可导致难产的骨盆畸形。影像检查使得这一结构与菱形对应关系被知晓。骨盆前侧视图（图 2-77），运用铅标记物（4 个白色小圈）来识别四个顶点，呈现出以下相关性。

- 与包含外侧铅标记物的两个骶窝相对应的顶点通常位于骶髂关节上部分。
- 上顶点的位置在 L_4 和 $L_{4\sim5}$ 间隙之间变动。
- 下顶点投射点在 S_3 附近小范围波动。

该菱形位置具有重要的美学价值，因此其被命名为"神赐菱形"。其对应骶骨以及腰骶椎连接处，外科医生和风湿病学医生都对这一区域有浓厚的兴趣。

实际上，3 个体表标志有助于划分腰骶区（图 2-78）。

- $L_{4\sim5}$ 之间的区域，嵴间线（两块髂骨之间）穿过中线。
- 两侧骶窝，由此处穿刺可达骶髂关节。

- 第一骶后孔，易于通过此处行低位硬膜外注射，即坐骨神经，该孔位于 $L_{4\sim5}$ 间隙下方两横指，中线外两横指骶交点（深蓝色）。在浅表组织被仔细麻醉后，就可以用一根相对长的针头来寻找骶孔，当针头未触及骶骨，并且获得落空感后即为到达骶孔。针尖再继续推进 1cm 后即可开始注射。

在骨盆前表面（图 2-79），两侧髂前上棘和耻骨嵴划分出 Lewinneck 三角，维持骨盆倾斜位置（图 2-80）。该三角可作为骨盆导航手术的立体定位标记。

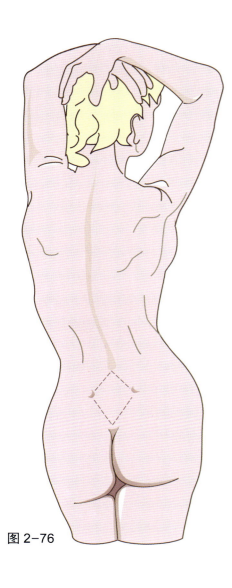

图 2-76

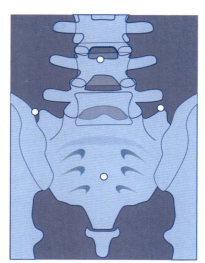

图 2-77

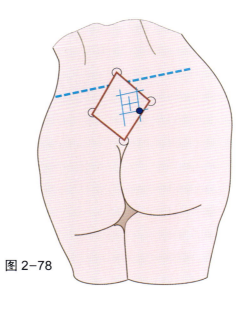

图 2-78

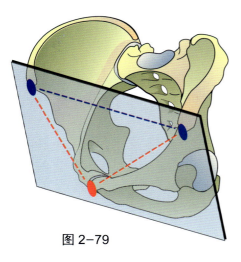

图 2-79

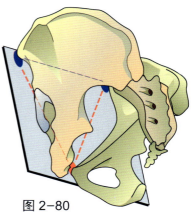

图 2-80

第3章 腰 椎

Chapter 3　The Lumbar Spine

陈志达 **译** 黄砖枝 **校**

　　腰椎位于骨盆上，与骶骨相连。并支撑与胸廓和肩胛带相连的胸椎。腰椎的活动度是仅次于颈椎，同时也承受着躯干重量。因此，它是某些疾病的好发部位，包括最常见的所有骨骼疾病和继发于椎间盘突出的腰痛。

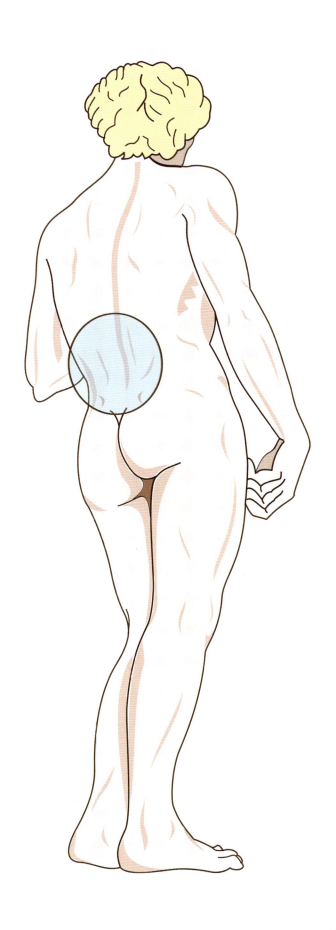

腰椎整体观

前后位影像图（图 3-1）显示腰椎相对于棘突间连线（m）是直的和对称的。椎体和横突的宽度规律地向头侧逐渐降低。水平线（h）穿过两个髂骨的顶点，并位于 L_4 和 L_5 椎间隙。沿着两侧骶骨翼外侧缘分别作垂直线（a 和 a'）大致穿过两侧髋臼的底部。

斜视图（图 3-2）说明了腰椎前凸的组成部分和腰椎的静态特征，如 de Sèze 所述。

- 骶骨角（a），水平线与穿过 S_1 上缘直线所成的角度，平均为 30°。
- 腰骶角（b），通过 L_5 的轴线与骶骨的轴线所成的角度，平均为 140°。
- 骨盆的倾斜角（i），骶岬和耻骨联合上缘的连线和水平线形成的角度，平均为 60°。
- 腰椎前凸的弧形可以通过连接 L_1 后上缘和 L_5 后上缘的线来完成，并与弧的弦（c，橙色虚线）对应。弦的垂线（P）通常在 L_3 水平最长，并随着脊柱前凸增加而增加，当腰椎变直时几乎消失。它很少会发生倒转。
- 后弯（用箭 pb 表示）表示 L_5 后下缘和通过 L_1 后上缘的垂直线之间的距离。有以下情况。
  ➢ 如果垂直线与腰椎前凸的弦重合，则为零。
  ➢ 如果腰椎向后弯曲，则为阳性。
  ➢ 如果腰椎向前弯曲，则为阴性。

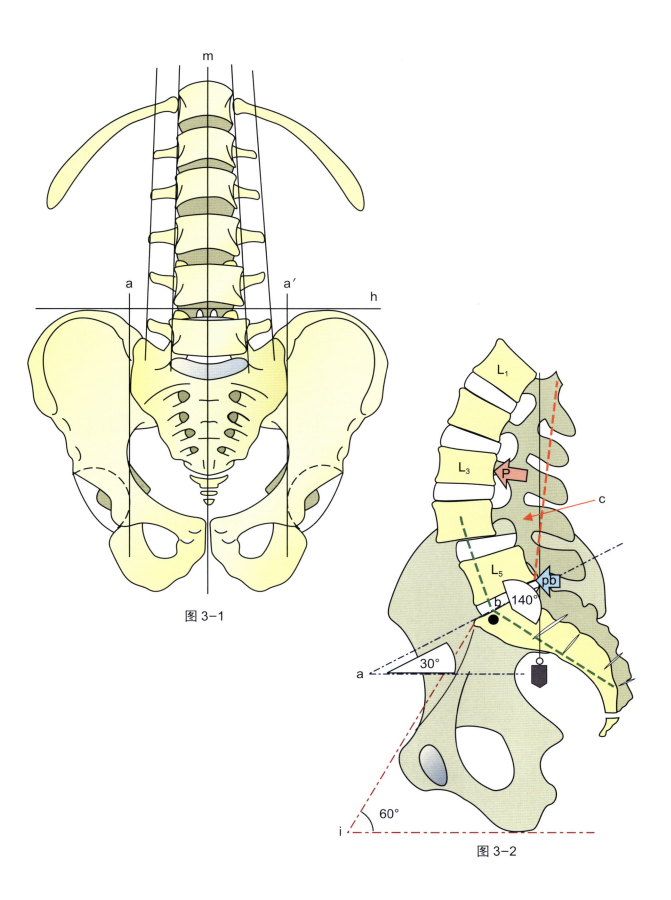

图 3-1

图 3-2

腰椎的结构

"分解"视图（图 3-3）显示了腰椎的组成部分。

- 椎体（1）：呈肾形，其横径大于前后径，宽度大于它的高度。它的外围被深挖成一个空竹的形状，除了后侧，几乎都是平的。
- 椎板（2）：两侧等高，位于后、中侧，及上、下倾斜的平面上。
- 棘突（3）：两侧椎板在中线融合形成的大而矩形状的棘突，向后延伸成圆胖形尖端。
- 横突（4）：最好称为肋样突，实际上是肋骨残留部分附着在关节突的水平上，并向后面和侧面倾斜。在其附着处的后面是副突（图中未显示），根据一些作者的说法，副突是胸椎横突的同源物。
- 椎弓根（5）：是一个连接椎板和椎体的短状骨，其外侧与横突相连。它构成了相邻椎间孔的上、下界，后界为关节突提供附着点。
- 上关节突（6）：位于椎板上缘，与椎弓根连接，斜向后下，其关节面被软骨覆盖，关节面位于后内侧。
- 下关节突（7）：位于椎板与棘突交界处的椎弓下缘。它面向内侧和下方，其关节面被软骨覆盖，关节面位于侧方及前方。
- 椎孔：椎孔由椎体后方和椎弓围绕构成，几乎呈等边三角形。

典型的腰椎在图 3-4 中"重新组装"。有些腰椎具有某些特定的特征。与其他腰椎相比，L_1 的横突发育得不好。L_5 椎体前方比后方高，外形呈楔形甚至梯形，较长的一侧在前方。与其他腰椎相比，其下关节面之间的距离更大。

当两个腰椎垂直分离时（图 3-5），可看出上位椎体的下关节突如何与下位椎体的上关节突紧密吻合（图 3-6）。因此，由于关节突的外侧支撑样结构，每一个腰椎从两侧稳定上位椎体。

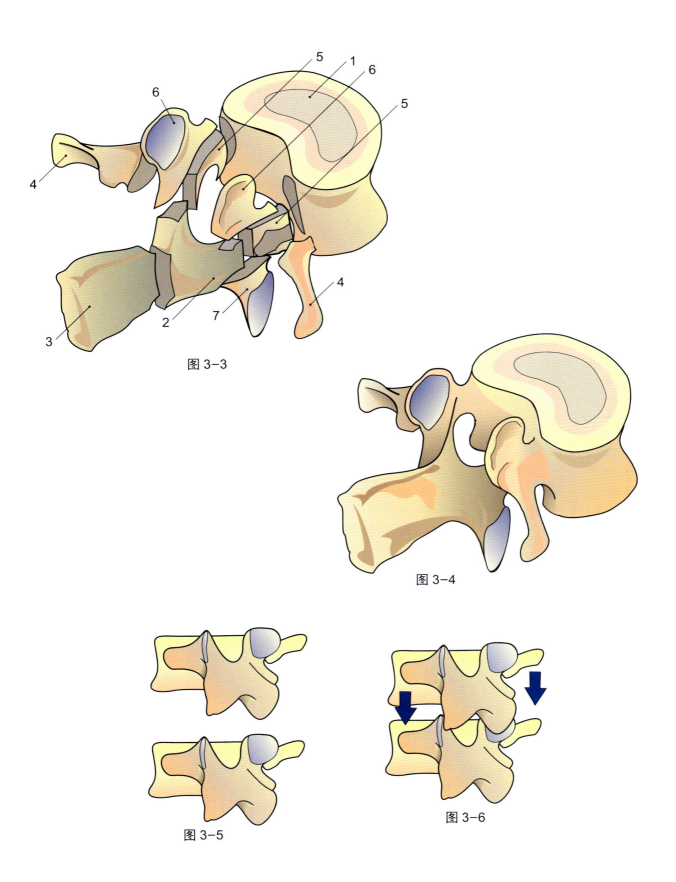

图 3-3

图 3-4

图 3-5

图 3-6

腰椎韧带复合体

腰椎韧带复合体可以在矢状面（图 3-7，左侧椎板切除后）和冠状面（图 3-8，穿过椎弓根，包括从背侧所见的椎体）观察。在旋转 180° 后，节段的后半部分（图 3-9）包含从前面看到的椎弓根和位于顶部的分离的椎骨。请注意，在图 3-8 和图 3-9 中，在两侧都可以看到相应的椎弓根横截面。矢状面（图 3-7）清楚地显示了两组韧带。

- 前纵韧带（1）和后纵韧带（5）贯穿整个脊柱。
- 节段性韧带位于椎弓间。

前纵韧带（1）位于所有椎体前面的纵行长而厚的韧带，上起于枕骨的基底部下至骶椎。它由从韧带一端延伸到另一端的长纤维和桥接各个椎骨的短弓形纤维组成。它嵌入椎间盘（3）的前部并位于椎体（2）的前表面。因此，在每个椎骨的前上角和前下角处存在两个潜在的空间（4），其中在椎骨骨关节炎中形成骨赘。

后纵韧带（5）从枕骨的基底部延伸到骶管。它的两侧边缘是花边的，因为它的弓状纤维（6）被横向嵌入每个椎间盘中。另一方面，韧带没有附着在椎体的后表面上，留下了椎旁静脉丛穿过的空间（7）。每个花边的凹度对应于椎弓根（10）。

矢状面（图 3-7）显示椎间盘及其纤维环（8）及其髓核（9）。

节段韧带与椎弓相结合。每个椎板通过厚而有力的黄韧带相连接，黄韧带（11）见图 3-7 中的横断面。它在下方嵌入下位椎板的上界，并向上嵌入上位椎板的内侧。其内侧缘在中线与对侧韧带融合（图 3-9），并完全闭合椎管（13）。它在前方和侧方覆盖小关节囊和前内侧韧带（14）。因此，其前内侧缘与椎间孔的后缘齐平。

棘突（12）通过强大的棘突间韧带（15）连接，向后与棘上韧带（16）连接，棘上韧带附着于棘突的尖端。在腰部区域，该韧带不明显，因为它们与腰背肌的交叉纤维附件合并一起。

在腰椎处的横突间韧带（17）较明显，在相邻横突的副突间的两侧延伸。

在椎弓的前视图（图 3-9）中，切断黄韧带（13）可以使上位椎体分离；在 C_2 和 C_3 之间，韧带已被完全切除以显露关节囊，小关节的前内侧韧带（14）和两个椎弓之间的棘突。

总之，前、后纵韧带在两个椎体间以及整个脊柱之间形成极强的连接。只有严重的创伤才能打断这种连接。

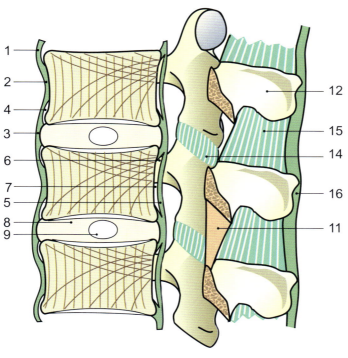

图 3-7

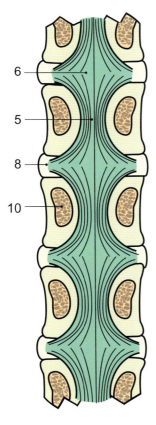

图 3-8

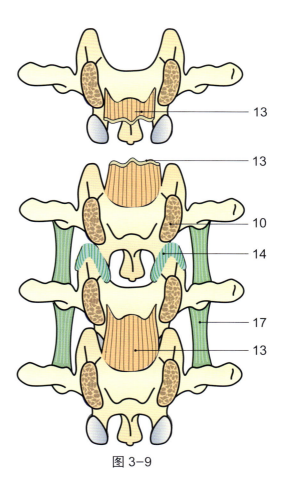

图 3-9

图释适用于所有的图。

腰椎的屈伸和侧屈

　　屈曲时（图 3-10），上位椎体向箭 F 的方向倾斜并稍向前滑动，从而减小椎间盘前部的厚度而增加椎间盘后部的厚度。因此，椎间盘变成楔形，其基底部位于后方，髓核被向后推，并拉伸纤维环的后纤维。同时，上位椎体的下关节突向上滑动并倾向于使其离开下位椎体的上关节突（黑箭）。结果，小关节的关节囊和韧带与椎弓的其他韧带［黄韧带，棘间韧带（2），棘上韧带和后纵韧带］最大程度地伸展。这些韧带的张力最终限制了其伸展。

　　后伸时（图 3-11），上位椎体向箭 E 的方向倾斜并向后滑动。同时，椎间盘后部变平且前部变厚成楔形，其基部位于前方。髓核被向前推，拉伸纤维环的前纤维和前纵韧带（4）。另外，后纵韧带变松弛，上下椎体的关节突变得更加紧密（3），棘突相互接触。因此，最终后伸受到椎弓的骨结构和前纵韧带的限制。

　　侧屈时（图 3-12），上位椎体在屈曲侧（箭 1）倾斜，而椎间盘在另一侧变成楔形且变厚，伴随着髓核的移位。对侧横突间韧带（6）被拉伸，而同侧韧带（7）松弛（图 3-13）。后视图（图 3-13）显示关节突如何相对于彼此滑动：上位椎体的关节突在凸侧（8）上升，而对侧关节突（9）下降。这同时导致同侧黄韧带和小关节囊韧带松弛，以及对侧的相同结构的拉伸。

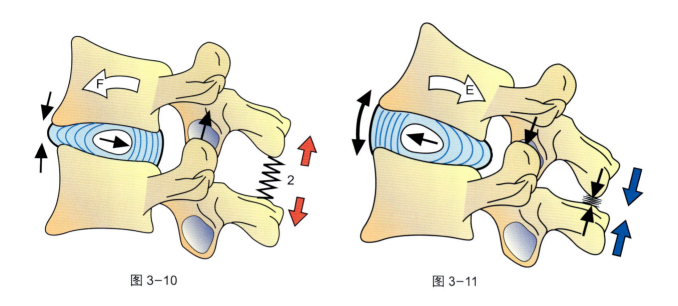

图 3-10

图 3-11

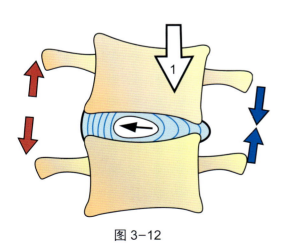

图 3-12

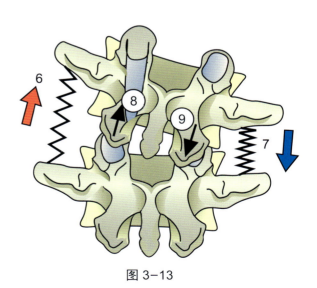

图 3-13

腰椎旋转

上视图（图 3-14 和图 3-15）显示出腰椎的上关节面朝向后侧和内侧。它们不是扁平的，而是横向和纵向凹入。从几何上讲，它们对应于圆柱体的各个部分，其中心点 O 位于棘突底部附近（图 3-16）。

在上腰椎（图 3-14），该圆柱体的中心点 O 位于关节突后缘连线的后面。而对于下腰椎（图 3-15），该圆柱体的直径是更大，因此其中心点 O 位于更靠后的位置。必须强调的是，该圆柱体的中心与椎间盘的中心不重合，因此，当上位椎体在下位椎体上旋转时（图 3-18 和图 3-19），在后方一中心周围发生的旋转运动具有与上位椎体相对应的滑动运动有关（图 3-16）。中心点后发生的旋转运动必须与上位椎体相对于下位椎体的滑动有关。因此，椎间盘 D 发生轴向旋转（图 3-17），这允许相对更大的运动范围，但也受到滑动和剪切运动（图 3-16）。结果，腰椎的轴向旋转在局部和整体上都非常有限。根据 Gregersen 和 Lucas 的说法，腰椎在 L_1 和 S_1 之间的轴向旋转将具有双侧 10° 的总范围，即 2° 的节段范围（假设相等的节段分布）和单侧旋转的 1° 的节段范围。很明显，腰椎根本没有主要用于轴向旋转，轴向旋转受到椎体小关节的严重限制。

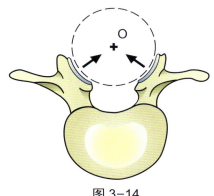

图 3-14

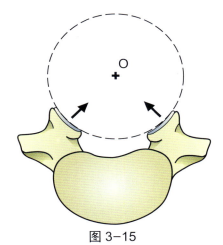

图 3-15

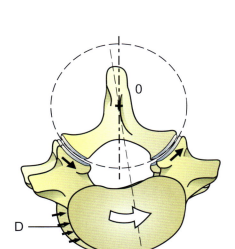

图 3-16

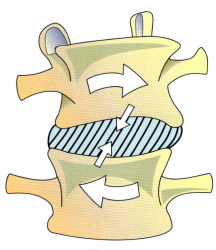

图 3-17

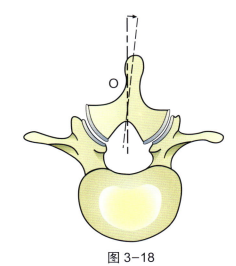

图 3-18

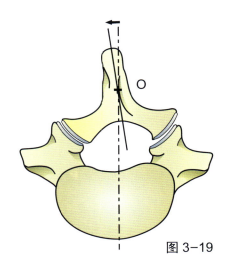

图 3-19

腰骶部连接和腰椎滑脱

腰骶关节是脊柱的薄弱点。

侧视图（图 3-20）显示，由于 S_1 的上关节面倾斜，L_5 椎体倾向于向下和向前滑动。重力（P）可以分解为两个基本作用力。

- 垂直于 S_1 上关节面作用力（N）。
- 平行于 S_1 上关节面作用力（G），向前牵拉 L_5。

L_5 椎弓的强力锚固阻止了这种滑行运动。

上视图（图 3-22）显示 L_5 的下关节突紧密地结合到 S_1 的上关节突。滑动力（G′）用力压迫 L_5 的关节突向骶骨的上关节突，在其两侧产生压力 R。

这些力必然通过椎体峡部或椎间隙中的单个点传递（图 3-21），并位于上关节突和下关节突之间的椎弓的一部分。当峡部骨折或破坏时，如此处所示，这种情况被称为滑脱。由于椎弓不再存在于骶骨上关节突的后方，L_5 椎体向下、向前滑动，引起腰椎滑脱。唯一仍在骶骨上保持 L_5 位置并防止其进一步滑动的结构是。

- 腰骶椎间盘，其斜行纤维被拉长。
- 椎旁肌肉，进入永久性痉挛状态并导致产生腰椎滑脱相关的疼痛。

可以通过 L_5 相对于 S_1 上表面的前缘的凸出程度测量椎体滑移程度。

从斜视图（图 3-23）拍摄的射线照片显示了"苏格兰狗征"的经典图片。

- 鼻子对应横突。
- 眼睛对应椎弓根。
- 耳朵对应上关节突。
- 前腿对应下关节突。
- 尾部对应椎板和对侧上关节突。
- 后腿对应对侧下关节突。
- 身体对应同侧椎板，如图所示。

重要的是狗脖与椎弓峡部完全对应。当峡部断裂，狗的脖子断裂，提示椎弓滑脱的诊断。L_5 椎体的向前滑脱须从斜位片中去寻找。

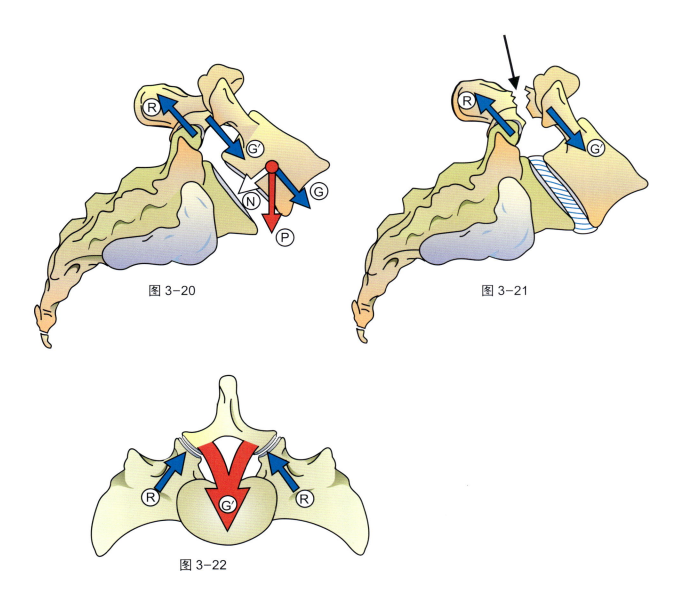

图 3-20

图 3-21

图 3-22

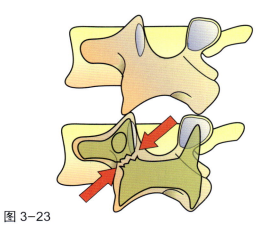

图 3-23

髂腰韧带和腰骶关节处的运动

腰骶关节的前视图（图 3-24）显示最后两个腰椎通过髂腰韧带直接与髋骨结合，由以下部分组成。

- 上束（1），附着于 L_4 横突的尖端并向下方、侧面和后方走行至髂嵴。
- 下束（2），附着到 L_5 横突尖端和下缘并向下方、侧面走行，与上束前内侧部共同进入髂棘。有时两组或两组以上明显的韧带可以分为以下几部分。
- 牢固的髂韧带（2）。
- 骶骨韧带（3），垂直并稍向前方走行至骶髂关节的前方及远端，并进入骶骨的最外侧。
- 这两条髂腰韧带根据腰骶关节的运动而紧张或松弛，因此有助于限制这些运动，具体如下。

➤ 侧屈时（图 3-25），髂腰韧带在对侧紧张，并且 L_4 相对于骶骨仅允许 8° 的移动度。而同侧韧带松弛。

➤ 屈伸时（图 3-26，侧视图，髂骨为透明）从中立位 N 开始。

◆ 屈曲时（F）韧带的作用方向在选择性紧张髂腰韧带（红色）的上束，起到向斜下、侧方和后侧的作用。相反，该韧带在伸展时（E）是松弛的。

◆ 另一方面，髂腰韧带（蓝色）的下束在屈曲时（F）是松弛，稍微向前倾，该韧带在伸展时（E）被拉长。

总的来说，腰骶关节的活动性受到髂腰韧带强度的极大限制。综合所有因素，相比于屈伸时，它们更能限制侧屈活动。

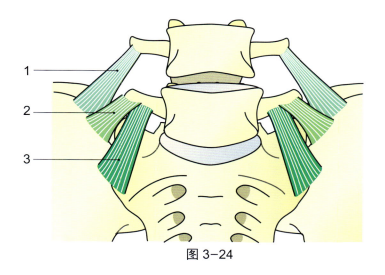

图 3-24

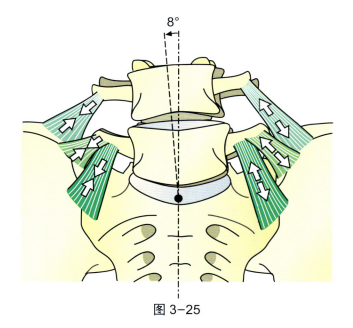

图 3-25

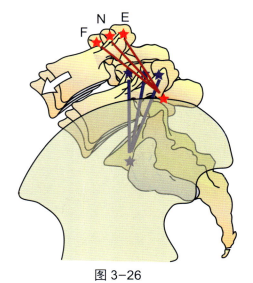

图 3-26

躯干水平横断面的肌肉

图 3-27 是经 L$_3$ 横断面的水平面，可以分为三组肌肉。

后方的椎旁肌肉可以细分为三层。

● 深层包括以下内容。

➢ 横突棘肌（1），填补了棘突的矢状面和横突的冠状面之间形成的固定角，紧密地附着于椎板上。

➢ 最长肌（2），覆盖于横突棘肌并向外延伸。

➢ 竖脊肌（3），位于最长肌旁的一块丰富的肌肉。

➢ 最后，棘间肌（4）附着于棘突，位于横突棘肌和最长肌后面。

这些肌肉形成一个强大的肌肉群，位于棘突两侧的椎旁沟内；因此被命名为椎旁肌肉。它们通过腰椎的沟槽从外部分开，腰部沟槽与棘突间线相联系。

● 中层，由上后锯肌和下后锯肌（5）组成。

● 浅层，在腰部仅由一块背阔肌（6）组成，其由非常厚的腰部筋膜（7）部分附着到棘突间线而形成。肌肉（6）的体部在腰部整个后外侧壁上形成厚厚肉毯样结构。

深层横向椎旁肌有两个。

● 腰方肌（8），片状附着在第 12 肋骨、腰椎的横突和髂嵴。

● 腰大肌（9），是一块非常长的肌肉，位于椎体侧缘和横突形成的立体角内。

腹壁肌肉分为两组。

● 腹直肌（13）位于腹部中线两侧。

● 腹部肌肉较大，形成前外侧腹壁，从深到浅依次为腹横肌（10），腹内斜肌（11）和腹外斜肌（12）。

在这些肌肉变成腱膜之前，形成腹直肌鞘和白线如下。

● 腹内斜肌的腱膜在腹直肌侧面边缘裂开形成两层筋膜片，分为深层（14）和浅层（15），包围腹直肌。这些薄片在腹正中线相互交织形成一个非常坚固的中缝 – 白线（16）。

● 腹直肌鞘的前后由横突的腱膜向后加强，由腹外斜肌的腱膜向前加强。这仅适用于上腹部；我们稍后会看到下腹部半发生了什么。

● 深层的椎旁肌和腹部肌肉起到束缚腹腔的作用，其中重要的是腰椎和椎旁大血管，即主动脉和下腔静脉（此处未示出）。

● 真正的腹腔（18）由壁腹膜（21）（红色）界定，其也界定腹直肌的后侧，腹部大肌肉和腹后壁，并与腹膜后器官相连，例如肾脏，嵌入腹膜后间隙（19），由脂肪和疏松结缔组织组成。在壁腹膜和腹壁之间有一个薄的纤维层，即腹横筋膜（17）。

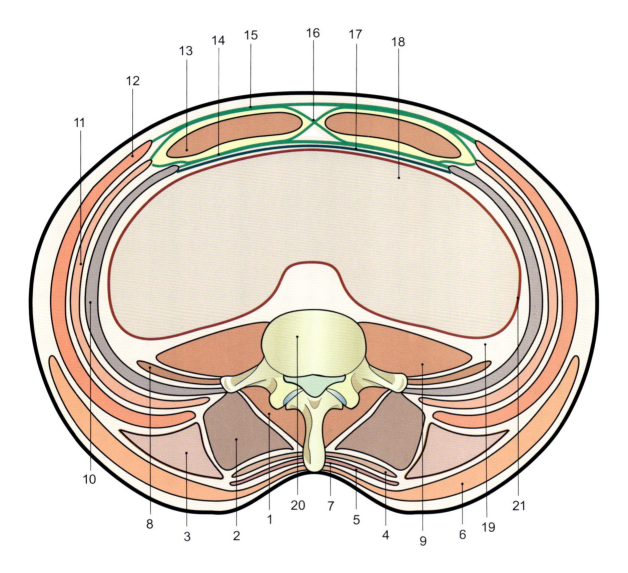

图 3-27

躯干的后部肌肉

这些躯干后部肌肉从深到浅分为三层。

深层

深层由直接附着在椎体上的脊柱肌肉组成（图 3-28 和图 3-29）；因此它们被称为椎旁肌肉。位置越深，纤维的走向越短。

- 横突棘肌（1）由几个薄片肌肉像屋顶上的瓷砖一样排列而成。在图中（受 Trolard 启发），其中一组薄片肌肉，倾斜肌纤维从一个椎体的椎板向下和横向延伸到下四个椎骨的横突。根据 Winckler 的说法，肌纤维从椎板和上四个椎体的棘突延伸到下位椎体的横突。

- 棘间肌（2）连接中线两侧相邻的棘突。该图仅显示了这些肌肉中的一组。

- 梭形棘肌（3）位于棘间肌的两侧，横突棘肌后方。它从上 2 个腰椎和后 2 个胸椎向下走行，进入前 10 个胸椎的棘突内。最深的纤维走行最短。

- 胸最长肌（5）是位于棘肌外侧的长肌。它在胸腔的后壁中走行，进入下 10 肋（其侧面或肋部的纤维）并止于腰椎和胸椎的横突（其内侧或横向纤维）。

- 胸部的髂肋肌（6）是一个棱柱形的厚肌肉块。它位于上述肌肉的后面和侧面。它在胸腔的后壁上走行，发出分支进入靠近其后角的下 10 肋的后表面。然后这些肌纤维通过颈长肌的肌纤维。颈长肌的肌纤维向上走行至后 5 个颈椎的横突（详见后述，图 5-95，第 259 页）。

在躯干的下半部分，所有这些肌肉汇合形成一个共同的腰部肌肉（6），如图 3-29 右侧所示。这些肌肉走行至丰厚的腱鞘深部，与背阔肌表面腱膜向延续。

中层

该层（图 3-29）包括单个肌肉，即下后锯肌（4），位于椎旁肌后面及背阔肌的前面。它起于上位 3 个腰椎和下位两个胸椎的棘突，肌纤维斜向外上方，止于下 3 或 4 肋骨肋角的下界及外侧。

浅层

该层主要由背阔肌（7）（见第一卷，第 71 页，图 1-115）组成，由丰厚的腰背筋膜形成。腱纤维在所有椎旁肌的上方和侧面斜行，形成沿着下方和侧面的斜行肌纤维。腰背筋膜整体形成具纵向长轴的菱形，肌纤维覆盖下胸腔的后外侧部分，最后止于肱骨。

躯干的后部肌肉的作用主要是腰椎的后伸（图 3-30）。以骶骨为锚定点，它可以分别在腰骶部关节处和胸腰椎关节处有力地向后拉腰椎和胸椎。

此外，它们加强腰椎前凸（图 3-31），因为它们的纤维跨越了腰椎弯曲的全部或部分弧。不应该说它们拉直了腰椎；它们只是通过肌肉收缩向后拉来使腰椎弯曲。我们稍后会看到这些肌肉在呼气中发挥的积极作用。

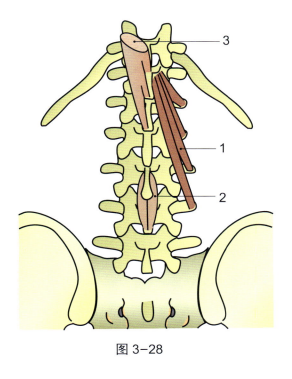

图 3-28

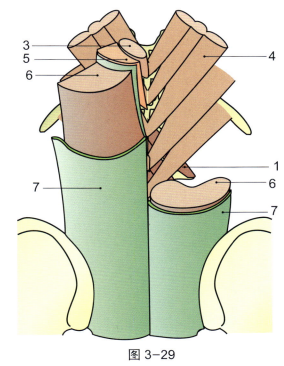

图 3-29

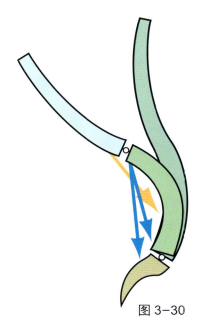

图 3-30

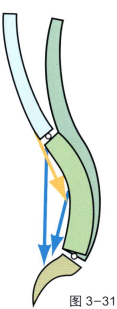

图 3-31

第三腰椎和第十二胸椎的作用

A. Delmas 揭示了某些椎体（图 3-32 和图 3-33）在保持直立位功能的意义。众所周知，L_5 椎体呈楔形状，或多或少可作为水平面骶骨和垂直面脊柱之间的桥梁。而 L_3 椎体的作用才刚刚受到重视（图 3-32）。该椎体后弓发育得更好，因此，它可作为下列肌肉之间的中转站。

- 一方面是胸最长肌的腰背纤维，从髂骨走行至 L_3 的横突。
- 另一方面，背棘间肌的肌纤维起于胸椎上方，止于 L_3 的棘突。

因此（图 3-33：脊柱，如剖面图所示），L_3 被附着在骶骨和髂骨上的肌肉向后拉，以提供胸部肌肉作用的中心。因此，它在脊柱在静止时起到枢轴椎骨和中继站的重要作用，它与腰椎曲率的顶点越重合，其水平的上下表面越相互平行。它是第一个真正意义上可移动的腰椎，因为 L_4 和 L_5 与髂骨和骶骨紧密相连，在脊柱和骨盆之间形成了一个静态而非动态的连接。

相反，第十二胸椎（T_{12}）是胸椎和腰椎曲度之间的拐点。它起到连接椎骨的作用：它的椎体对于后弓是相对重要的，后弓位于椎旁肌的前面，椎旁肌不进入后弓。Delmas 认为 T_{12} 是"真正的脊椎旋转轴"。

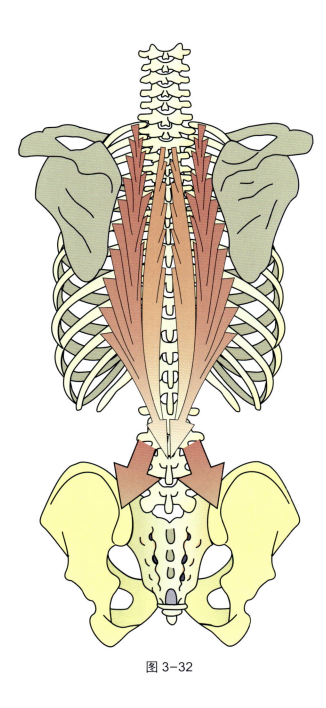

图 3-32

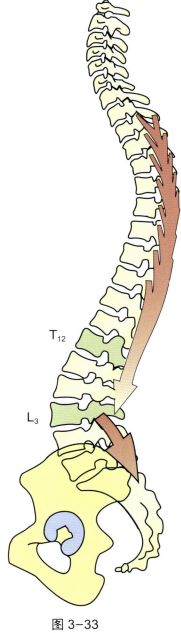

T_{12}

L_3

图 3-33

躯干的外侧肌肉

躯干的外侧肌肉有两个：腰方肌和腰大肌。

正如其名，腰方肌（图 3-34，前视图）由四边形肌肉组织形成。肌纤维附着于第 12 肋，髂嵴和脊柱，外侧缘游离。它由三组肌纤维组成（如图右侧）。

- 走行于第 12 肋和髂嵴之间的肌纤维（橙箭）。
- 走行于第 12 肋和五个腰椎的横突之间的肌纤维（红箭）。
- 走行于上 4 个腰椎横突和髂嵴之间的肌纤维（绿箭）。这些肌纤维与位于横突间间隙的横突棘肌（紫箭）的纤维相连续。

腰方肌的这三组肌纤维也分为三层 – 后侧由直行的髂肌肌纤维组成，中间由髂椎肌纤维组成和前侧由肋椎肌纤维（1）组成。当腰方肌单侧收缩时，它会在内侧和外侧斜肌的很大帮助下使同侧躯干弯曲（图 3-35）。

腰大肌（图 3-36，2）位于腰方肌的前方，其梭形肌腹部来自两块独立的肌肉。

- 后侧部分（图 3-34，绿箭），附着于腰椎的横突。
- 前侧部分（图 3-34，蓝箭），附着于 T_{12} 和 $L_{1\sim5}$ 椎体。

后面的肌纤维附着在相邻两个椎体的上下缘和椎间盘的外侧缘。在肌肉附着点上形成腱弓。梭形的肌肉，前后扁平状，斜向外下方，沿着骨盆入口后缘，经髋骨的前缘，沿着髂骨走行止于股骨小转子的尖端。

如果股骨固定且臀部通过其他关节周围肌肉的牵拉也固定，则腰肌对腰椎施加非常有力的作用（图 3-37），导致同侧腰椎的侧屈和对侧腰椎旋转。此外（图 3-38），因它附着于腰椎曲度的顶点，它还能弯曲骨盆上的腰椎，同时增加腰椎曲度，这在仰卧位的受试者中下肢搁在下面更能清楚地看到（图 3-41，第 109 页）。

总的来说，两块外侧肌肉收缩时引起同侧躯干侧向屈曲，但是腰方肌对腰椎前凸没有影响，而腰大肌在旋转对侧脊柱的同时会增加腰椎前凸。

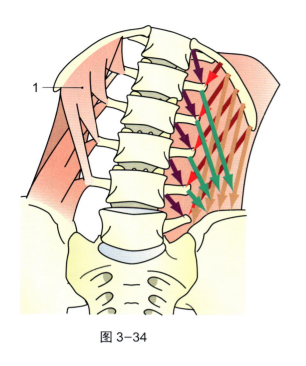

图 3-34

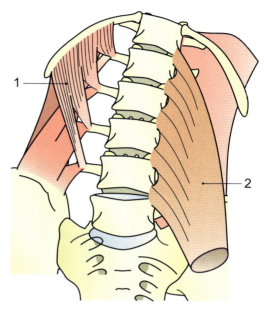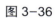

图 3-36

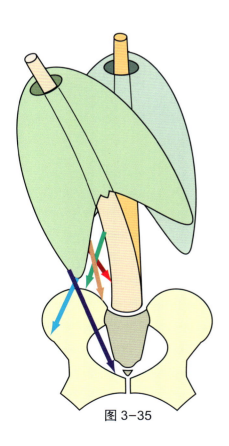

图 3-35

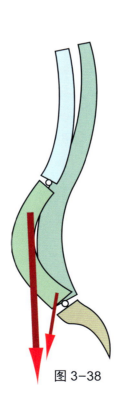

图 3-38

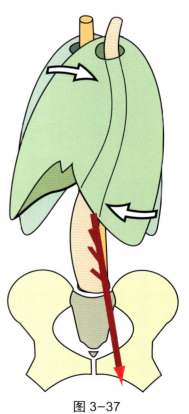

图 3-37

腹壁肌肉：腹直肌和腹横肌

腹直肌

两块直肌（图 3–39，正视图；图 3–40，侧视图）在中线两侧的腹前壁中形成两条肌肉带。

它们起于第 5~7 肋骨的肋软骨前面和胸骨剑突。肌肉逐渐变窄并被横行的腱划分隔：两个位于脐上方，一个位于脐部，一个位于脐下。因此，腹直肌是多腹的。它的脐下部分明显变窄变细，形成有力的肌腱，止于耻骨上缘和耻骨联合处，并和对侧肌肉和大腿内收肌相移行（图 3–43，第 69 页）。

腹直肌在正中线脐上下被一宽的间隙分开 – 即白线。白线位于腹直肌鞘内，腹直肌鞘是由腹壁大块肌肉的腱膜进入形成的（见第 100 页）。

腹横肌

两块横形肌肉（图 3–41，正视图，仅包括左横视图；图 3–42，侧视图）形成腹壁的大块肌肉的最深层。它们起于腰椎的横突尖端后。

水平方向的肌纤维在腹部内脏周围横向和向前延伸，并沿平行于腹直肌外侧缘产生腱膜纤维。该腱膜在中线与对侧腱膜汇合。它主要位于腹直肌的深处，参与构成腹直肌鞘后层，但在脐下方，它走行到腹直肌表面，经腹直肌孔进入其深面。在这个水平以下，通过腹直肌鞘的弓形线至腹直肌的深面，其腱膜参与构成腹直肌鞘的前层。

从图中可以清楚地看到，只有腱膜的中间纤维是水平的；上部纤维向内上部倾斜，而下部纤维向内下方倾斜。肌纤维最后止于耻骨联合和耻骨的上缘，并与腹内斜肌相连，形成联合腱。

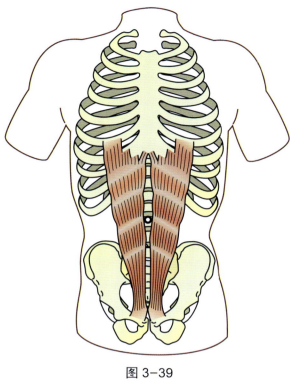

图 3-39

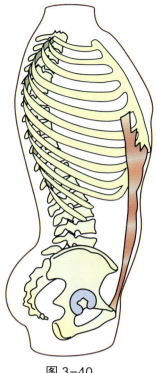

图 3-40

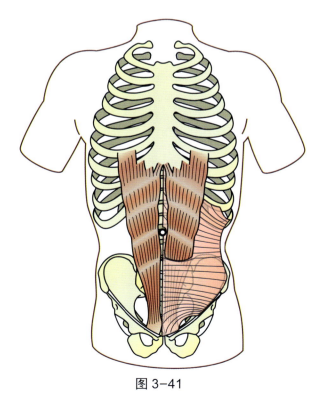

图 3-41

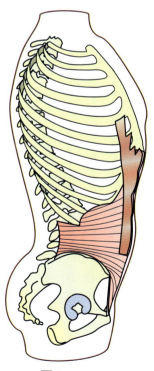

图 3-42

腹壁肌肉：腹内斜肌和腹外斜肌

腹内斜肌

该肌肉（图 3-43 和图 3-44）构成了腹部肌肉的中间层，并向髂嵴的后上方斜行。其丰厚的肌纤维构成了腹外侧壁。

- 一些肌纤维起于第 11 和第 12 肋骨。
- 其他的肌纤维通过腱膜间接起于第 11 肋骨顶点的平面，然后垂直腹直肌的外侧缘走行。

腹内斜肌腱膜纤维起于第 10 肋软骨和剑突。它参与了腹直肌鞘的前壁的组成，因此，它们与来自中线的对侧肌肉的肌纤维一起形成白线。

腹内斜肌的最下方的肌纤维直接附着于腹股沟韧带的外侧。它们首先水平走行，然后是斜向中下。在与耻骨联合的上缘和耻骨顶相连之前，它与腹横肌相连形成联合腱。因此，联合腱与腹股沟韧带的内侧部一起形成腹股沟深环的边缘。

腹外斜肌

该肌肉（图 3-45 和图 3-46）形成腹部肌肉的浅层，在肌肉发达的人中可以看到它的肌束。它的纤维向后上方斜行。它丰厚的指状突起于后 7 根肋骨，相互重叠，并与前锯肌的指状突相融合。

其肌束形成腹壁的一部分，肌纤维垂直并平行腹直肌的外侧缘移行为腱膜，向后下方斜行。腱膜参与构成腹直肌鞘的前壁，并沿着中线与对侧肌肉形成白线。

起于第 9 肋的肌纤维止于耻骨上，腱膜延伸到同侧和对侧大腿的内收肌。起于第 10 肋的肌纤维止于腹股沟韧带。这两个腱膜构成腹股沟管浅环，浅环为一个三角形裂隙，其顶点朝外上方，其下内侧基底部由耻骨和耻骨嵴构成，腹股沟韧带经过腹股沟管浅环。该腹壁肌肉作为脊柱运动肌肉前群，有以下两点。

- 位于腹壁前方的腹直肌，形成两条肌肉带，作用从胸前下和骨盆前方到脊柱，其作用距离长。因此，它们是躯干最有效的屈肌。
- 腹部大块肌肉排列成三层，纤维纵横交错，有组织排列：在深层，它们横向延伸，如腹横肌；在中层，它们向内上方斜行，如腹内斜肌；在浅层，它们在内下方斜行，如腹外斜肌。除了它们在脊柱的屈曲和旋转中起作用外，在维系内脏方面也起重要作用。

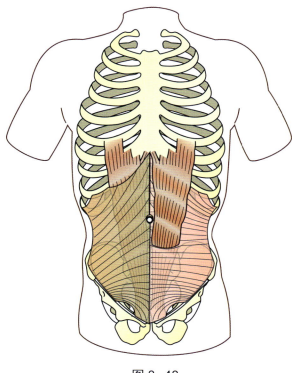

图 3-43

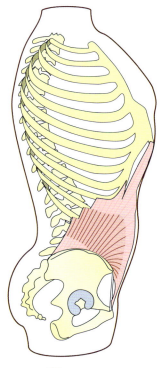

图 3-44

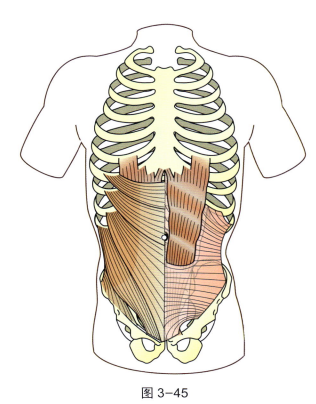

图 3-45

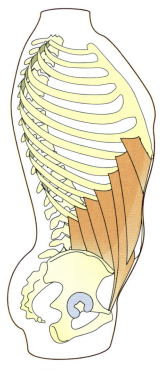

图 3-46

腹壁的肌肉：维持腰部的曲线

腹部肌肉的纤维和它们的腱膜编织成一条完整的腰带来环绕腹部（图 3-47）。实际上，一侧的腹外斜肌纤维与另一侧的腹内斜肌纤维直接相连续，对侧亦然。以至于从整体来看，斜肌形成纬线，其形状不是矩形而是菱形。就如同裁缝语言中的斜切。这种情况可以使纬线适应腰部的曲线：甚至可以说这种"偏向"实际上导致腰部凹陷。这很容易从模型上演示。

- 如果在圆心相连同轴的两个圆（图 3-48）之间平行绘制弦线或弹性带，则得到一圆柱形。

- 如果上面的圆圈围绕支撑轴旋转，相对于下圆圈连接两个圆的中心（图 3-49），弦线保持拉紧但倾斜走行，以便生成的曲面是实心双曲面。每边都有一条双曲线。

这种机制很容易解释为什么腰部是中空的，斜行的肌纤维在更大的张力下，皮下的脂肪更薄。因此，可以通过重建腹斜肌的张力来恢复腰部的曲线。

此外，下腹部的曲线也取决于腹部大肌肉，形成完整的腹部带（图 3-50）或"腹带"。腹部带的作用在很大程度上取决于腹部大肌肉的紧张度，而不是腹直肌的紧张度。

- 腹外斜肌（透明绿）。
- 尤其是腹内斜肌（蓝色）。
- 腹横肌下部（黄色）。

这些肌肉在分娩过程中非常重要。

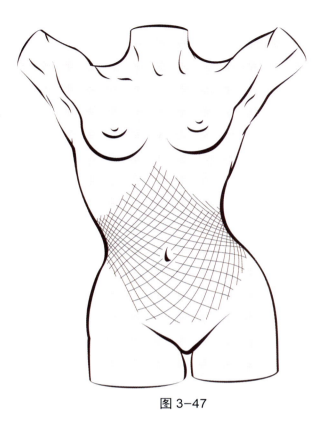

图 3-47

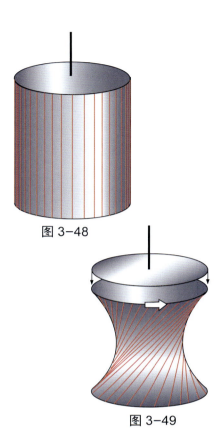

图 3-48

图 3-49

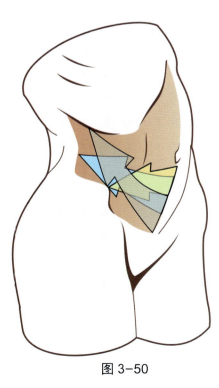

图 3-50

腹壁的肌肉：旋转躯干

脊柱的旋转由椎旁肌和腹部的大肌肉产生。

两块腰椎的俯视图（图 3-51）显示，椎旁肌的单侧收缩仅产生微弱的旋转，但深层的肌肉，如横突棘肌肉（TS）会产生更大的旋转。在下位椎体的横突有一个立足点，从侧面拉动上椎骨的棘突，在与收缩方向相反的一侧围绕着位于棘突底部的旋转中心产生旋转（黑十字）。

在躯干旋转时（图 3-52），腹部的斜肌起着重要作用。它们的机械效率通过围绕腰部的螺旋形运动以及在远离脊柱的地方与胸腔相连来增强，从而腰椎和下胸椎都参与了。要向左旋转躯干（图 3-52），右侧腹外斜肌（EO）和左侧腹内斜肌（IO）都必须收缩。值得注意的是，这两块肌肉以同一方向缠绕在腰部（图 3-53），它们的肌肉纤维和筋膜在同一方向上是连续的。因此，它们对于该旋转运动具有协同作用。

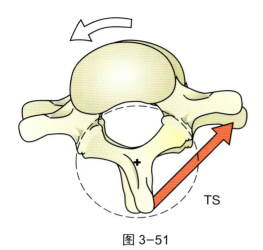

图 3-51

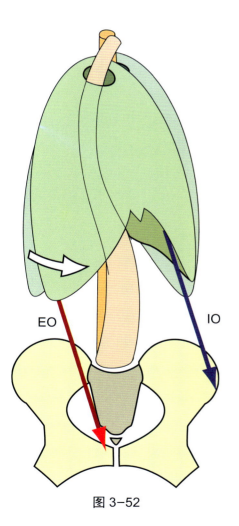

图 3-52

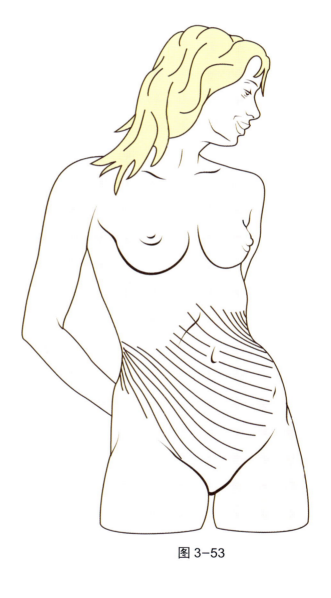

图 3-53

腹壁肌肉：躯干屈曲

　　腹壁的肌肉是躯干强而有力屈肌（图3-54）。它们位于脊柱轴线的前方，在腰骶关节和胸腰椎关节处将整个脊柱向前拉。它们强大的力量依赖于使用两个长杠杆臂。

- 下杠杆臂为骶骨岬与耻骨联合之间的距离。
- 上杠杆臂为胸椎与剑突之间的距离。它在图中用三角形支架来表示，位于胸椎上，对应于下胸廓的厚度。

　　腹直肌（RA）将剑突直接连接到耻骨联合，是脊柱一个强而有力的屈肌。并借助于腹内斜肌（IO）和腹外斜肌（EO）的帮助，这2块肌肉将胸廓的下缘连接到骨盆带。虽然腹直肌起直的支撑作用，腹内斜肌起到斜向后下支撑作用，腹外斜肌起到斜向前下支撑作用。这些斜肌也取决于它们的倾斜程度而起到支撑作用。

　　这三块肌肉有双重作用。

- 一方面，它们使躯干向前弯曲（F）。
- 另一方面，它们有力地矫正了腰椎前凸（R）。

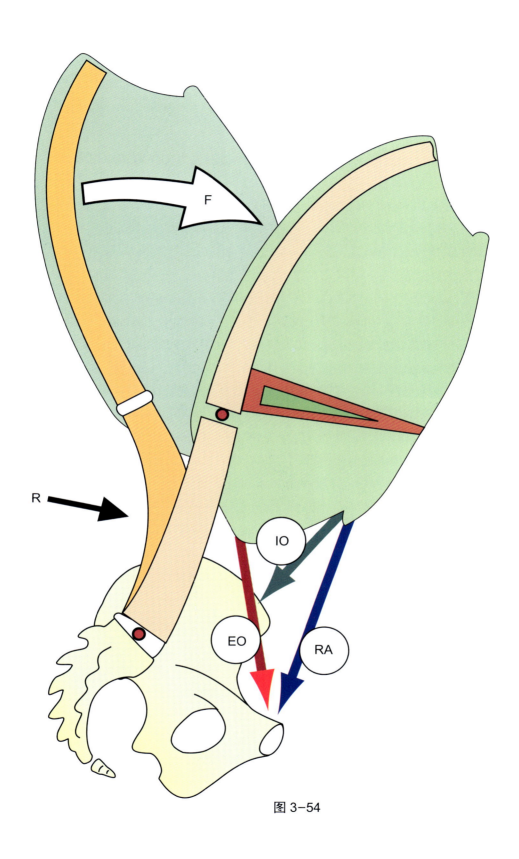

图 3-54

腹壁肌肉：矫正腰椎前凸

腰椎前凸的程度不仅取决于腹部肌肉和椎旁肌的张力，还取决于附着在骨盆上的一些下肢肌肉。

在"人虚弱状态"的姿势（图3-55）中，腹肌在松弛状态（蓝箭），可明显看出脊柱的三个生理弯曲。

- 腰椎前凸（L）。
- 胸椎后凸（T）。
- 颈椎前凸（C）。

结果，头部前移（b），骨盆前倾（白箭），髂前上棘和髂后上棘的连线斜向前下。

腰大肌（P）使骨盆上脊柱弯曲，加大腰前凸，肌肉紧张度提高，加重该畸形。这种虚弱的状态经常出现在没有精力或意志力的人身上。

怀孕后期妇女的脊柱也会发生类似的变化，因为骨盆和脊柱的力学受到腹壁肌肉拉伸和发育的胎儿使身体重心前移的严重干扰。

脊柱曲度的矫正，即与"强壮的人"姿势相对应（图3-56），从骨盆水平开始。

骨盆的前倾由髋关节的伸肌来纠正。

- 当腘绳肌（H）和臀大肌（G）收缩时使骨盆后倾，并将棘突间线恢复到水平。骶骨也变成垂直，这就减少了腰椎前屈。
- 矫正腰椎前凸的最重要的肌肉是腹部肌肉，特别是腹直肌（RA），它通过两个长杠杆臂作用于剑突水平的胸骨和耻骨水平的骨盆。

因此，需要双侧的臀大肌和腹直肌的收缩来矫正腰部曲度。从这点开始，椎旁肌（S）收缩以伸展脊柱时，可以将第一个腰椎向后拉。

- 胸背肌收缩使胸廓曲度变小。
- 同样地，颈椎椎旁肌使颈椎曲度变小，将在稍后讨论。

总的来说，腰椎曲度变直后，脊柱长度增长（h）1～3 mm（相当于Delmas指数略有增加）。

有一个经典理论，"倾斜"研究（Klausen，1965）表明，脊柱的整体像带有前悬臂的起重机的轴一样。同时的躯干后部的肌肉和腹肌的肌电图记录（Asmussen & Klausen，1962）显示，在80%的受试者中，站立姿势在潜意识中通过姿势反射保持，并只取决于躯干后部肌肉的强直活动。当受试者将重物放在头部上或者用手提重物来增加脊柱的上部的压力时，悬臂稍微前弯，同时腰曲变平并且胸曲增加。同时椎旁肌肉增加其张力以抵消悬臂效应。因此，腹部肌肉不能控制脊柱的无意识的静态行为，而是在腰椎曲度有意识地伸直时起作用，例如，站立或对抗重量负荷时。

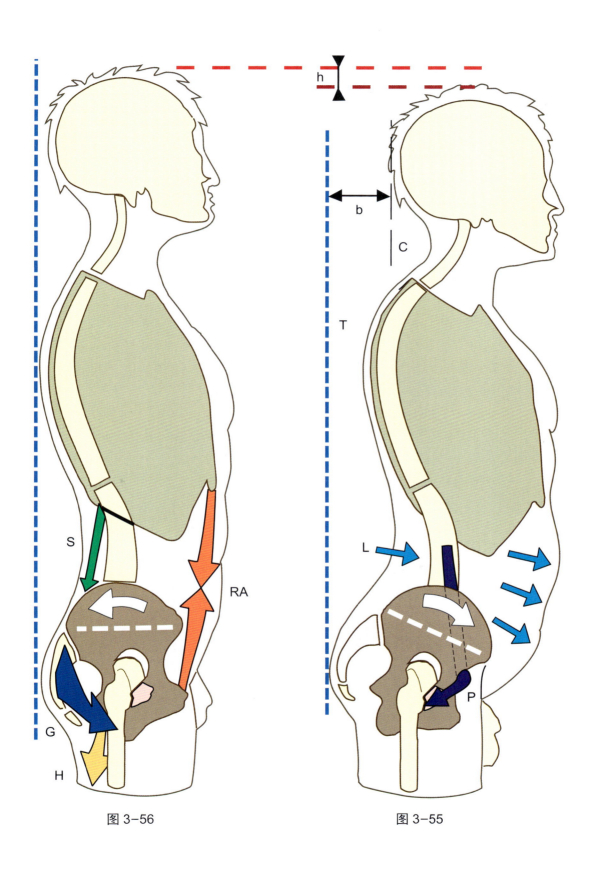

图 3-56

图 3-55

躯体作为一个充气结构：Valsalva 动作

当躯干向前弯曲时（图 3-57），腰骶椎间盘上的应力是相当大的。

事实上，躯干上部和头部的重量通过位于 T_{12} 前方的部分重心（P）起作用。这个重量（P_1）应用于杠杆长臂的末端，杠杆的支点位于 $L_5\sim S_1$ 髓核的水平。为了平衡这个力，作用在杠杆短臂上的 S_1 脊柱肌肉必须产生比长臂少 7~8 倍的力，比 P_1 大 7~8 倍。作用在腰骶椎间盘上的力等于 P_1+S_1，并且随着弯曲的程度或手中的重量增加而增加。

要举起一个 10kg 重的物体，膝盖弯曲，躯干垂直，脊柱肌肉施加的 S_1 力是 141kg。同样重量的举重，膝盖伸直，躯干前倾，需要 256kg 的力量。如果把同样的重量向前伸展，S_1 的力等于 363kg。此时作用在髓核上的力为 282~726kg，甚至高达 1200kg，后者的力显然超过了粉碎椎间盘所需要的力，即 40 岁前的 800kg 和老年人的 450kg。

这种明显的矛盾可以用两种方式来解释。

● 第一，作用在椎间盘上的力的全部影响不仅由髓核来承担。通过测量核内压力，Nachemson 已经表明，当一个力作用于椎间盘时，髓核承受 75% 的负荷，纤维环承受 25% 的负荷。

● 第二，躯干整体介入（图 3-58），通过 Valsalva 动作减轻腰骶部和下腰椎椎间盘的压力，包括关闭声门（G）和从肛门到膀胱括约肌的所有腹部开口（F）。这使得腹胸腔变成一个封闭的腔（A+T），其中呼气肌持续收缩，尤其是腹肌包括腹直肌（RA），提高压力并将其转化为位于脊柱前方的刚性支撑，并将压力传递到骨盆和会阴。

这种机制，也被称为"腹部力量"，是举重运动员使用，并减少了 $T_{12}\sim L_1$ 椎间盘上 50% 压力和 30% 的腰骶椎间盘压力。同样的原因，S_2 脊柱肌肉所承受的力减少了 55%。

虽然对于缓解施加在脊柱上的压力非常有用，但由于需要完全的呼吸暂停，因此只能在短时间内使用，这导致了明显的循环障碍。

● 脑静脉高压。

● 心脏静脉回流减少。

● 肺泡毛细血管血流减少。

● 肺血管阻力增加。

它还假定腹部的肌肉是完整的，声门和腹部开口可以关闭。

静脉回流到心脏被分流到椎静脉丛，从而增加了脑脊液的压力。因此，重物的投高过程只能是短暂和强烈的。

为了减轻椎间盘的压力，最好是用躯干垂直举重，而不是用大的悬臂效应向前屈曲。这是必须给有椎间盘突出风险的人的建议。

Valsalva 动作的另一种应用（图 3-59），操作者用其来平衡鼓膜两侧的压力，包括通过捏住嘴巴和鼻孔（N）而不是关闭声门（这将增加腔内压力）来关闭它们。吞咽的同时打开咽鼓管（E），增加中耳的压力，以平衡施加在鼓膜上的外部压力。

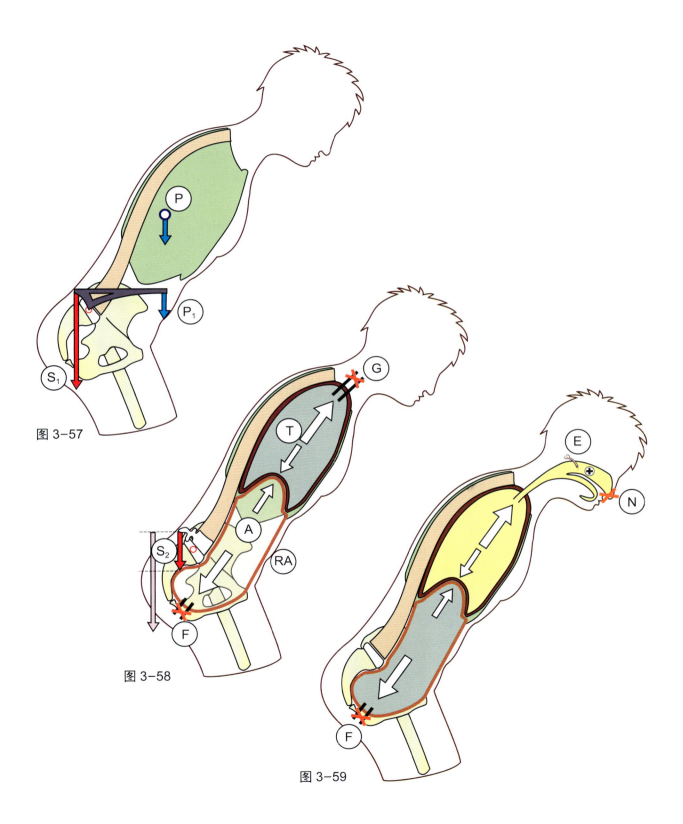

图 3-57

图 3-58

图 3-59

腰椎在站立时的静态力学

当双下肢对称的支撑身体时，腰椎侧位图（图 3-60）显示了一个后凹曲度，称为腰椎前凸（L）。在这个位置上腰椎直接从后背看到（图 3-61），但在单腿站立不对称支持时（图 3-62）脊柱凹向支持侧肢体，因为骨盆（P）是倾斜的，以便支持支撑侧臀部高于非支撑侧臀部。

为了抵消腰椎的这种侧弯，胸椎向相反的方向弯曲，即向非支撑侧的肢体弯曲，穿过肩膀（Sh）的线向支撑侧一侧倾斜。

最后，颈椎在支撑侧呈凹曲度，与腰椎曲度相似。

在对称站立位上（图 3-61），两肩水平线（Sh）与骨盆线（P）水平平行，通过始终清晰可见的骶窝。

Brügger 的肌电图研究表明，在躯干弯曲时（图 3-63），胸椎（Th）脊柱肌肉首先强烈收缩，其次是臀肌（G），最后是腘绳肌（H）和小腿三头肌（T，未显示）。在屈曲结束时，脊柱仅靠固定在骨盆上的脊柱韧带（L）被动稳定，骨盆的前倾由腘绳肌（H）控制。

在躯干的矫直过程中（图 3-64），肌肉以相反的顺序作用，即首先是腘绳肌（H），然后是臀肌（G），最后是腰（L）和胸（Th）脊柱肌肉。

在直立位置（图 3-60），身体后部肌肉的紧张性收缩抵消了轻微的向前摆动的趋势，即小腿三头肌（T）、腘绳肌（H）、臀肌（G）、胸肌（Th）和颈肌（C）。相反，腹肌放松。偶尔你可以在海滩上看到年轻的女孩，类似于之前描述的男性的虚弱姿势（图 3-65；图 3-55，第 119 页）。放松腹部肌肉让腹部凸出（1），胸部平坦（2）和头部前屈（3）。所有的脊柱弯曲度被夸大了：腰背部是中空的，因为腰椎过度前凸（4），胸背部是驼背的，因为加重了胸椎后凸畸形（5），颈背部是中空的，因为颈椎过度前凸（6）。这里有一个简单的治疗方法：增加肌肉张力！收缩腘绳肌，收紧臀部，收缩肩膀，拉伸背部肌肉，直视地平线，不要软弱无力！

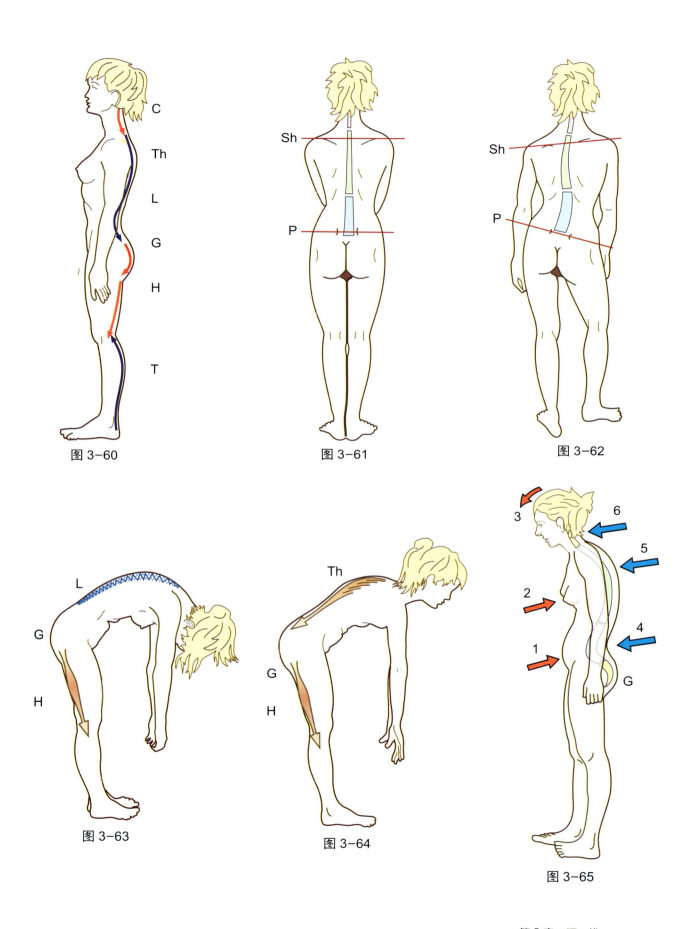

图 3-60

图 3-61

图 3-62

图 3-63

图 3-64

图 3-65

坐姿和不对称站势：音乐家的脊柱

在希腊雕塑中有一个显著的演变，从僵硬的年轻人（图3-66）对称地站着（继承自埃及）到普拉克西特勒斯的阿波罗（图3-67），其流动性赋予大理石或青铜更多的生命。这位天才雕刻家发明了普拉克西特姿势（praxitelian position），即单腿站立的不对称姿势，从此激发了整个雕塑艺术的灵感。远在我们的军队出现之前，希腊雕塑家就已经发明了立正和放松的姿势！

这种普拉克西特姿势在日常生活的许多活动中被采用，特别是在艺术家和音乐家。对于小提琴演奏家来说（图3-68），骨盆大部分时间是对称的，但是肩胛带必须占据一个非常不对称的位置，这使颈椎处于一个非常不正常的姿势。因此，这些艺术家经常有可能对他们的职业生涯产生严重影响的问题，且需要高度专业的康复专家的帮助。

所有的弦乐器都需要不对称的姿势。在吉他弹奏者中（图3-69），不仅肩胛带不对称，而且骨盆也不对称，因为左脚在踏板上抬起。钢琴家需要适当地休息他们的骨盆，而对于钢琴家来说，调整座位是非常重要的。

● 如果座位在适当的距离和恰当的高度（图3-70）脊柱的弯曲度是正常的，正确的肩胛带的位置使上肢无须费力或扭曲就可触碰到琴键。

● 如果座位太远（图3-71）脊柱就处于异常位置，胸腰椎过度屈曲才能触碰到琴键。此外，由于手与座椅之间的距离过大，肩胛带容易疲劳。

即使座位调整得很好，钢琴家也必须知道如何控制腰椎（图3-72），因为腰痛可能是由持续的腰椎前凸引起的。

总之，很容易看出，对音乐家来说，尤其是那些演奏弦乐器的人来说，对他们休息时的脊椎进行适当的控制是至关重要的。事实上，他们的工作质量和艺术性可能会受到长期不良姿势的影响，即使在专业理疗师的护理下进行长时间的康复治疗，也往往难以纠正这种不良姿势。脊柱在支撑肩胛带方面起着至关重要的作用，而肩胛带的功能往往处于不对称的位置，长期的不良姿势可能会造成灾难性的后果。因此，音乐家必须非常小心他们的脊椎。

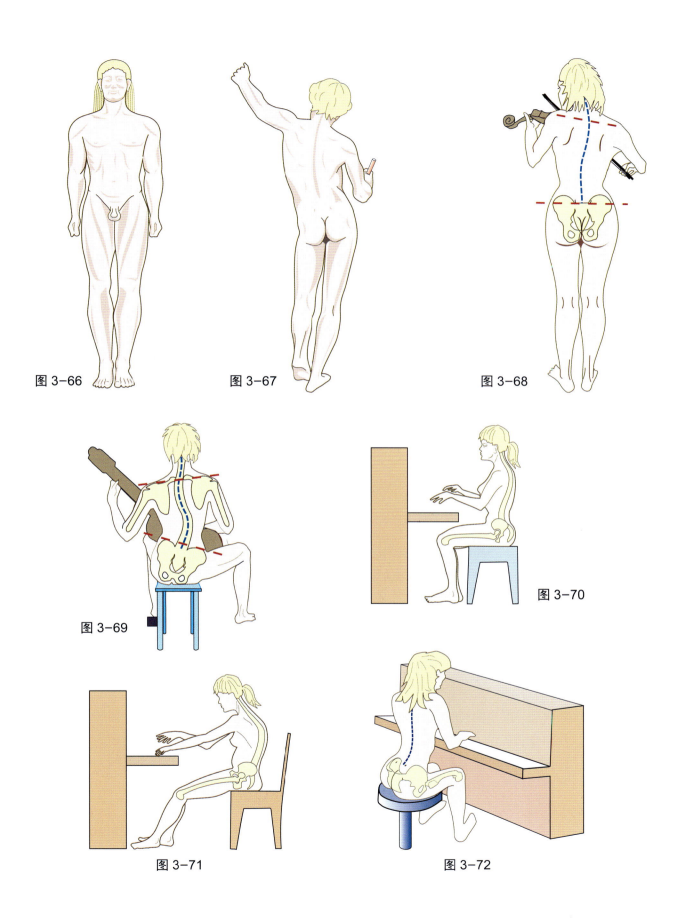

图 3-66

图 3-67

图 3-68

图 3-69

图 3-70

图 3-71

图 3-72

坐位和仰卧位时的脊柱

坐位

坐骨支撑的坐姿（图3-73），当打字员在工作时，她后背靠在椅子上，整个躯干的重量只由坐骨承担，此时骨盆处于不稳定平衡状态，往往会向前倾斜，从而增加三段脊椎的弯曲度。肩胛带的肌肉，尤其是负责牵拉肩胛带和上肢来稳定脊柱的斜方肌，从长远来看，这种姿势将引发打字员综合征或斜方肌综合征的痛苦症状。在坐骨股骨支撑的坐姿中（图3-74），就像车夫的坐姿一样，弯曲的躯干，即使偶尔手臂支撑在膝盖上，也是由坐骨结节和大腿后表面支撑。骨盆向前倾斜，胸椎曲度增加，腰椎曲度变直。手臂用最少的肌肉支撑来稳定躯干，甚至可以入睡（就像车夫那样）。这种姿势松弛了椎旁肌肉，通常被脊椎滑脱患者本能地使用的，因为它降低了腰骶椎间盘的剪切力，放松了后方肌肉。

在坐骨骶骨支撑的坐姿中（图3-75），整个躯干向后拉，以便于后背靠在椅背上，并由坐骨结节和骶骨和尾骨的后表面支撑。此时骨盆向后倾斜，腰椎曲度变直，胸椎曲度增大，头部在胸部上方向前弯曲，而颈椎弯曲是倒置的。这也是一种休息的姿势，这样睡觉是可以的，但颈部弯曲和头部重量压在胸骨上会阻碍呼吸。这种姿势可以减少 L_5 椎体的前滑脱，放松腰椎后方肌肉，缓解因滑脱引起的疼痛。

仰卧位

下肢伸直仰卧位（图3-76），是最常用的休息姿势。腰大肌被拉伸，腰椎前凸使腰部凹陷。

在下肢屈曲仰卧位（图3-77），腰大肌放松，骨盆向后倾斜，腰椎曲度变直。因此，腰部直接位于支撑物上，脊柱和腹部肌肉得到更好的放松。

在所谓的放松位置（图3-78），在靠垫或特制椅子的帮助下实现，支撑胸部的区域是凹的，导致腰椎和颈椎曲度变直。如果膝盖得到支撑，臀部就会弯曲，腰大肌和小腿三头肌肌肉就会放松。

侧卧时（图3-79）脊柱变得弯曲，腰椎曲度变凸。连接骶窝的线和连接肩膀的线在人体上方相交于一点。胸椎上凸，这种姿势一般不能放松肌肉，在麻醉过程中会引起呼吸困难。

俯卧位被腰椎过度弯曲和呼吸困难的副作用所困扰。这些困难来自胸腔的压力，腹腔脏器向横膈的移位，其偏移的减少，以及可能的胸腹壁的外部压力、分泌物和异物。然而，许多人采用这种睡姿入睡，后在睡眠中改变睡姿。一般来说，在睡眠中，单一的睡姿不会保持很长时间，这是为了让所有的肌肉群依次放松，最重要的是变换压力区域。众所周知，当压力区维持3小时以上时，就会出现缺血性压迫或不同深度压疮的皮肤坏死斑块。

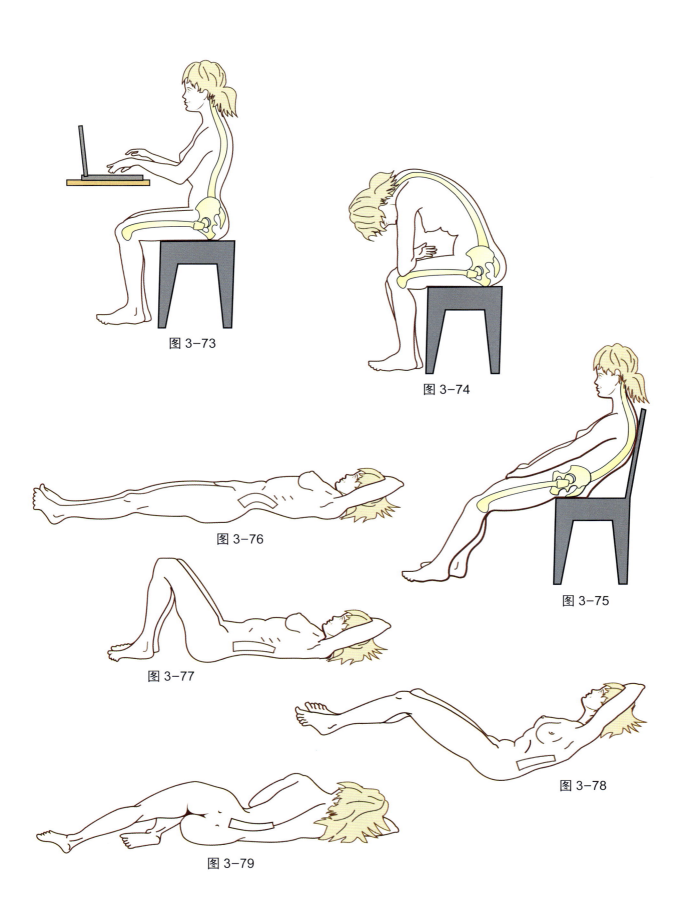

图 3-73

图 3-74

图 3-76

图 3-75

图 3-77

图 3-78

图 3-79

腰椎屈伸的范围

这些动作的范围随个体和年龄而变化。因此，给出的所有值都是特定的病例或平均值（图 3-80）。

- 腰椎前凸的伸展范围 30° 内。
- 腰椎曲度屈曲范围为 40° 内。

David Allbrook 的工作（图 3-81）让我们知道每个个体脊柱水平（右栏）的屈伸的范围和总累积范围（左栏），即 83°（即接近前面给出的 70° 值）。

另外，屈伸范围在 $L_4 \sim L_5$ 之间是最大的（即 24°），并且在 $L_3 \sim L_4$ 之间、$L_5 \sim S_1$ 之间逐渐减小到 18°，在 $L_2 \sim L_3$ 之间为 12°，在 $L_1 \sim L_2$ 之间为 11°。因此，下腰椎在屈伸运动方面被认为比上腰椎更好的活动度。

正如所料，屈曲范围随年龄而变化（图 3-82，受 Tanz 的启发）。腰椎的活动度随年龄的增长而下降，在 2—13 岁时最大，下腰椎活动能力最强，尤其是 $L_4 \sim L_5$ 水平。

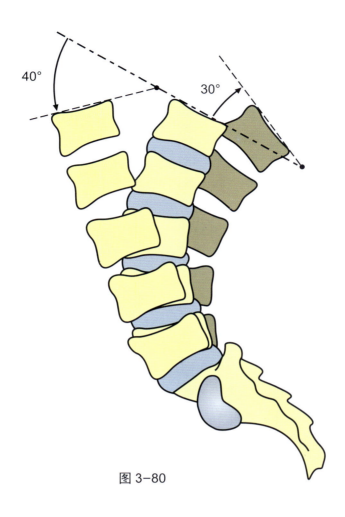

图 3-80

2—13 岁	35—49 岁	50—64 岁	65—77 岁
	8°	4°	2°
10°	8°	5°	5°
13°	9°	8°	3°
17°	12°	8°	7°
24°	8°	8°	7°

图 3-82

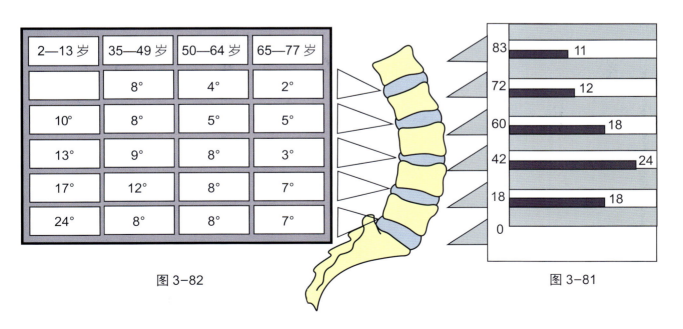

图 3-81

腰椎侧弯的范围

与屈伸一样，腰椎侧弯的范围（图3-83）或倾斜度随个体和年龄的不同而不同。平均而言，任何一侧的侧弯范围都在20°~30°。Tanz（图3-84）已经研究脊柱每一水平的侧弯范围，随着年龄的增长总体的范围显著减少。

- 侧弯度最大是在2—13岁的时候，在中线任一侧均达到62°。
- 在35—49岁侧弯度范围降到31°。
- 在50—64岁进一步下降至29°。
- 在65—77岁，达到22°。

因此，在13岁之前保持最大水平，总体侧弯范围在35—64岁保持相对稳定，约30°，然后下降到20°。中年时，侧弯的全部范围为60°，明显等于腰椎的屈伸度。

值得注意的是，L_5~S_1节段侧弯的范围非常小，从青年时的7°到老年时的2°~1°甚至为0°。它在L_4~L_5达到最大值，尤其是在L_3~L_4，在青年时期达到16°，在35—64岁之间保持相对稳定8°，在老年时期下降到6°。

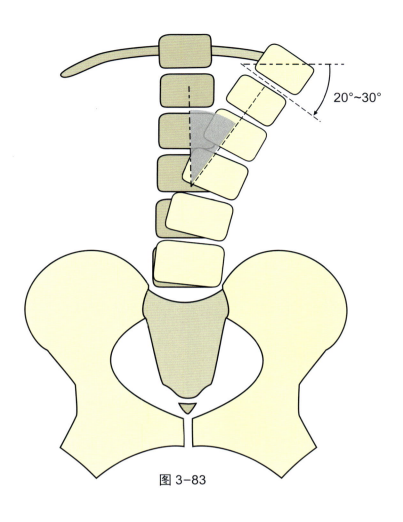

图 3-83

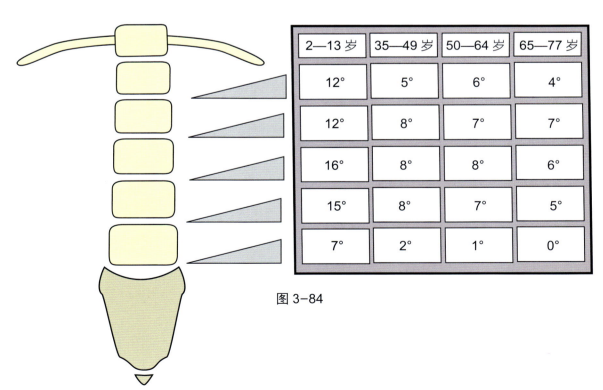

图 3-84

胸腰椎的旋转范围

胸椎和腰椎的节段和总体的旋转范围长期以来一直不为人所知。事实上，要固定骨盆并测量胸椎的旋转是非常困难的，因为胸部上方肩胛带的移动会导致很大的误差。Gregersen 和 Lucas 最近的工作提供了可靠的测量数据。这些研究人员在局部麻醉下将金属针植入胸椎和腰椎的棘突，以便使用非常敏感的记录设备测量它们的角位移。因此，他们能够测量胸腰椎在行走（图 3-85）、坐立（图 3-86）时的旋转情况。

行走时（图 3-85）T_7 与 T_8 之间的椎间盘保持静止（左曲线 L），而紧靠上方和下方的椎间盘（右侧图）旋转最大。因此，在这个关键的连接处旋转范围最大，然后向头部向尾部逐步减少，在上胸段（0.6°）和腰段（0.3°）达到最小，如图 R 曲线所示。因此，腰椎旋转度只有在胸椎较少移动区域的一半；我们已经看到了这种活动受限的解剖学原因。

在对双侧旋转度的总体和最大范围的研究中（图 3-87），Gregersen 和 Lucas 认为坐（S）和直（U）位置之间的存在细微差异。在坐姿中，数值较小，因为当髋部弯曲以确定参考冠状面（C）时，骨盆更容易固定。

单就腰椎而言，双侧旋转的总范围仅为 10°，即每侧 5°，平均每椎体水平 1°。

因为胸椎旋转明显较大，负 10° 或双侧 75° 共计 85°，每椎体水平单侧为 37°，平均 34°。因此，尽管存在胸廓，但胸椎的整体旋转度是腰椎的 4 倍。通过对两条曲线的比较（图 3-86）可以看出，无论是坐姿还是直立姿势，双侧旋转的总范围是相同的。这两条曲线之间只有节段差异；例如，直立位置（U）曲线有四个拐点，特别强调腰椎最下方拐点，站立时旋转最大。同样适用于胸腰椎交界区。

临床上，由于研究胸腰椎的旋转度不可能将金属钉植入被试者的棘突中，所以传统的临床方法可以在坐姿中使用（图 3-87），保持两肩间线相对于胸腔固定。然后要求被试者分别向两侧旋转躯干，测量肩间线和冠状面（C）之间的夹角作为旋转的范围。Gregersen 和 Lucas 给出单侧旋转度为 15°～20°，最大低于 45°。相对于胸廓稳定肩胛带的一种切实可行的办法，即将上臂水平放置在扫帚柄上，扫帚柄置于背部肩胛骨的水平位置。扫帚柄表示肩间线。

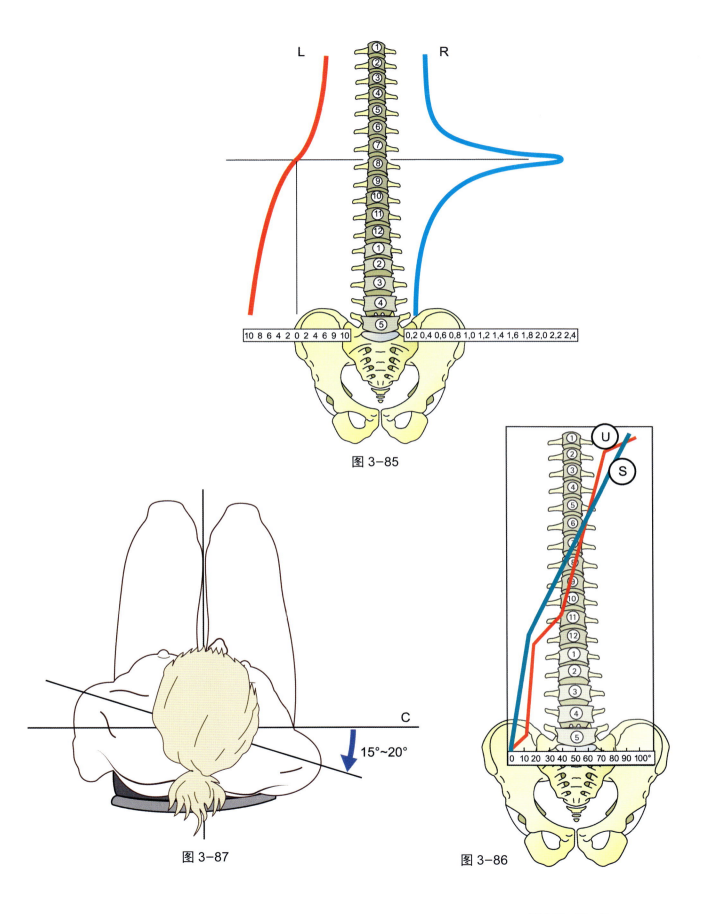

图 3-85

图 3-87

图 3-86

15°~20°

椎间孔和神经根

如果没有神经根的病理生理学的一些细节，尤其是在脊柱的这一部分，是不可能结束这一章关于腰椎曲线的功能解剖的。

一些解剖学知识是了解神经根病变的先决条件。各神经根（NR）是由椎间孔（2）出椎管，其边界如图3-88所示。

- 在前方，是椎间盘的后缘（1）和毗邻部分椎体。
- 在下方，是下位椎体的椎弓根。
- 在上方，是上位椎体的椎弓根。
- 在后方，由关节突关节（9）前面和黄韧带的外侧缘将其包裹（8）和覆盖（6），位于该区域顶部，覆盖部分椎间孔，如图3-90所示。

椎间孔内（2）神经根必须穿透硬脊膜（图3-89）；侧视图视角展示了神经根（3）最初是在硬膜囊里面（14），到达硬膜囊（4）的内部穿过它在神经根的袖口（5）。神经必须通过这个硬膜囊维持的固定点。

在椎管中，硬膜囊与硬脊膜相对应，硬脊膜是神经系统最外层和最坚固的包膜。

图3-90（上视图）再次显示了所有这些神经根和椎管之间的关系。脊髓（横切面所示）由中央灰质和外周灰质组成；它被硬膜囊（4）包围，位于椎管内，覆盖关系如下。

- 前方为后纵韧带（12）。
- 后方为黄韧带（7）。

横断面前方为椎体前纵韧带（13），关节突关节（9）的前部由囊覆盖，并由囊韧带（8）和黄韧带（6）的延伸加强。神经根（NR）走行于椎弓根（10）上，穿过椎间盘和后纵韧带之间的狭窄通道。

- 前方为椎间盘和后纵韧带。
- 后方为被延展的黄韧带覆盖的关节突关节。

在这个椎间孔的范围内，神经根被坚固的不可伸展的组织所包围，神经根可能受到椎间盘突出的威胁和压迫。

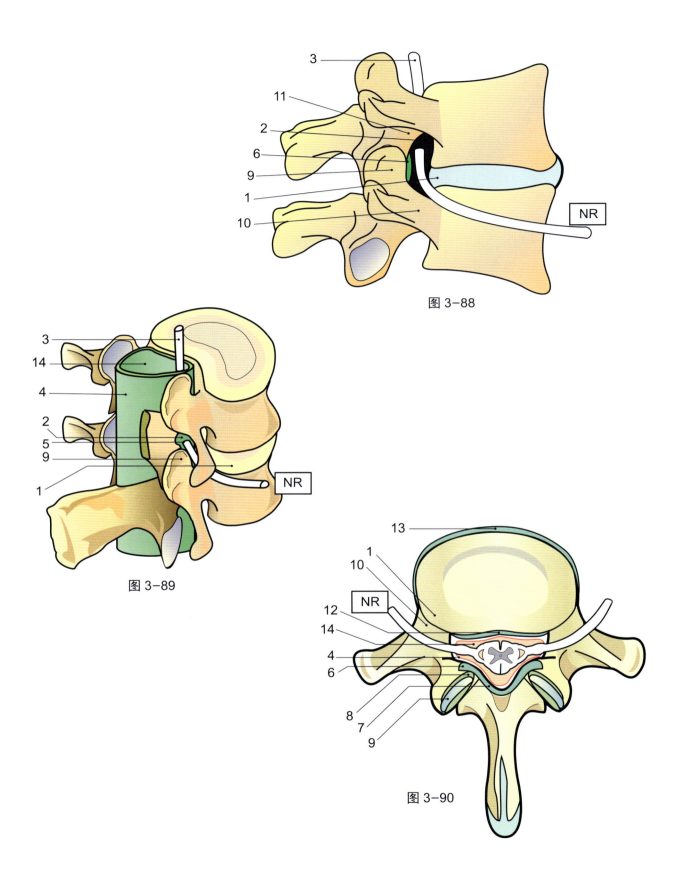

图 3-88

图 3-89

图 3-90

各种类型的椎间盘突出

在轴向压缩时，髓核组织的实质可以向各个方向突出。

如果纤维环的纤维仍然足够强壮，髓核内的压力增加会导致椎间盘表面的变形。这与椎体内突出相对应（图 3-91）。

最近的研究表明，纤维环在 25 岁后开始退化，导致各种纤维束撕裂。因此，在轴向应力作用下，髓核物质可以通过撕裂的纤维环（图 3-92）以同心或更常见的横向方式突出。髓核物质的向前突出是最罕见的突出之一，向后突出尤其是后外侧突出几乎是最常见的突出。

因此，当椎间盘被压碎时（图 3-93），部分髓核物质向前突出，但更有可能向后突出，从而到达椎间盘的后缘，出现在后纵韧带下（图 3-94）。

纤维环破裂后（A），髓核上的核束附着在纤维环上，仍然受到后纵韧带（B）的限制，此时，它可以通过伸展躯干产生的椎体牵引力被拉回来，但更常见的情况是，它突破了后纵韧带（C），甚至可能自由地位于椎管内，即自由或游离型椎间盘突出（D）。在其他情况下，髓核持续卡在后纵韧带下（E）并被纤维环钳夹，阻止其恢复到正常位置。

最后，在其他情况下，突出到达后纵韧带的深表面，向下或向上滑动（F），这与韧带下移位突出相对应。

只有当椎间盘脱出压迫后纵韧带深层时，韧带内的神经末梢才会被拉伸，导致腰痛或背部扭伤。

最后，椎间盘脱出压迫神经根引起神经根疼痛，神经根疼痛因位置不同而有不同的名称。例如，当坐骨神经受累时，它被称为坐骨神经痛。术语腰痛 – 坐骨神经痛经常被使用，因为一开始坐骨神经痛就与下腰痛有关。

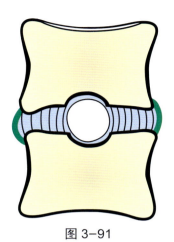

图 3-91

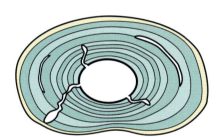

图 3-92

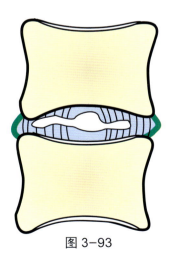

图 3-93

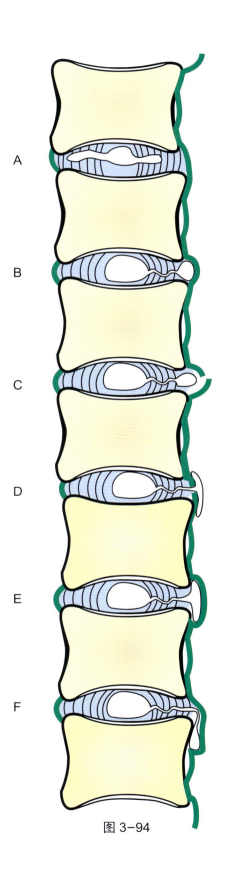

图 3-94

椎间盘突出与神经根受压的机制

现在普遍认为椎间盘突出分三个阶段发生，仅在由于反复的微创伤后椎间盘受损和纤维环开始退化时才会发生。

椎间盘突出通常是在提起重物后，躯干向前弯曲。

- 第一阶段（图 3-95），躯干屈曲使前椎间盘变平，后椎间隙变宽。髓核组织是通过纤维环中原先存在的裂缝向后突出的。

- 第二阶段（图 3-96），当重量被提升时，增加的轴向压缩力会使整个椎间盘受到挤压，并猛烈地向后推动髓核组织，直到其到达后纵韧带的深面。

- 第三阶段（图 3-97），当躯干接近直线时，椎间盘表面的压力封闭了突出组织经椎弓根所走的之字形路径，突出组织局限于后纵韧带下。这导致强烈的急性腰痛，这是腰痛 – 坐骨神经痛的初始阶段。

这种最初的急性腰痛可以自行或经治疗后恢复，但由于类似的反复创伤，突出髓核的大小增加，并越来越突出进入椎管。此时它与其中某一神经根接触，通常是坐骨神经根（图 3-98）。

突出组织通常开始于后外侧椎间盘的一部分，在后纵韧带的薄弱处，逐步推动神经根直至到达椎间孔的后壁，一方面关节突关节被其关节囊、前方的囊韧带和黄韧带外侧缘加固。从此时开始，受压损伤的神经根会引起相应身体部位的疼痛，最终导致反射受损（如 S_1 受压时跟腱反射丧失）以及运动障碍，如坐骨神经痛相关的肌无力。

临床表现（图 3-99）取决于椎间盘突出程度和神经根受压程度。

- 当突出发生在 $L_4 \sim L_5$（1），L_5 神经根受压，疼痛感觉在大腿后外侧和膝盖，小腿的外侧缘，足背外侧的和踇趾的足背面。

- 当突出发生在 $L_5 \sim S_1$（2）处时，S_1 神经根受压，疼痛感觉涉及大腿、膝盖和小腿的后表面、足跟和足外侧缘，一直到第五趾。它可能与跟腱反射的丧失有关。

这种概括需要加以限定，因为 $L_4 \sim L_5$ 处的突出组织可能位于中线附近，同时压迫 L_5 和 S_1，有时甚至仅压迫 S_1。手术探查 $L_5 \sim S_1$ 椎间隙，以 S_1 根痛为基础，可能无法识别上一水平的病变。

矢状面（图 3-99）显示，事实上脊髓在 L_2 处停止，变成脊髓圆锥（CM）。在圆锥下方，硬膜囊只包含马尾聚集的神经根，它们通过椎间孔在每一层以两根的形式出现。硬膜囊在 S_3 水平以硬膜囊（D）结束。腰神经丛（LP），由 $L_3 \sim L_5$ 发出股神经（F）。骶神经丛（SP）由腰骶干（LS）组成，即 $L_4 + L_5 + S_1 \sim S_3$ 分支，发出坐骨神经（S）的两个分支，即常见的胫神经和腓总神经。

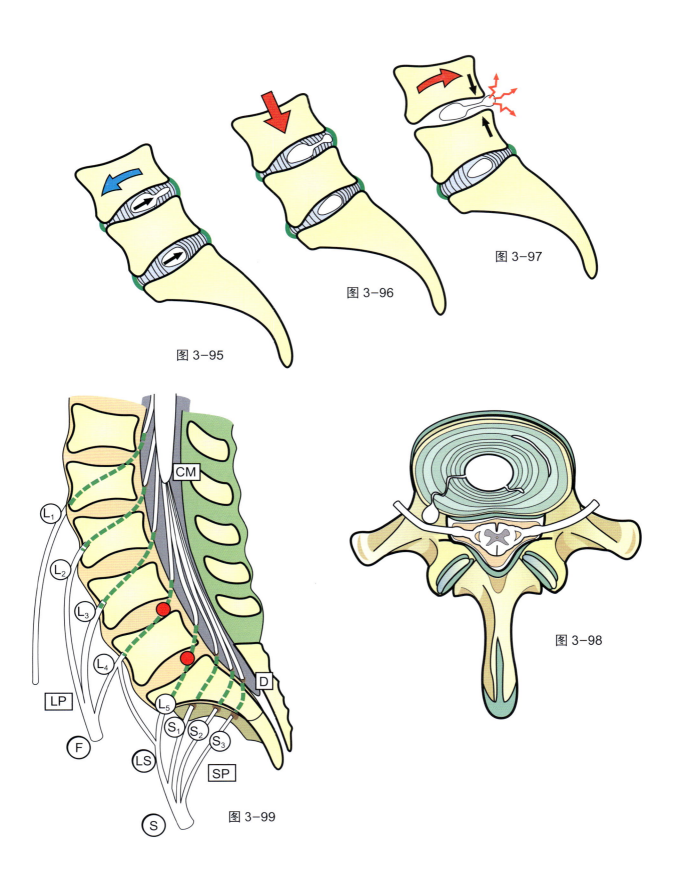

图 3-95

图 3-96

图 3-97

图 3-98

图 3-99

直腿抬高试验 Lasègue 征

直腿抬高试验 Lasègue 征是拉伸坐骨神经或其某一神经根而引起的疼痛。它是由病人仰卧时下肢伸展逐渐缓慢抬高引起的。引发的疼痛与患者自发感受到的疼痛相似，即与受影响的神经根具有相同的走行分布。Charnley 的研究表明，神经根在椎间孔内自由滑动，当膝关节伸直，下肢抬高时，神经根在 L_5 水平从椎间孔中拉出 12mm（图 3-100）。

因此，直腿抬高试验可以做如下解释。

- 当受试者仰卧，下肢置于支撑物上（图 3-101）时，坐骨神经及其神经根完全不受张力。
- 当膝盖弯曲，下肢抬高（图 3-102），坐骨神经及其神经根仍处于无张力状态。
- 但是，如果接着伸直膝盖，或者膝盖伸直，下肢逐渐抬高（图 3-103），坐骨神经必须走行更长的路线，也就会受到越来越大的张力。

在正常受试者中，神经根在椎间孔中自由滑动，这个过程不会引起任何疼痛；只有当肢体几乎是直立的时候（图 3-104），人们才会感觉到大腿后部的疼痛，这是由于伸展小腿三头肌造成的，这些人的柔韧性较差。这是一个假阳性直腿抬高试验。

很明显，当其中一个神经根被困在椎间孔中，或者当它必须在突出的椎间盘走行稍微长一点的过程时，神经的任何拉伸即使在下肢适度抬高的情况下也会感到疼痛。这是一个真阳性直腿抬高试验，一般在屈曲 60° 前明显。事实上，60° 以后，由于坐骨神经在 60° 时已经最大限度地伸展了，所以直腿抬高试验是不适用的。因此，在下肢抬高 10°、15° 或 20° 处可诱发疼痛，在 10°、15°、20° 或 30° 处可将试验结果定为阳性。

有一点需要强调，在膝关节伸直强行抬高肢体时，牵引力对神经根的作用为 3kg，而神经根对牵引力的阻力为 3.2kg。因此，如果神经根被突出椎间盘组织限制或相对缩短，任何粗暴的手法都可能使神经根内的某些轴突断裂，导致某种形式的瘫痪，这种瘫痪通常是短暂的，但有时可能需要很长时间才能恢复。因此，必须采取两项预防措施。

- 试验必须小心谨慎地进行，一旦患者感到疼痛就必须立即停止。
- 绝对不能在全身麻醉下进行，因为失去了疼痛的保护作用。当病人俯卧在手术台上进行突出椎间盘修补时，髋部弯曲，膝盖保持伸展，就会发生这种情况。外科医生必须亲自将病人放在手术台上，并确保髋部屈曲始终与膝关节屈曲相一致，这样会放松坐骨神经，保护受限的神经根。

骨关节功能解剖学：第三卷　脊柱、骨盆及头部（原书第 7 版）
The Physiology of the Joints: *The Spinal Column, Pelvic Girdle and Head (7th Edition)*

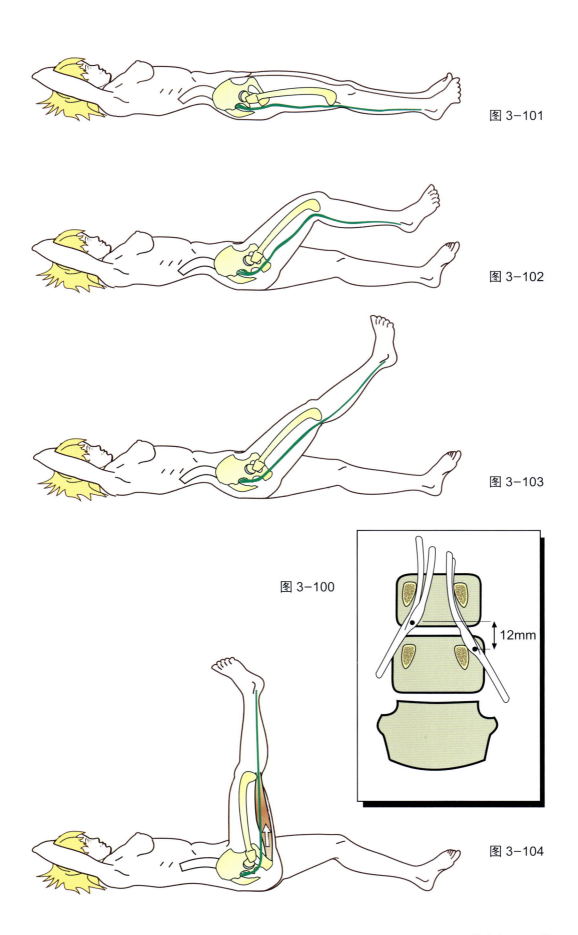

图 3-101

图 3-102

图 3-103

图 3-100

12mm

图 3-104

第 4 章　胸椎和胸廓

Chapter 4　The Thoracic Spine and The Thorax

黄砖枝　**译**　陈志达　**校**

胸椎是位于腰椎和颈椎之间的脊柱节段，形成躯干中轴的上部分。它支撑着胸腔，胸腔由 12 对肋骨与椎骨相连构成，是一个容量可变的腔。胸腔负责呼吸、容纳心脏和呼吸系统。胸壁允许胸椎支撑与上肢相连的肩胛带。与其外观相反，胸椎在旋转方面比腰椎更灵活。它受机械应力的影响要小得多，其损伤主要由后天畸形引起。

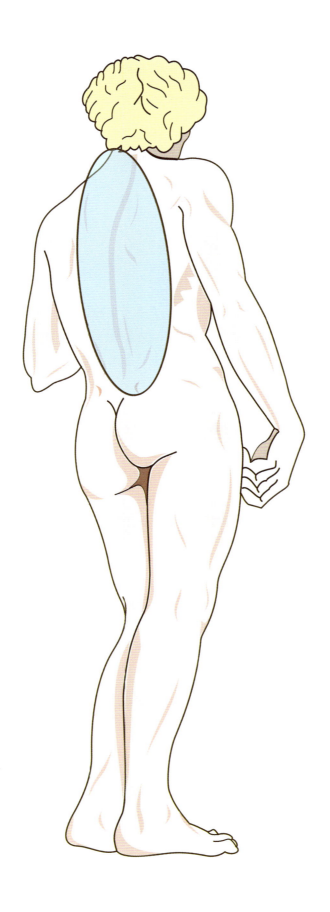

典型的胸椎和第十二胸椎

典型的胸椎

它是由与腰椎相同的部分组成，具有重要的结构和功能差异。

"分解"视图（图 4-1）显示了椎体（1），其横径和前后径大致相等。它也成比例地高于腰椎，其前部和侧面是相当中空的。

其上表面的后外侧角是椭圆形的关节面（13），呈斜行，内有软骨面；这是上肋关节面，稍后在关于肋椎关节中讨论（见第 150 页）。

椎体后外侧有两个椎弓根（2 和 3），上肋关节面常和椎弓根相延续。

椎弓根后面是椎板（4 和 5），构成背侧椎弓的主体，比他们的宽度要高，像屋顶上的瓦片排列。在椎弓根附近，它们的上缘与上关节突（6 和 7）相连，每个关节突都有一个关节面。这些软骨覆盖面横向呈椭圆形、扁平的或略稍凸的横向和面向后并略微向上和侧向。在椎弓根附近，其下缘附着于下关节突（此处仅右关节突示为 8），下关节突具有椭圆形、扁平或稍横向凸的关节面（7），面向前方和稍下方及内侧。每个下关节突关节与下位椎的上关节突关节相连接。

椎板和椎弓根在关节突水平的接合处稍后侧面与横突（9 和 11）相连。它们的自由四肢是球状的，在他们的前表面上有一个叫作横突凹（10）的小关节面，与肋结节相对应。这两层椎板在中线结合形成长而粗大的棘突（12），从下到后急剧倾斜，末端为单结节。

所有这些成分结合形成典型的胸椎（图 4-2）。在图中，两个红箭表示上关节突关节面的后、侧和稍上方向。

第十二胸椎（T_{12}）

最后一块胸椎（T_{12}）起到了胸椎和腰椎区域之间的桥梁作用（图 4-3），并有其自身的一些特点。

- 椎体只有两个上肋凹，位于其上表面的后外侧角处，并指向第十二肋骨的头部。

- 虽然其上关节突的方向（红箭）与其他胸椎的方向（即后、稍上和侧）相同，但其下关节突必须符合 L_1 的方向。因此，像所有腰椎一样（蓝箭），它们的正面和侧面都是横向的，并且在空间上有轻微的横向凸起，类似的圆柱形表面，其弯曲中心大致位于每个棘突的底部。

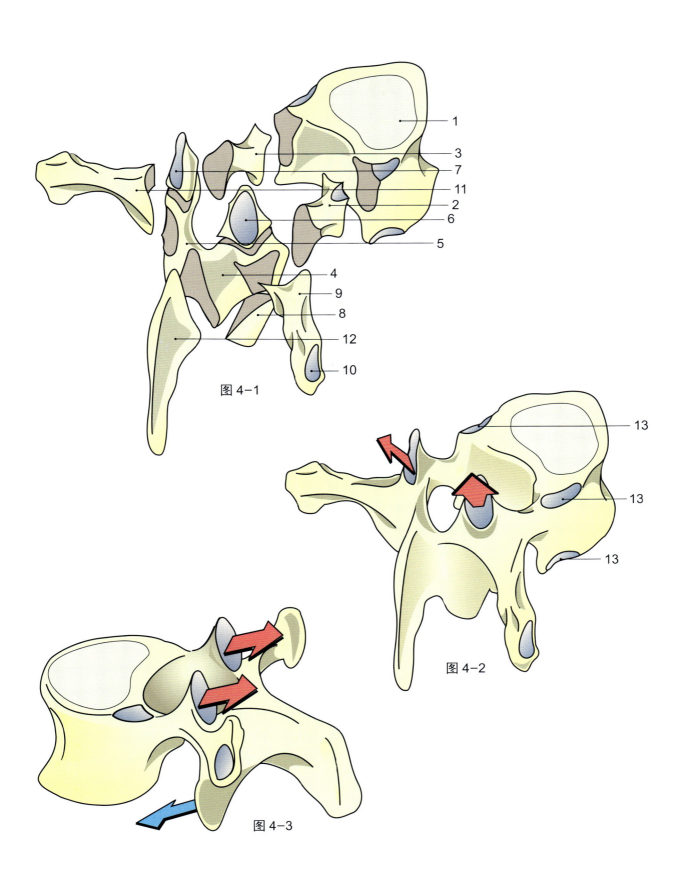

图 4-1

图 4-2

图 4-3

胸椎的屈伸和侧屈活动

在两个胸椎之间的后伸过程中（图4-4），上位椎体相对于下位椎体向后倾斜，椎间盘向后变平，向前变宽，髓核向前移动，腰椎也是如此。关节突（1）和棘突（2）的影响限制了后伸，棘突在下方和后方急剧弯曲，几乎彼此接触。此外，前纵韧带（3）被拉长，而后纵韧带、黄韧带和棘间韧带松弛。

相反，在两个胸椎之间的屈曲过程中（图4-5），椎间隙向后张开，髓核向后移位。关节突的关节面向上滑动，上位椎体的下关节突倾向于从下位椎体的上关节突上方超越。屈伸受到椎间韧带（4）、黄韧带、小关节囊韧带（5）和后纵韧带（6）中产生的张力的限制。另一方面，前纵韧带松弛，在两个胸椎间的侧向弯曲过程中（图4-6，后视图），关节突关节的关节面相对滑动如下。

- 在对侧，关节面在屈曲时滑动，即向上（红箭）。
- 在同侧，关节面在背伸时滑动，即向下（蓝箭）。

侧向弯曲限制。

- 同侧关节活动的影响。
- 通过伸展黄韧带和对侧横韧带。

仅仅根据单节胸椎来考虑胸椎的运动是不正确的。事实上，胸椎与胸廓相连（图4-7），并且所有骨、软骨和关节组成部分在定向和限制脊柱的孤立运动中起到作用。因此，在尸体中，可以观察到孤立的胸椎比附在胸廓上的胸椎更具活动性。因此，有必要研究胸椎运动引起的胸腔变化。

- 在对侧的胸椎侧向屈曲（图4-8）期间，胸廓抬高（1），肋间隙变宽（3），胸廓扩大（5）和第10肋骨的肋软骨角度倾向于张开（7）。在同侧，发生相反的变化，即胸廓向下移动（2）和向内移动（6），肋间隙变窄（4）并且肋软骨角度向下闭合（8）。
- 在胸椎屈曲期间（图4-9），胸廓各部分之间以及胸椎与胸椎之间的所有角度都变宽，即肋椎角（1），上部（2）和下部（3）胸肋角和肋软骨角（4）。相反，在背伸期间，所有这些角度都闭合。

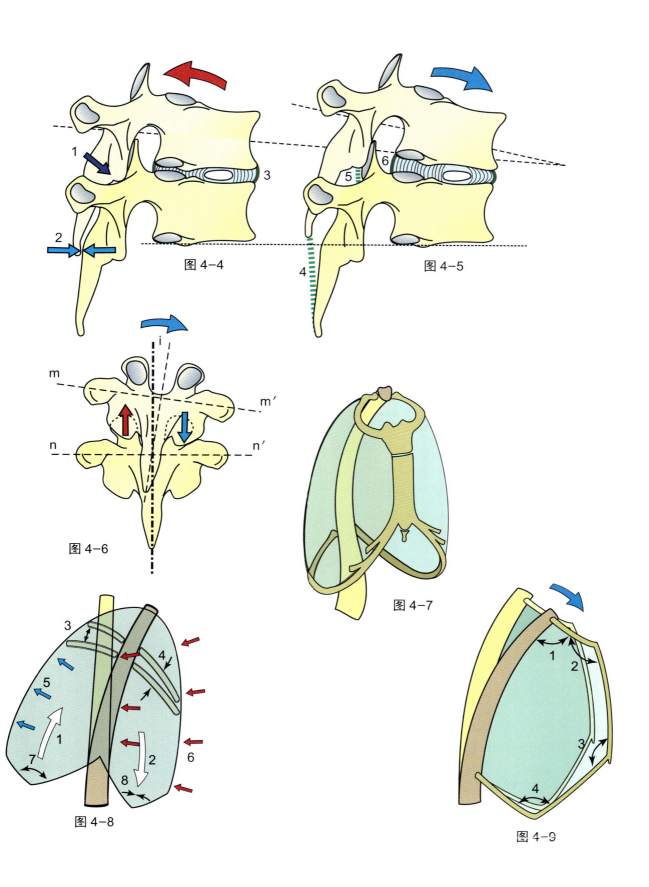

图 4-4

图 4-5

图 4-6

图 4-7

图 4-8

图 4-9

胸椎轴向旋转

一个胸椎在另一个胸椎上的轴向旋转机制不同于腰椎。从上面看（图4-10），小关节具有完全不同的方向。每个关节空间的1轮廓也描述了圆柱形表面（虚线圆圈），但是该圆柱体的轴线或多或少地穿过椎体中心（O）。当一个胸椎在另一个胸椎上旋转时，关节突的关节面在另一个关节上滑动，并且椎体围绕它们的共同轴线相对旋转。随后是椎间盘的旋转扭转，而不是像腰椎区域通过椎间盘的剪切运动。椎间盘的旋转扭转范围可以大于其剪切运动的范围。一个胸椎在另一个胸椎上的简单旋转至少是腰椎的三倍。

然而，如果胸椎没有如此紧密地连接到骨性胸廓上，以至于在脊柱的每一个层面上的任何运动都会在相应的一对肋骨中引起类似的运动，则这种旋转会更大（图4-11）；然而，在一对肋骨在下面一对上的这种滑动运动受限于胸骨的存在，胸骨通过柔韧的肋软骨与肋骨相连。

因此，由于肋骨的弹性，特别是软骨的弹性，脊椎的旋转会使相应的肋骨对变形。这些变形包括如下几种。

- 旋转侧肋骨凹陷加剧（1）。
- 对面肋骨凹陷的变平（2）。
- 旋转对侧肋软骨凹陷加重（3）。
- 旋转对侧肋软骨凹陷变平（4）。

在这个运动过程中，胸骨受到剪切力的作用，为了跟随椎体的旋转，胸骨倾向于呈上下倾斜。胸骨的这种诱发的倾斜必须非常小，几乎没有，因为临床上无法被检测到；由于多个平面的叠加，放射检查也很难检测到。因此，胸腔的机械阻力在明显限制胸椎运动范围中起着一定作用。当胸廓仍有弹性时，如年轻人，胸椎的运动范围较大，但老年人肋软骨骨化，肋软骨弹性降低，胸廓形成几乎僵硬的结构，活动性降低。

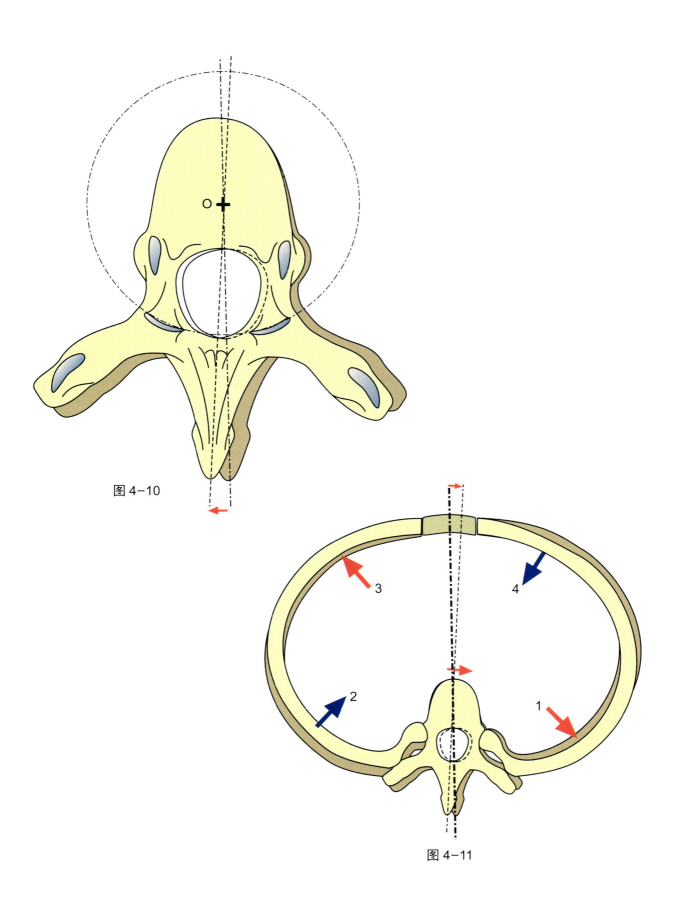

图 4-10

图 4-11

肋椎关节

在胸椎的每个层面，一对肋骨通过两个肋椎关节与椎骨连接。

- 肋骨头部与两个相邻椎体和椎间盘体之间的肋凹组成的肋头关节（肋头关节）。
- 沿肋骨结节与下方椎骨横突肋凹之间的肋横关节（肋横关节）。

图4-12（侧视图）显示一根肋骨被移除，一些韧带被切除，以显示椎体关节面；下一肋与其韧带保持在原位。

图4-13（上视图）显示了右肋骨的位置，但关节已经打开；左肋骨在韧带切除后被移除。

图4-14（正视图）穿过肋头和椎体之间的关节；另一侧韧带切除后肋骨被切除。

肋头关节是由两个肋凹面的椎体侧组成的双滑膜关节，一个位于下椎（5）上缘，另一个位于上椎（6）下缘。这些面形成一个立体角（如图4-14中的红色虚线所示），其底部由椎间盘的环形纤维（2）组成。肋骨（10）头部的稍凸对应面（11和12）也形成一个立体角，与椎体面之间的角度紧密配合。

骨间韧带（8），从两个关节面之间的肋头顶点到椎间盘，将由单个囊（9）包围的关节分为上下两个不同的关节腔（13）。

该关节由三条带组成的辐射韧带加强。

- 上带（14）和下带（15），均插入相邻椎体中。
- 插入椎间盘纤维环（2）的中间带（16）。

肋横关节也是由两个椭圆形关节面组成的滑膜关节，一个位于横突（18）的顶点，另一个位于肋结节（19）。它被一个关节囊（20）包围，但最重要的是，它被三条肋横韧带加固。

- 非常短和非常强的骨间肋横韧带（23），从横突到肋骨颈部后部。
- 后肋横韧带（21），呈长方形，长1.5cm，宽1cm；从横突（22）的顶点到肋结节的外缘。
- 上肋横韧带（24），很厚和很结实，扁平和四边形，宽8mm，长10mm；从横突的下缘到下肋颈部的上缘。

一些作者还描述了位于关节下表面的下肋横韧带（此处未示出）。这些图还显示椎间盘及其髓核（1）及其纤维环（2），椎管（C），椎间孔（F），椎弓根（P），小关节及其关节面（3）及其胶囊（4）和棘突（7）。总之，肋骨通过两个滑膜关节与脊柱相连接。

- 一个关节，肋横突关节。
- 双头，更牢固的互锁关节，肋头关节。

这两个关节由强大的韧带提供，并且在没有另一个关节的情况下不能起作用（即它们是机械连接的）。

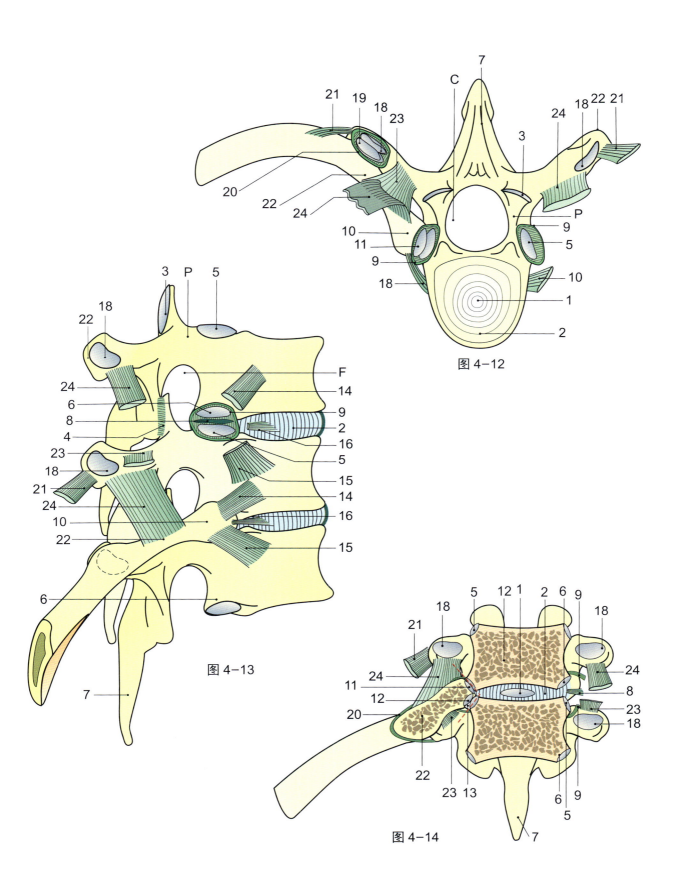

图 4-12

图 4-13

图 4-14

肋头关节处的肋骨运动

肋头关节和肋横突关节形成一对机械连接的滑膜关节（图 4-15），它们只共享一个运动，即围绕穿过每个关节中心的共同轴旋转。

轴 xx′ 连接肋横关节的中心 o′ 和肋头关节的中心 o，作为肋骨的旋转，因此在两个点 o 和 o′ 处从脊柱上"悬挂"下来。

该轴相对于矢状面的方向决定了肋骨的移动方向。对于下部肋骨（左侧，下方），xx′ 轴靠近矢状面移动，使肋骨的高度增加胸部的横向直径 t。因此，当肋骨围绕该轴 o′ 旋转时（图 4-16），其侧缘描述了一个带中心的圆弧。o′：它变得不那么倾斜，更横向，因此它的最外侧缘在长度 t 上向外移动，这表示胸腔底部横向半直径的增加。

另一方面，上部肋骨的轴 yy′（图 4-15，右侧，上方）几乎位于冠状面。因此，这些肋骨的高度显著增加了胸部的前后径 A 的距离。实际上，当肋骨的前端上升了距离 h 时，它描述了一个圆的弧线，并向前移动了一个长度 a（图 4-17）。因此，肋骨抬高同时增加了下胸腔的横径和上胸腔的前后径。在胸廓中部，肋头关节的轴在矢状面上倾斜约 45°，以增加横径和前后径。

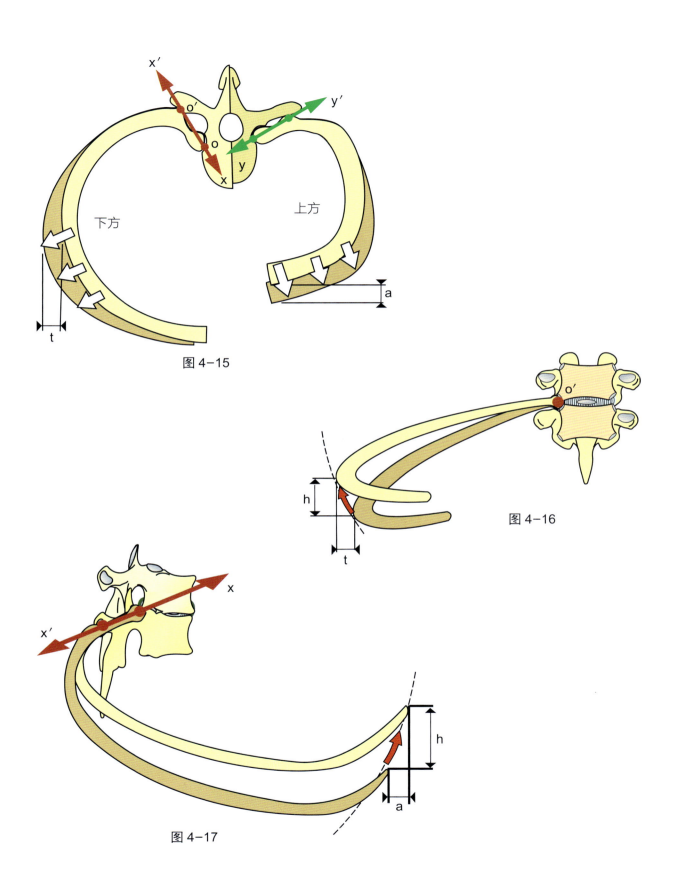

图 4-15

下方

上方

图 4-16

图 4-17

肋软骨和胸骨的运动

　　到目前为止，仅考虑肋骨在肋椎关节的运动，但它们相对于胸骨和肋软骨的运动也值得注意。从这些肋骨运动的上视图（图 4-18）和下视图（图 4-19）的比较可以清楚地看出，肋骨的最外侧部分上升了 h′，并从身体的对称轴移动了 t′，但肋骨的前端上升了 h 的高度，从身体的对称轴向外移动一个长度 t（注意 h′ 略大于 h，因为肋骨的最外侧部分比其前端离旋转中心的距离远）。同时，胸骨上升，肋软骨变得更水平，与初始位置形成一个角度（A）。

　　肋软骨相对于胸骨的角运动发生在肋胸骨关节；同时，在肋骨关节发生另一个绕软骨轴的角旋转运动。这将在后面讨论（见第 179 页）。

　　在肋骨抬高期间（图 4-18，右侧），与胸部直径最大增加点相对应的点 M 也是距离轴 yy′ 最远的点。这一几何观测解释了这一点的位移程度如何随其轴线倾角（xx′）而变化。

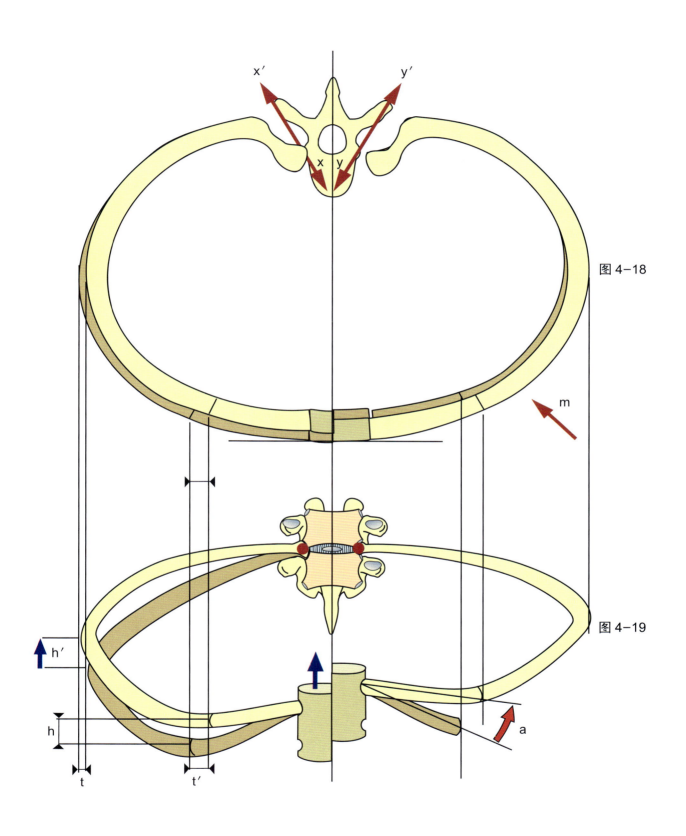

图 4-18

图 4-19

吸气时胸部在矢状面上的形变

假设在吸气过程中脊柱保持固定，没有任何变形，只需要考虑一方面由脊柱（图 4-20）和另一方面由第一根肋骨、胸骨、第十根肋骨及其肋软骨形成的柔性不规则五边形的形状变化。吸气过程中的变化如下。

● 第一根肋骨在其肋头（O）关节处自由活动，并升高（蓝箭），因此其前肢描述了一个圆圈 aa' 的弧线。

● 当第一根肋骨升高时，胸骨也升高，胸骨从 AB 向 AB' 移动。

● 在这一动作中，胸骨不与自身保持平行。正如我们已经看到的那样，上胸腔的前后径比下胸腔的前后径增加得多，因此胸骨和垂直面之间的角度（a）变得稍微狭窄，第一肋骨和胸骨之间的角度 oa'b' 也变得稍微狭窄。

这种胸肋角的闭合必然与肋软骨的扭转有关（参见第 179 页）。

● 第十肋骨也以 Q 为旋转中心而抬高，而其前肢则描绘为圆弧 CC'。

● 最后，当第十肋骨和胸骨都升高时，第十肋骨软骨从 CB 移动到 C'B'，同时保持与其自身大致平行。由此得出，在该运动期间，C 处的角度在 C' 处变大 c 值，c 值本身等于第十肋（绿色三角形）的仰角。同时，第十肋软骨和胸骨之间的角度（角度 C'B'A'）稍微加宽，结果软骨在其长轴上再次扭转。每个肋软骨都会发生类似程度的扭转。稍后我们将看到它与胸部弹性的相关性（见第 179 页）。

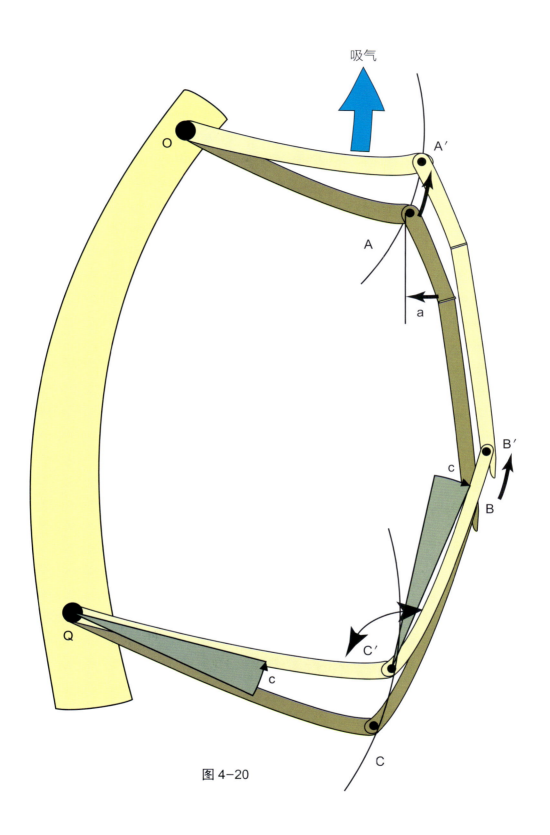

吸气

图 4-20

肋间肌和胸肋肌的作用方式

肋间肌

胸腔的后视图，只有脊柱和右侧的三根肋骨（图4–21）显示三块肌肉的存在。

- 小提肋肌（LC）从横突的尖端延伸到肋骨下方的上缘。它们的收缩使肋骨抬高，因此得名。
- 肋间外肌（E）与提肋骨的肋间肌呈斜行、上、内侧平行。因此这些肌肉和提肌肋抬高肋骨，起到吸气的作用。
- 肋间内肌（I）斜行、上行和侧行。它们压低肋骨，呼气肌也同样如此。

Hamberger的图解很好地解释了这些肋间肌的作用方式（图4–22和图4–23）。

- 肋间外肌（图4–22）的作用很容易理解，因为它们的纤维方向与由肋骨与脊柱和胸骨连接形成的平行四边形 $OO'B_1A_1$ 的长对角线的方向相同。当肌肉E收缩时，假设 OO' 保持不动，这条对角线的缩短会扭曲平行四边形，并导致 A_1 旋转到 A_2，B_1 旋转到 B_2。因此，由于它的收缩抬高了肋骨，所以肋间外肌是一块吸气肌。
- 肋间内肌的作用（图4–23）可以用同样的方式理解，但这次它们的纤维方向平行于平行四边形的短对角线。当肌肉（I）收缩时，该对角线 $O'A_1$ 缩短长度 r′ 使得 A_1 旋转到 A_2 并且 B_1 到 B_2，仍然假设 OO' 侧保持不变。因此，由于它的收缩压低了肋骨，所以它是一块呼气肌。

Hamberger的演示曾与Duchenne de Boulogne的电刺激实验相矛盾，但现在已通过肌电图研究验证。

胸肋肌（胸横肌，系统解剖学上名称）

胸肋肌的研究很少，并且由于其位于胸骨后的位置而容易被忽略（图4–24）。它完全位于胸骨及其纤维的深层，止于第2~6肋骨的软骨中，在其下方和内侧呈斜行走行。相对于胸骨，其五个束的收缩会压低相应的肋软骨。我们已经看到（图4–19，第155页）肋骨软骨在吸气时上升，在呼气时下降。因此，我们可以推断胸肋肌是呼气肌。

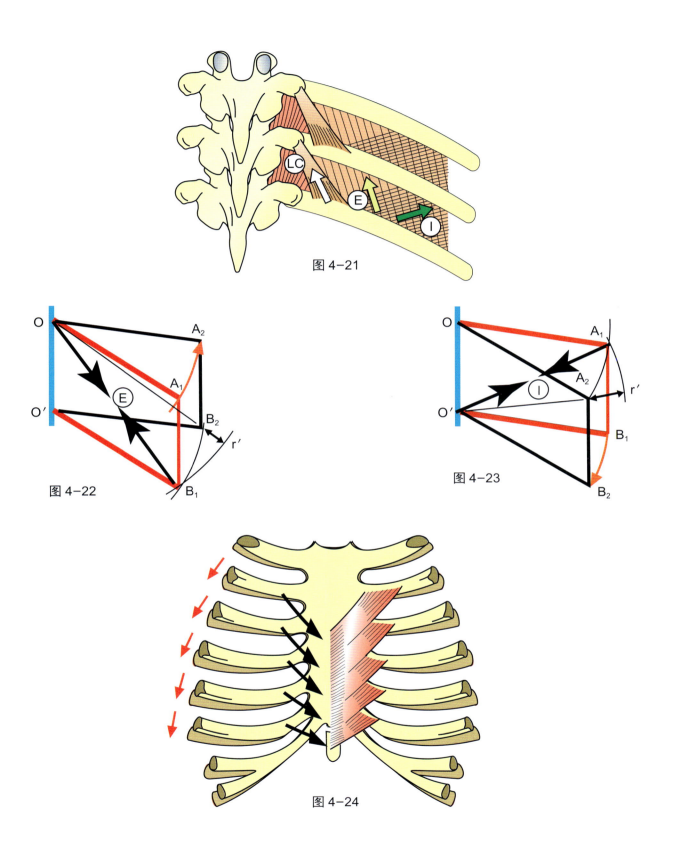

图 4-21

图 4-22

图 4-23

图 4-24

膈肌及其作用方式

膈肌是一个向上膨隆呈穹窿型的扁薄阔肌，关闭胸廓出口并将胸腔与腹腔分开。从侧面看（图4-25），这个圆顶向后比向前延伸得更远，它的顶点是中心腱（1）。肌纤维束（2）从中心腱向胸廓出口的边缘放射，通过两个膈脚与肋软骨、第11、12肋骨尖端、肋弓以及最后的椎体相连，如下所示：左侧膈脚（3）和右侧膈脚（4）分别连接在腰大肌及腰方肌上的内侧弓状韧带（7）和外侧弓状韧带（8）上。

这在前视图中更为明显（图4-26），在脚部水平，很容易同时辨认出横膈膜的凸起部分（图的上部）和横膈的凹陷部分，这一点在前视图中更为明显（图4-26），它很容易同时辨认出横膈膜的凸起部分（图的上部）和横膈膜的凹陷部分（位于脚的水平）。从膈肌上的开口也可以看到，因为它们允许上面的食管（6）和下面的主动脉（5）通过。为简单起见，未显示下腔静脉的开口。当横膈收缩时，中心腱被拉向下，从而增加了胸腔的垂直直径。因此，膈肌可以比作泵内的活塞滑动。

然而，中心腱的这种下降会被纵隔内容物的伸展迅速阻止，但主要是由于腹部内脏脏器的存在。从这一刻起（图4-27），中心腱成为固定点（大的白箭），肌纤维现在从中心腱的边缘作用，抬起肋骨下部。如果以点 P 为固定，肋骨围绕中心 O 旋转，肋骨的末端表示圆 AB 的圆弧，而相应的肌纤维缩短长度 A′B（双白箭）。因此，通过抬起下肋骨，膈肌增加了下胸的横径，同时，在胸骨的帮助下，它也抬高了上肋骨，从而增加了胸腔前后径。

因此，可以说，膈肌是一种重要的呼吸肌，因为它本身增加了胸腔的三个直径。

- 它通过降低中心腱来增加垂直直径，由于肠道气体积聚（也称为腹部积气），腹部内容物的体积增加可以减少垂直直径，尤其是肠梗阻。
- 它通过抬高来增加横向直径。
- 它通过在胸骨的帮助下提升上肋骨来增加前后径。

它在呼吸生理学中的意义是显而易见的。

呃逆是由膈肌痉挛、节律性和反复收缩引起的。它们的病因鲜为人知，可能有两个原因。

- 与膈神经刺激有关的中心原因。
- 与膈穹顶刺激有关的外周原因。

打嗝通常是一个暂时性的问题，经过一段可变的时间后就会消退。当它们持续时，它们很难治疗。

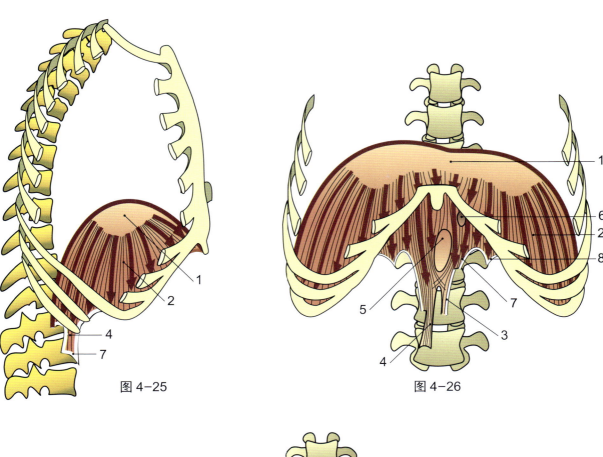

图 4-25

图 4-26

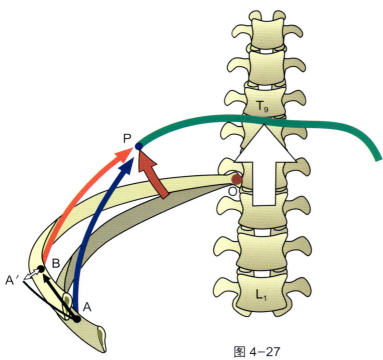

图 4-27

呼吸肌

正如我们已经看到的，呼吸肌分为以下两类。

- 吸气肌，抬高肋骨和胸骨。
- 呼气肌，压低肋骨和胸骨。

这两个类别各包括两组，即主要肌肉组和辅助肌肉组。后一组仅在异常深度或强烈的呼吸运动期间被发挥作用。

因此，呼吸肌可以细分为四组。

第一组

包括主要的吸气肌，即肋间外肌、肋骨提升肌，最重要的是膈肌。

第二组

包括以下副吸气肌（图4-28～图4-30）。

- 胸锁乳突肌（1）和前（2）、中（3）、后（4）斜角肌；这些肌肉只有当它们从颈椎动作时才有活动，颈椎必须由其他肌肉保持僵硬（图4-28）。
- 胸大肌（16）和胸小肌（5），当它们服从肩胛带和外展上肢动作（图4-30，灵感来自罗丹的青铜时代）。
- 前锯肌（5）和背阔肌（10）的下部纤维，当后者作用于（图4-29）已经外展的上肢时。
- 后上锯肌（11）。
- 颈髂肋肌（12），从头骨插入最后五个颈椎横突，从上六根肋骨的角度向尾部突出。它的纤维方向几乎与肋长提肌的方向相同。

第三组

包括主要的呼气肌，即肋间内肌。事实上，正常呼气是一个纯粹的被动过程，这是由于胸腔由于其骨软骨成分和肺实质的弹性而对其自身产生的反冲。因此，呼气所需的能量实际上来源于吸气肌肉产生的能量的回馈，并储存在胸腔和肺部的弹性部分。稍后我们将看到肋软骨所起的重要作用（见第179页）。还要注意的是，在直立的位置，肋骨是被它们自己的重量拉下来的，重力的作用是不可忽略的。

第四组

这包括辅助呼气肌。虽然是附属品，但它们的重要性并不逊色，而且极其强大。它们是强迫呼气和Valsalva动作的基础。腹肌（图4-30），即腹直肌（7）、腹外斜肌（8）和腹内斜肌（9）强烈压迫胸廓出口。胸腰段（图4-29）包括其他辅助呼气肌，即髂肋肌（13例）、胸最长肌（14例）、后下锯肌（15例）和腰方肌（此处未示出）。

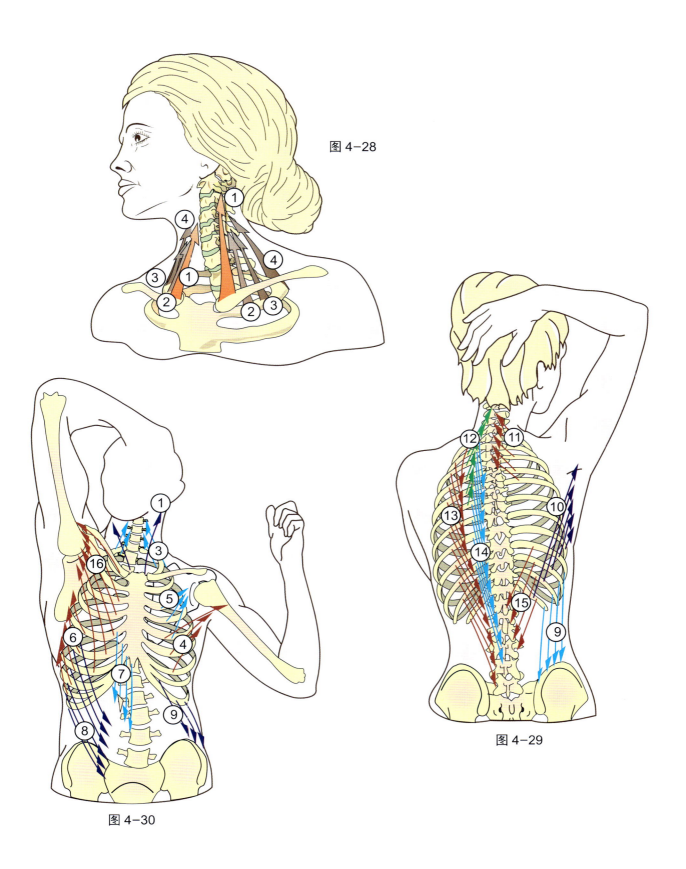

图 4-28

图 4-30

图 4-29

膈肌与腹肌的拮抗协同作用

膈肌是主要的吸气肌。腹部肌肉是非常强大的辅助呼气肌，这对于产生用力呼气和 Valsalva 动作是必不可少的。然而，这些似乎具有拮抗作用的肌肉同时具有协同作用。这可能看似矛盾，甚至是不合逻辑的，但在实践中它们不能独立运作。这是对抗 – 协同作用的一个例子。那么在两个呼吸阶段，膈肌和腹部肌肉之间的功能关系是什么？

吸气期

在吸气过程中（图 4-31，侧视图；图 4-32，前视图），膈肌的收缩降低了中心腱（红箭），从而增加了胸腔的垂直直径。这些变化很快就被纵隔内容物（M）的伸展所抵消，最重要的是腹部内脏（R）的阻力，这些阻力是由强大的腹部肌肉［即腹直肌（RA）、腹横肌（T）、腹内斜肌（IO）、腹外斜肌（EO）］形成的腹带固定的。如果没有它们，腹部内容物将被前后移动，中心腱将无法为膈肌提供坚实的锚定来提升肋骨。因此，腹肌的这种拮抗协同作用对于膈肌的效率是必不可少的。这种观点在疾病中得到了证实，例如脊髓灰质炎，腹部肌肉的麻痹降低了膈肌的通气效率。在图 4-31（侧视图）中，腹部大而扁平的肌肉的纤维方向代表一个六面星形，这是腹壁"编织纹理"的简化版本。

呼气期

呼气时（图 4-33，侧视图；图 4-34，前视图），膈肌放松，腹部肌肉的收缩降低胸廓出口周围的下部肋骨，从而同时减小胸廓的横径和前后径。此外，通过增加腹内压力，他们将内脏向上推高，并抬高中心腱。这减小了胸腔的垂直直径，并关闭了肋膈肌。因此，腹肌是膈肌的完美拮抗者，因为它们同时减小了三个胸径。

膈肌和腹部肌肉的各自作用可以用图形显示（图 4-35），如下所示。这两组肌肉都处于永久性收缩状态，但它们的紧张性活动是互不相同的。吸气时，膈肌的张力增加，而腹肌的张力降低。相反，呼气时腹肌张力增加，而膈肌张力降低。

因此，在这两个肌肉群之间存在着一种动态平衡，这种动态平衡不断地以这样或那样的方式移动，并提供了对抗 – 协同概念的一个例子。关闭声门时，主呼气肌和副呼气肌的强烈收缩会产生所谓的"腹力"，将腹部转变为"气动梁"，这在举重过程中非常重要（见第 120 页）。

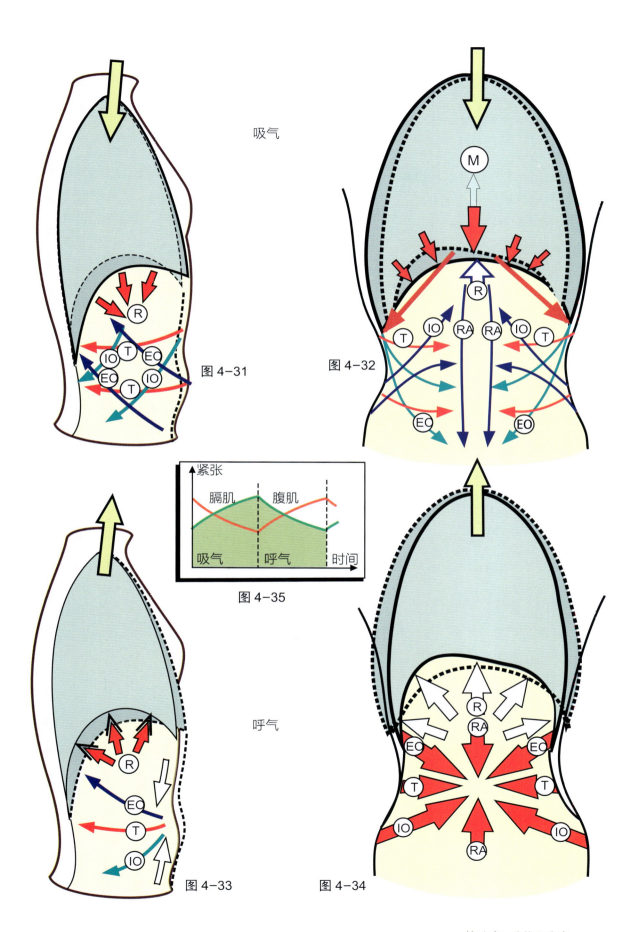

吸气

图 4-31

图 4-32

紧张

膈肌 腹肌

吸气 呼气 时间

图 4-35

呼气

图 4-33

图 4-34

呼吸道中的气流

Funck 的经典实验（图 4-36 和图 4-37）展示了呼吸通道中的气流。将烧瓶底部换成防水弹性膜，并在烧瓶内放入橡胶气球，橡胶气球通过软管与外部相连。仅通过移动弹性膜就可以使气球膨胀或收缩。如果将该膜拉下（图 4-37），则烧瓶的内部容积增加体积 V，而内部压力降至低于大气压。结果，完全等于 V 的空气体积进入管并使橡胶气球膨胀。这是吸气的机制。

相反，如果释放弹性膜（图 4-36），它就会后退并且烧瓶的体积减小相同的体积 V，同时内部压力升高并且球囊内的空气通过管子排出。这是呼气机制。

因此，呼吸取决于胸腔容积的增加或减少（图 4-38）。如果最初认为胸腔是一个截断的卵圆形，基部为 ACBD，横径为 CD，前后径为 AB，纵径为 SP，则呼吸肌的作用，特别是膈肌的作用，使其所有直径都增大为一个更大的截断卵球形 A′C′B′D′，其前后径为 A′B′，横径为 C′D′，纵径为 SP′。这与 Funck 实验的唯一区别在于容器的所有尺寸同时增加。然而，实验装置和解剖学现实之间存在惊人的相似之处（图 4-39）。

- 用于通气的垂直管是气管。
- 膨胀的气球是肺部。
- 烧瓶底部的弹性膜是膈肌，这也增加了所有其他直径。

需要强调以下两点。

- 一方面，肺充满整个胸腔，并通过潜在的胸膜空间即胸膜腔连接到胸壁。实际上，它的两个通常相邻的层彼此自由地滑动并确保肺和胸腔之间的紧密机械连接而不限制呼吸运动，因为肺扩张并相对于胸壁移动。

- 另一方面，在吸气期间，胸腔内压力下降并变为负压，不仅相对于外部而且相对于腹腔。结果，空气进入气管和肺泡，静脉返回右心房（RA）加速。因此，这种机制可以改善心脏充盈，并且在较少的血液循环的帮助下，它可以使静脉血与肺泡中新鲜的空气紧密接触。因此，吸气立即确保空气进入和肺血管灌注。

在呼吸气流方面，让我们考虑打鼾，这对于一个人和其同床而言往往是非常不舒服的。几乎所有的人都会打鼾，甚至是一些动物，但是某些结构类型和位置容易导致这种减弱。通过在仰卧位和深度睡眠期间发生的软腭振动产生打鼾。现在有一些或多或少有效的医学治疗方法，偶尔，只有行腭成形术才能治愈。

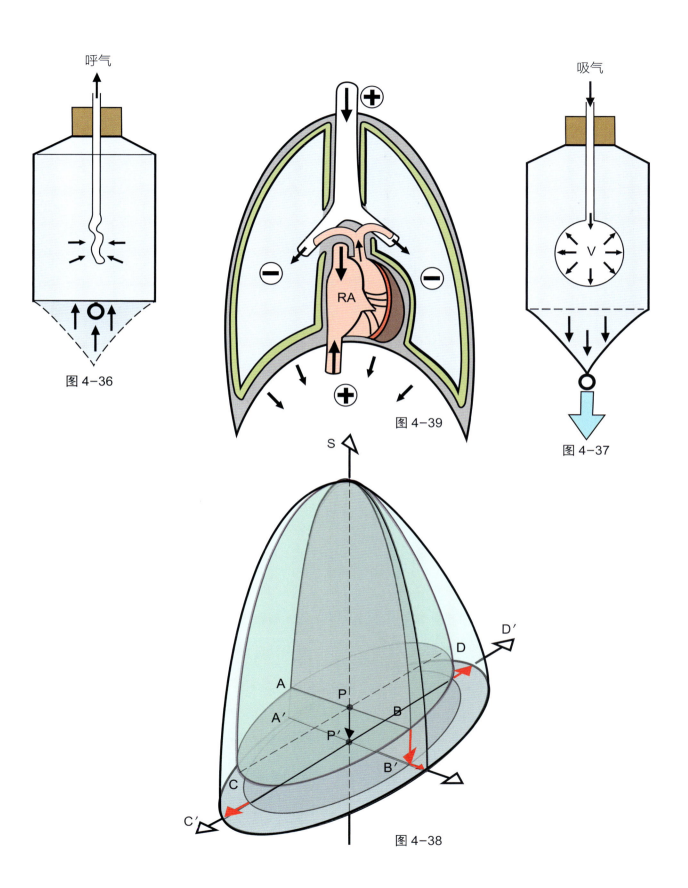

呼气

图 4-36

吸气

图 4-37

图 4-39

图 4-38

呼吸量

呼吸量或肺容量是在呼吸的不同阶段和类型排出的空气体积。

比较各种呼吸量

我们发现使用手风琴的褶皱来表示这些不同的音量是有帮助的，因为它简化了它们之间的比较。

- 在静息时安静呼吸期间（图4-40），各种呼吸容量可以定义如下：在正常吸气和正常呼气之间移位的空气是潮气量（TV，即500ml）。在图中，该体积显示为包含肺活量图振荡的蓝色带（2）。
- 如果通过强制吸气延长正常吸气，则吸入的额外体积代表补吸气量（IRV，即1.5L）。
- 补吸气量和潮气量之和是吸气容量（IC，即2L）。
- 如果通过强制呼气将正常呼气时间延长到最大值，则呼出的体积是补呼气量（ERV，即1.5L）。
- 补吸气量，潮气量和补呼气量之和是肺活量（VC，即3.5 L）。
- 即使在完全呼气后，一些空气也不会被排出并且仍然存在于肺部和支气管中，即残余量（RV，即0.5L）。
- 残余量和呼气量之和是功能残气量（FRC，即2L）。
- 最后，肺活量和残余量之和是肺总容量（即4L）。

运动期间

在运动过程中（图4-41），不同的体积在总肺容量内的分解方式如下。

- 只有残余容积是不变的，因为无论呼气力有多大，它永远不会被排出。
- 另一方面，随着呼吸频率增加，潮气量（TV）上升到最大值，但随着呼吸频率增加，潮气量趋于略微下降。因此，潮气量确实达到最大值。
- 补呼气量明显增加，表明运动时快呼吸的深度比静息时更接近胸腔最大扩张水平。
- 由于潮气量和补呼气量的增加，补吸气量下降（IRV）。在图4-41中，添加了静息肺活图以供比较。

所有这些细节都很有逻辑性，很容易记住，在日常工作和体育活动中都很重要。

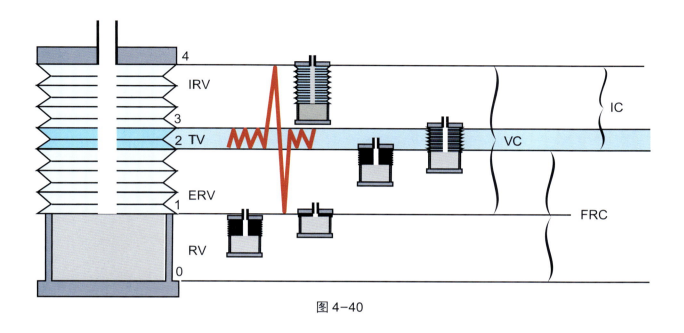

图 4-40

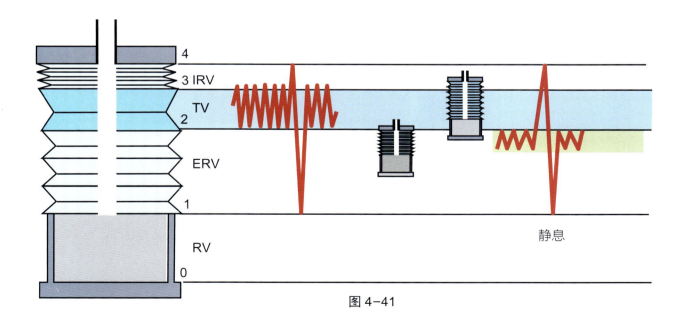

静息

图 4-41

呼吸生理病理学

许多因素会影响呼吸效率。

连枷胸的问题可以用修正的 Funck 实验来说明（图 4-42）。如果烧瓶壁的一部分被另一弹性膜替换，那么当底膜被拉下时，烧瓶壁中的膜被吸入并移位体积 v，该体积 v 必须从总体积 V 中减去。因此，充气气球的体积较小，为 V 减去 v。

在人类，连枷胸是胸部受到猛烈打击的结果；结果相当大一部分的胸壁停止运动，并在吸气时被吸入，导致反常呼吸。呼吸效率降低，导致呼吸窘迫，肺泡毛细血管内的摄氧量急剧下降。

还有许多其他与呼吸效率降低相关的疾病，甚至最终导致呼吸窘迫。它们主要是由通气问题引起，如图 4-43 所示。

- 气胸（1）是空气进入胸膜腔，随后肺部因自身弹性而反冲（2）。它可能是由胸膜肺撕裂引起的，在每一次吸气（黑箭）时，空气都进入胸膜腔。这相当于创伤性呼吸暂停，可导致严重呼吸窘迫。空气进入胸膜腔也可能是支气管或肺气肿大疱破裂所致。当胸膜不再牵拉肺时，肺就变得无用了（2）。这也可能是血胸（胸膜腔内积血）、胸腔积液（胸膜腔内液体）或胸膜炎（3）引起的，此时积液聚集在胸腔底部。
- 连枷胸（4）也会导致或多或少严重的呼吸效率损失。
- 支气管梗阻合并肺不张（5）支气管供血区域没有空气，肺组织回缩。在图中，左上叶由于上叶支气管阻塞而不张。
- 在胸膜炎、脓胸或血胸后的炎性胸膜增厚（6）中，贝壳状的硬化性胸膜紧紧抱住肺部，阻止肺在吸气时膨胀。
- 急性胃扩张（7）阻碍膈肌下降。
- 阻塞引起的严重肠道扩张（8）使膈肌向上移位，这是引起呼吸窘迫的腹部原因。
- 膈神经麻痹（图 4-44）可干扰呼吸。在图中，左膈神经的中断导致左半膈肌麻痹，表现出反常的呼吸运动，例如在吸气时向上而不是向下。

通气机制也可以通过身体位置的不同发生很大的改变。

- 在仰卧位（图 4-45），腹部内脏的重量将膈肌向上推，使吸气更加困难。在图中，潮气量减少并向上移动（图 4-43），这是以吸气储备量为代价的。这种情况发生在全身麻醉下，麻醉药物和肌肉松弛剂会使情况恶化，从而降低呼吸肌的效率。因此，气管插管后辅助呼吸的价值，通常由麻醉师或使用呼吸机实施。它也发生在昏迷的病人身上。
- 当受试者位于一侧时（图 4-46），膈肌在下方被向上推得更远。下肺比上肺效率低，更糟的是，循环性瘀血。麻醉师特别害怕这种姿势。

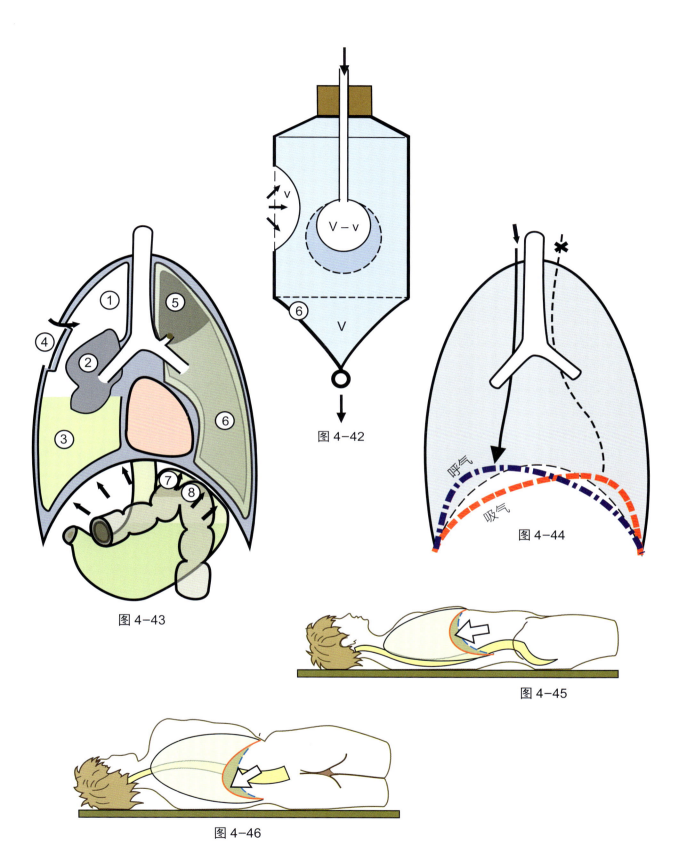

图 4-42

图 4-43

图 4-44

图 4-45

图 4-46

呼吸类型：运动员、音乐家和其他人

呼吸机制因年龄和性别而异（图4-47）。

- 女性的呼吸主要是上胸，上胸发生最大范围的运动，表现为前后径增加。
- 男性呼吸是混合的，即上胸部和下胸部。
- 在儿童，呼吸是腹式呼吸。
- 在老年人中，胸部后凸畸形的发展，呼吸会发生很大的变化。

要了解老年人的呼吸病理生理学，参考中国灯笼（图4-48）可能会有以下帮助。

- 在这项实验中，胸部由一根刚性直杆悬挂在一侧的中国灯笼表示，这根直杆与胸椎相对应。
- 吸气运动是通过拉动灯笼最上面的圆圈产生的，对应于斜角肌和胸锁乳突肌的收缩。同时，灯的底部向下拉，与膈肌（D）的收缩相对应。
- 由于这两个动作，灯笼的体积增加，里面的空气急速流动。
- 如果松开灯笼最上面的圆圈和底部的拉力（图4-49），灯笼会在重力（g）的作用下，沿着与脊柱相对应的刚性杆倒塌，其体积会减小。这相当于呼气。
- 现在让我们假设支撑杆不是直的，而是弯曲的（图4-50），就像脊柱后凸一样。灯笼永远处于塌陷和泄气的状态，要把最上面的圆圈向上拉要困难得多。因此，容积R不影响通气。

本实验说明了胸椎曲度增大引起的呼吸困难，即胸部后凸。

同样的问题也出现在老年人身上（图4-51）。上胸椎弯曲度的增加使肋骨更加紧密，并减少了它们的活动范围。因此肺的上叶通气不良，变成了下胸甚至腹部呼吸。肌肉的低张力使这种状况变得更糟。肋软骨弹性的丧失也导致潮气量的下降。当谈到呼吸的生理学时，叹息值得一提的是，它是深吸气和长时间呼气的结果。从生理上讲，它有助于更新死腔和储备室中的空气。从心理学上讲，这种准无意识的行为缓解了情绪紧张，特别是焦虑，通常说来，这种紧张在经历了一次磨难后，随着放松的叹息而消散。

呼吸在某些职业中起着重要作用，如田径，特别是游泳。对于演奏管乐器的音乐家和歌手来说，这也是至关重要的，他们需要最大的呼吸量和对呼吸的控制，因此依赖于呼气肌肉的控制。此外，在广大音乐家中，呼吸在其通气功能之外扮演着重要的角色，因为它的节奏决定了音乐家的表演。在某些慢板中，呼吸模式是如此独特，以至于可以说它是音乐家的内部节拍器。

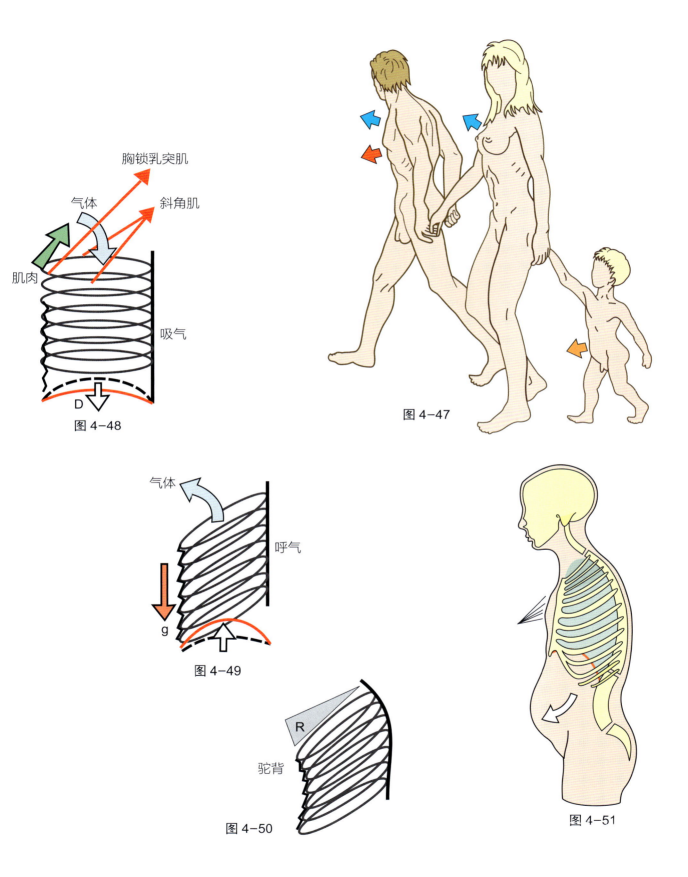

胸锁乳突肌

气体

斜角肌

肌肉

吸气

D

图 4-48

气体

呼气

g

图 4-49

驼背

R

图 4-50

图 4-47

图 4-51

无效腔

　　无效腔是指不进行呼吸交换的空气体积。在图 4-52 中，呼吸量用手风琴表示。如果排气管由一个相当大的容器（DS）延伸，则会人为增加无效腔。事实上，如果只有 500ml 的潮气量被置换，如果管子和容器的组合体积也为 500ml，那么呼吸只会置换无效腔空间内的空气，手风琴内不会有新鲜空气移动。

　　潜水员的情况（图 4-53）更容易理解。让我们假设他只是通过一根管子与地面相连，通过这个管子他可以吸气和呼气。如果管容积等于他的肺活量，他将永远无法吸入新鲜空气，尽管他尽了最大的努力。每当他呼吸时，他只会吸入被他之前的呼气污染的空气。因此，他很快就会死于窒息，就像潜水初期偶尔发生的那样。这个问题的解决方法是通过管道输送新鲜空气，并通过放置在头盔中的阀门将呼出的空气排出，如气泡所示。解剖学上的无效腔（图 4-54）是呼吸树的体积，即上呼吸道，包括口鼻、气管、支气管和细支气管。这个容积等于 150ml，因此在正常呼吸期间，当只有潮气量被排出时，不超过 350ml 的新鲜空气参与了肺泡气体交换和静脉血液的氧合。通过以下方式提高效率。

- 通过增加吸气或呼气储备量来增加排气量。
- 或减少无效腔的体积，如气管切开术（T），气管切开术将气管直接连接到外部，并将无效腔减少近一半。

　　然而，气管切开术并不是没有风险的，因为它剥夺了呼吸树的天然防御，即通过鼻腔窝过滤和加热吸入的空气，尤其是声门对异物的关闭，并使其暴露于严重的支气管肺感染。因此，只能在严重和紧急危险的情况下使用。

　　在图 4-55 中，呼吸量由手风琴和气管切开术通过管子底部的开口表示（另见第 169 页图 4-40 和图 4-41）。

　　还有另一种类型的无效腔（图 4-56），即生理性无效腔（PDS），它是由肺栓（PE）引起的肺段血管灌注丧失引起的。减少这个未灌注节段的通气量，从而增加了解剖无效腔。

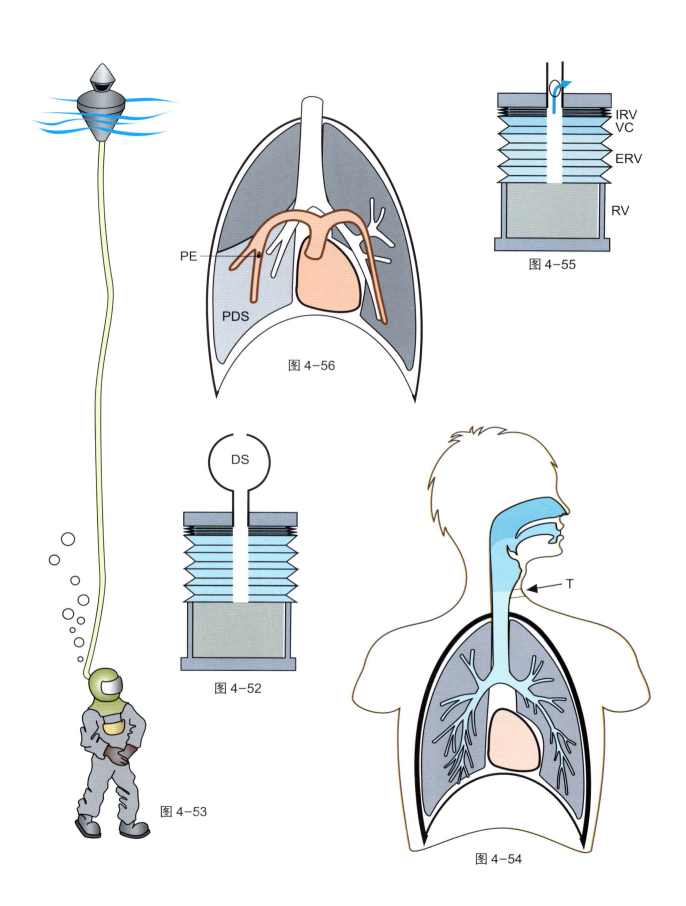

PE

PDS

图 4-56

IRV
VC
ERV

RV

图 4-55

DS

图 4-52

图 4-53

T

图 4-54

胸廓顺应性

胸腔和肺部部分解剖的弹性直接关系到胸廓的顺应性。

在正常呼气时（图 4-57），胸腔和肺脏恢复到平衡的位置，这可以比作弹簧在静止时的位置。因此，肺泡内压力和大气压力是平衡的。

在用力呼气期间（图 4-58），活动的肌肉压缩胸腔的弹性成分。举一个具体的例子，如果代表胸腔的弹簧被压缩，产生 +20cm H_2O 的正胸膜腔内压，则肺内压将超过大气压力，空气将通过气管排出。同时，胸部将倾向于恢复其原始位置，即使弹簧将倾向于回到其原始位置 0。

相反，在强迫吸气期间（图 4-59），可以将其比作弹簧的拉伸，胸腔内相对于大气压力产生 −20cm 的负压。结果，空气进入气管，但胸腔的弹性会再次使其回到原来的位置。这些变化可以用顺应曲线（图 4-60）来表示，顺应曲线将胸内压力（横坐标）的变化与胸内容积（纵坐标）的变化联系起来。

可以绘制三条这样的曲线。

- 全胸松弛曲线（T），其中零压力对应于全松弛时的体积（VR），是单肺（L）的体积/压力曲线和单胸壁（W）的体积/压力曲线的结果。

值得注意的是，残余体积对应于胸壁弹性（PW）施加的压力和肺弹性（PL）施加的压力相等且相反的点。

- 在容积 V_3，即总肺活量的 70% 时，单纯由胸壁产生的压力为 0，在胸部完全放松时产生的压力完全是由于肺的弹性（这两条曲线 L 和 T 在此点相交）。

- 在中间容积（VR）时，完全由胸壁松弛产生的压力正好等于肺松弛产生的压力的一半。因此，胸壁完全松弛产生的压力等于肺松弛产生的压力的一半。

最后一点值得强调。在最大呼气时间，肺还没有失去所有的弹性，因为曲线 L 仍然在零压力的右边。这就解释了为什么当允许空气进入胸膜腔时，肺部仍然可以收缩到最小体积的 VP，此时它们不能再收缩，因此对仍然含有的空气不施加压力。胸部的总弹性（图 4-61）可与两个弹簧（A）的组合进行比较：一个大弹簧 W 代表胸壁，一个小弹簧 L 代表肺。肺通过胸膜对胸壁的功能依赖性可以用两个弹簧（B）的耦合来表示，这两个弹簧（B）需要压缩大弹簧 W 和拉伸小弹簧 L。这两个弹簧的耦合相当于一个单弹簧（C），代表是胸腔的总弹性（T）；然而，如果肺和胸壁之间的功能联系被破坏，每个弹簧都会恢复其自身的平衡位置（A）。

总而言之，顺应性是空气体积和置换所需的壁压之间的关系。在图（图 4-60）中，顺应性对应于每条曲线中间的斜率，因此绿色曲线（肺顺应性）的斜率大于蓝色曲线（胸壁顺应性），总的胸廓顺应性是这两个顺应性（红色曲线）的代数和。

骨关节功能解剖学： 第三卷　脊柱、骨盆及头部（原书第 7 版）
The Physiology of the Joints: *The Spinal Column, Pelvic Girdle and Head (7th Edition)*

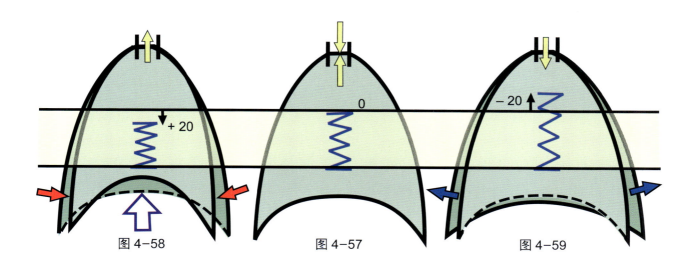

图 4-58   图 4-57   图 4-59

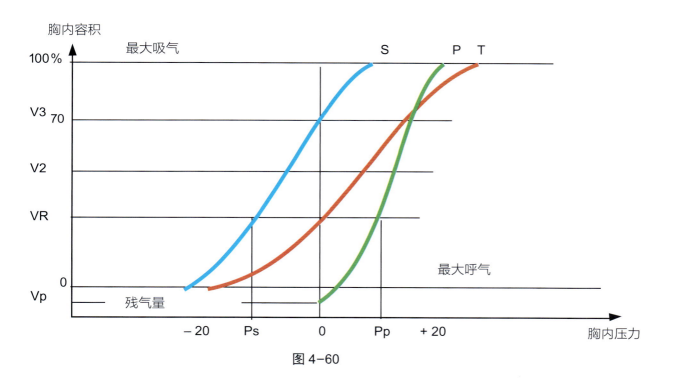

图 4-60

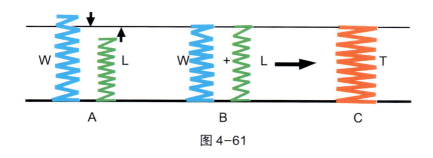

图 4-61

肋软骨的弹性

正如已经证明的（图 4-19 和图 4-20，第 155 和 157 页），在吸气过程中，肋软骨围绕长轴发生角位移和扭转。这种扭转在呼气机制中很重要。在吸气（I）过程中，肋骨的后端与肋骨头关节处的脊柱相连（图 4-62），当胸骨上升时，肋骨软骨以箭 T 和 T′ 所示的长轴旋转。

同时，肋软骨和胸肋关节的角度也发生了改变（为了便于理解，图表显示胸骨是固定的，脊柱是可移动的，这在机械上是相似的安排）。

从图表上看，肋软骨和胸肋关节（图 4-63）是软骨两端的互锁关节。

● 软骨（3）的内侧端和胸骨边界（1）紧密相连，形成一个立体的角度（2），完全由软骨（4）的尖端填充。这允许一些垂直运动，但完全没有扭转。

● 软骨（5）的外侧端的形状像一个前后扁平的圆锥体，贴合在肋骨（6）的前端，肋骨的前端相应地形成了容纳它的形状。这里也可能有一些横向和垂直位移，但根本没有扭转。

相反的运动发生在呼气期间（E）。

在吸气过程中（图 4-64），当肋骨相对于胸骨升高时，肋骨软骨围绕自己的轴扭曲成 t 角，因此变现就像扭杆，类似于弹簧，顾名思义，它的工作方式不是通过缩短和延长，而是通过扭转。这种为工程师所熟知的装置在汽车中用作减震器。

因此，如果一根杆在其长轴上扭曲，它的弹性会储存扭转能量，并在扭转停止时释放出来。同样，吸气肌所产生的能量在吸气时储存在肋软骨的扭杆中；当这些肌肉开始放松时，这些软骨的弹性足以使胸廓骨骼回到初始位置。这些软骨的柔韧性和弹性随着年龄的增长而降低，最终趋于骨化，导致老年人胸部柔韧性和呼吸效率的降低。

这一力学分析揭示了弹性肋软骨在连接刚性肋骨和活动胸骨中所起的重要作用。

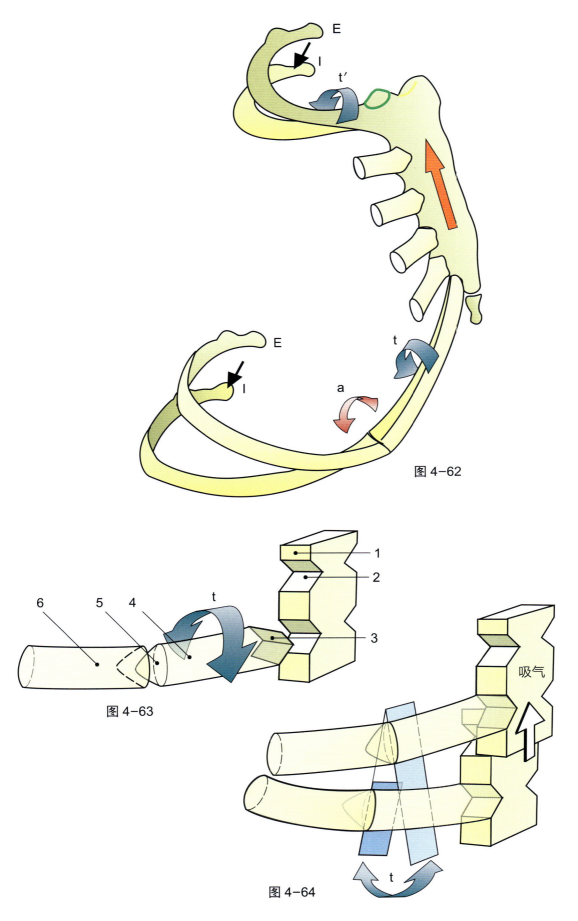

图 4-62

图 4-63

吸气

图 4-64

咳嗽机制与海姆利克（Heimlich）手法

咳嗽的机制

当空气进入呼吸通道时，它被鼻腔过滤、加湿和加热，并且当它进入气管和支气管时理论上没有悬浮颗粒。然而，如果意外的话，外来的颗粒可以进入支气管树，有一种非常有效的机制可以去除它们——咳嗽。同样，咳嗽的目的是排出支气管黏液分泌物，这些分泌物捕获这些细小颗粒，然后通过支气管上皮的恒定纤毛活动向声门飘来——吸烟严重损害了这种活动。

咳嗽的机制分为三个阶段。

● 第一阶段（图4-65）是吸气阶段或所谓的准备阶段，当大部分呼吸储备量被吸入支气管树和肺泡时。这种深吸气的缺点是，它能将声门下的任何异物带入细支气管。

● 第二阶段（图4-66）是压力阶段，包括关闭声门和剧烈收缩肋间肌肉和所有辅助呼气肌，特别是腹部肌肉。特别是腹部肌肉的剧烈收缩。在此阶段，胸腔内压力急剧上升。

● 第三阶段（图4-67）是排出阶段。当辅助呼气肌仍然收缩时，声门突然打开并猛烈地从支气管中释放出一股气流。这将外来颗粒和分泌物通过开放的声门传递到咽部，从那里它们从口咽部咳出来。

因此，似乎咳嗽的效率取决于以下两点。

● 有效的腹部肌肉恢复（因此，在脊髓炎和腹壁瘫痪的患者中，甚至在腹部手术后，当这些肌肉的任何收缩都是痛苦和恐惧的时候，咳嗽是无效的或不可能的）。

● 声门关闭，需要喉部肌肉和神经控制的完整性。

咳嗽是由位于气管分叉（隆凸）和胸膜的感觉器受体引起的一种反射行为。这种反射的传入纤维在迷走神经中集中传送到延髓中心；其传出纤维不仅由作为迷走神经分支的喉部神经传送，而且由肋间和腹部神经传送。它微妙的平衡机制很容易被打乱。

海姆利克（Heimlich）手法

有些情况下，咳嗽是不适当的，例如当一个大异物被吸入。当一个成年人试图吞下一块嚼得很烂的肉，但却把它逼向了错误的方向就会发生这种情况。口腔意外地通过了呼吸道的保护机制，最终进入气管。孩子们可以用同样的方式吸入糖果或一块奶油蛋糕。这是一个引人注目的事件，因为受试者试图深呼吸以咳嗽，却只能设法将异物推到气管下更远的地方，这使得他的呼吸困难变得更严重。如果没有外界的直接帮助，他可能会死于急性窒息。人们应该知道在这种不幸情况下的救生程序。

● 用脚倒抱着不太大的孩子，摇晃它，以排出糖果。

● 对成年人的背部进行一系列有力的击打；然而，如果五次击打后仍然没有改善，那么就继续进行更有效的救生程序。

● 急救人员熟知的海姆利克（Heimlich）动作（图4-68）是站在遇险者身后，猛烈挤压遇险者的上腹部。

● 这个动作可以在自己身上进行，如果是单独的话，只需将上腹部压在椅背上即可。

● 这一招数应该传授给所有保姆、年轻父母、医学和理疗专业的学生，在他们学习的第一年。

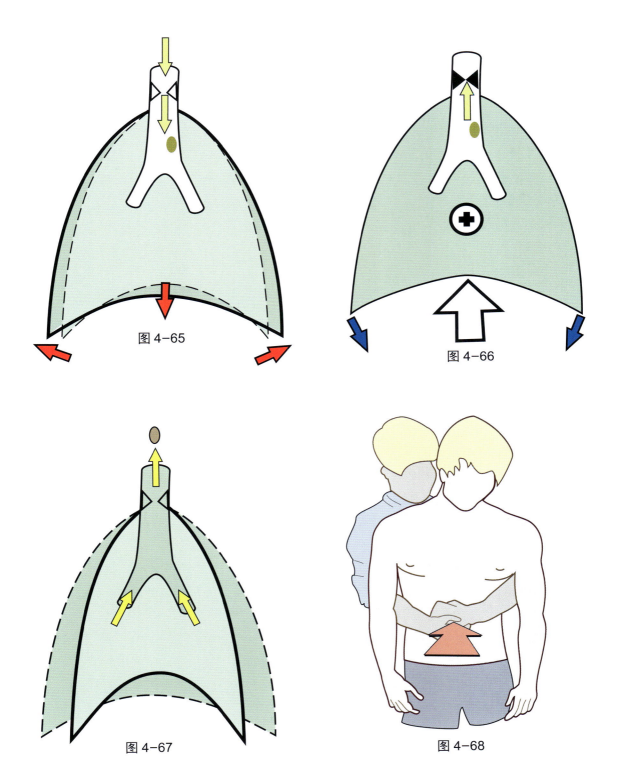

图4-65

图4-66

图4-67

图4-68

喉部肌肉与吞咽时气道的保护

高度复杂的喉部，是通往气管的门户，具有三个基本功能。

- 在做 Valsalva 动作和咳嗽期间关闭声门。
- 吞咽时保护呼吸道。
- 发声。

了解这些功能需要复习喉部的解剖结构。后斜视图（图 4-69）显示以下软骨相互连接。

- 环状软骨（6），对应于气管的第一环，有一个印板*（图 4-75，见第 185 页）或后板（7），有两个关节面，每侧各一个：甲状软骨关节面（22），与甲状软骨（5）的下角连接，杓状软骨关节面（21）与杓状软骨（8）连接。

- 甲状软骨：其内侧表面（2）是可见的，但其侧面被斜线（3）遮挡，斜线（3）在其后边缘的上部支承着附着于舌骨的上角（4）（未在此处示出）甲状舌骨韧带。它由两个薄片组成，形成一个向前开口的立体角度。其后表面的下部（图 4-76，见第 185 页）接收声带（15）的前部附着物（26）。

位于环状软骨印板两侧的粗椎体杓状软骨（8），有以下三个突起。

- 上突或角状软骨（23）（图 4-75 和图 4-76，见第 185 页）。
- 内侧或声带突起（25），与声带相连。
- 侧向或肌肉突起，插入环状软骨后肌（13 和 14）。

在角状软骨和环状软骨的印板的上边缘之间有一 Y 形韧带，即角环韧带（12），在其下茎和其两个上支（10）的交界处有一个小的软骨结节，即杓状软骨（11）。会厌软骨（1）的柄附着于由甲状腺薄层形成的立体角的后侧。形状像叶子，向后凹，其长轴向上倾斜。它的两个侧缘通过两条会厌韧带（9）连接到角状软骨上。还可以看到（图 4-69，见第 183 页；图 4-73，见第 185 页）是右侧环杓杓肌（16），它连接了杓骨和环状弓的前部的肌突，以及右侧的环甲肌（17），它位于甲状软骨下缘和环状弓的前缘之间。

在图 4-70 中，喉部入口用箭标记，边界如下。

- 上方由会厌软骨（1）。
- 外侧由杓会厌韧带（9）加强。由杓会厌肌（19）强化。
- 下方由角状软骨（23）连接，由环角韧带（10）连接，后者在后方由横杓间肌的横向纤维（18）加强。

该入口的侧壁由甲状下肌（20）的表浅纤维构成。

进气口显示为正常呼吸时打开。在吞咽时，声门被关闭，会厌肌（19）和甲状下肌（20）的拉力使会厌向角状软骨下方和后方倾斜（图 4-71）。固体和液体食物在会厌前上表面滑向口咽部和位于环状软骨后面的食管入口（未示出）。

---

*. 这个词来源于它与印环最上面较宽部分的相似性。

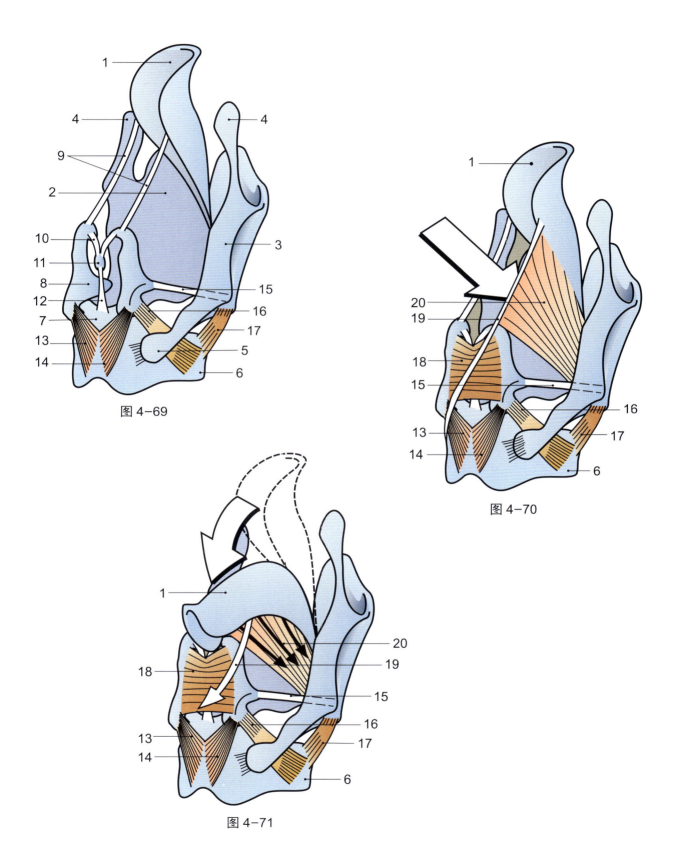

图 4-69

图 4-70

图 4-71

声门和声带：发声

声门是控制喉部气流的通道。两个图（图4-72和图4-73，俯视图）解释声门是如何工作的。

从咽部看到的声门边缘，即从上方看，是一个三角形的裂缝，有一个前尖（图4-72），其两个边界由以下部分组成。

- 声带（15）连接甲状腺软骨（3）的后表面杓状突的发声过程（25）。
- 杓状软骨（24），通过两个垂直轴o和o'的关节从上方与环状软骨（7）连接。

环杓后肌（13）的收缩使环状软骨在其o和o'轴上旋转，并随着声门的开口外展声带过程（25）。

相反地（图4-73），当环杓侧肌收缩时（16），环状软骨向相反的方向旋转。发声时（25）彼此靠近中线，声带（15'）彼此接触，确保关闭了声门裂。

声带的部分图（图4-74）显示，当声门从打开（g）位置移动到关闭（g'）位置时，声带从打开（15）位置移动到关闭（15'）位置，并由所引起的声带过程的位移（红箭）拉伸d长度。通过旋转杓状软骨（24），声带的张力增加，在讲话时发出的音调就越高。

最后两张图说明了声门是如何关闭的（图4-75），声带在说话时是如何绷紧的（图4-76）。

环状软骨（6）和杓状软骨（8）的左前视图（图4-75）显示，杓状软骨位于环状软骨（7）的印板顶部，与之在杓状软骨小面（21）处接合。滑膜型环杓关节的轴呈斜向下、内侧和后外侧（未示出）。

当杓间肌（18）和环杓后肌（14）收缩时（图4-71，第183页），杓间肌横向摆动到一个新的位置（深蓝色，图4-75），其发声过程（25）远离中线。两条声带（15）形成一个三角形的孔和一个位于前面的顶点（图4-72）。相反，当环杓外侧肌收缩时（图4-70，16），杓软骨向内侧摆动，其发声过程与声带（15'）一样接近中线（图4-73）。

如图4-74所示，在讲话过程中，声带受到不同的张力。声门闭合时声带延长。此外（图4-76），假设环状软骨（6）保持不动，环甲肌收缩（图4-69至图4-71，17）。在甲状软骨下角与环状软骨（5）之间的关节轴上旋转甲状腺软骨，使其前部降低。声带的前插入部从26位移到26'，声带被收缩的环甲膜（17'）主动拉长。这种由喉返神经支配的肌肉，因此是语言中最重要的肌肉，因为它控制声带的张力，从而控制声音的音调。

因此，有两种机制可以调节声带的张力。

- 通过环杓侧肌收缩关闭声门裂。
- 通过收缩环甲肌向前倾斜甲状腺软骨。

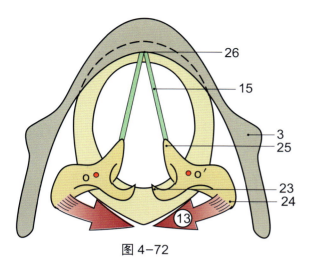

图 4-72

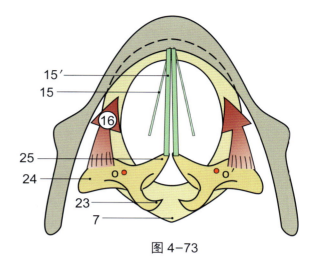

图 4-73

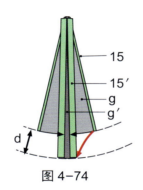

图 4-74

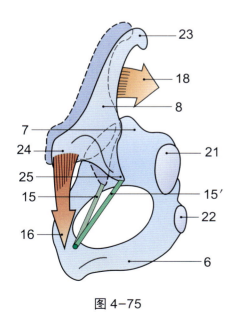

图 4-75

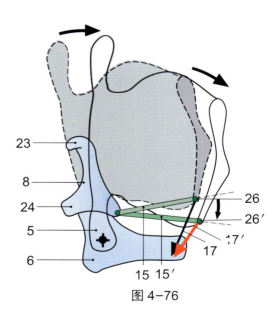

图 4-76

第5章 颈 椎

Chapter 5 The Cervical Spine

林达生 **译** 刘晖 **校**

　　颈椎位于脊柱的最上段，下与胸椎相连。颈椎支撑着头部，并形成了颈部的骨骼结构。它是脊柱中最灵活的部分，其任务是使头部得以在水平和垂直空间内近似 180° 地旋转。必须强调的是，颈椎的活动性和眼球的活动性是可叠加的。因为头部包含有主要的感觉器官：眼睛、鼻子和耳朵，所以头部必须有定位对个体的潜在威胁以及对他们生存有利信息的能力。

　　头部的矢状面将其分为左和右两个大脑半球。来自这两个大脑半球的刺激需要被分离，从而实现三维视觉和听觉，并为威胁或有利信息的定位提供必要的数据。因此，颈部相当于雷达的支架，在空间中不断地旋转，唯一的区别就是颈部的转动不能超过 170°～180°。但与无颈椎的动物相比，这个转动幅度已经十分可观。比如鱼类，尽管它们的眼球有着非常好的活动度，它们仍需要转动自己的整个身体，才能使感觉器官变向。作为脊柱中活动度最佳的节段，颈椎也是最脆弱的部分。不仅仅是因为颈椎活动度大，也与颈椎椎体的结构大小有关，因为它只需要承受相对轻盈的头部重量。当然，一些特殊人群的头部承重非常大，那就另当别论了。

　　颈部，尤其是纤细颈部对女性来说具有很高的审美价值，但它同样是人体暴露最多的部位，极易受到压迫、勒颈、扭转或切割等致命伤。因此在事故发生后，或是在所有直接对颈椎进行操作的治疗过程中，必须非常小心。

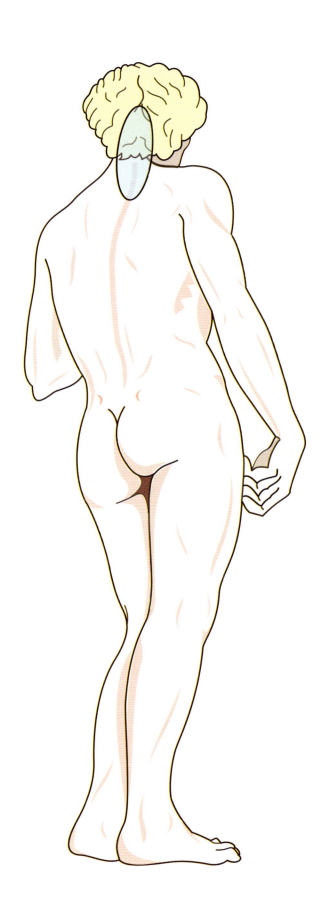

全颈椎

作为一个整体（图 5-1），颈椎由两个在解剖学和功能上截然不同的节段组成。

● 上段或枕下段：由第 1 颈椎（寰椎）与第 2 颈椎（枢椎）组成的。这些椎体通过关节复合体相互连接并与枕骨相连，可绕 3 个轴做 3 种运动。

● 下段：由枢椎的下表面延伸至第 1 胸椎（T_1）的上表面。

除了寰椎和枢椎，其余的颈椎都很相似。寰椎与枢椎互不相同，也不同于其他颈椎椎体。下段颈椎的关节，只有两种活动方式：屈伸活动及联合侧屈旋转活动，不存在单纯的侧屈活动或者单纯的旋转活动。

在功能上，颈椎的两个节段是互补的，目的是使头部可以进行单纯的旋转、侧屈和屈伸活动。我们可以看到这两部分颈椎之间存在拮抗协同关系。

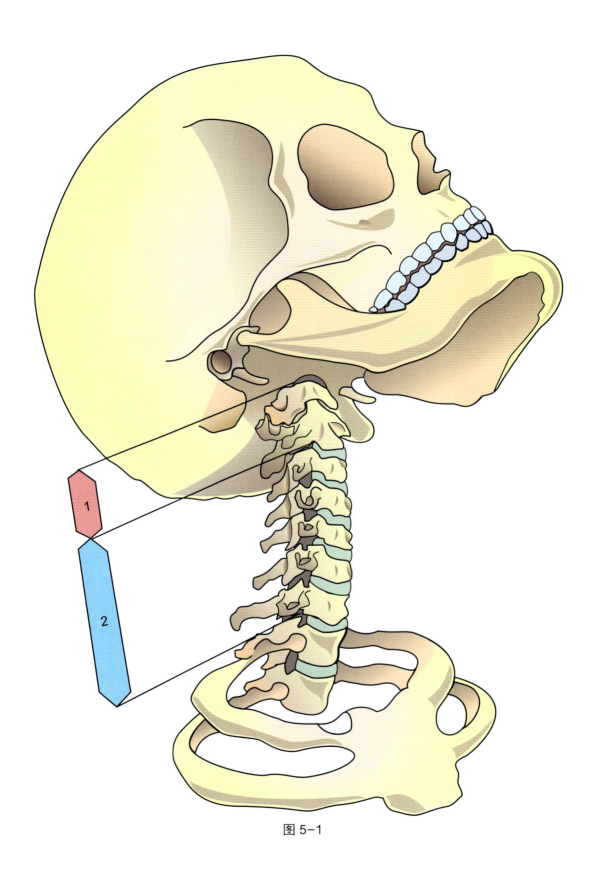

图 5-1

第 1 ～ 3 颈椎的图示

这些高度简化的图示说明了下述的椎体，这些椎体依次向下排列，并且均处于同一个垂直平面。

- 寰椎（图 5–2）。
- 枢椎（图 5-3）。
- 第 3 颈椎（图 5-4）。

寰椎

寰椎（图 5–2）为环状，其横径大于前后径。它有两个侧块（1 和 1′），呈椭圆形。寰椎侧块的长轴斜向前和内侧，每一个均包含以下两个关节面。

- 双凹上关节面（2 和 2′），朝向上方和内侧并与枕髁连接。
- 前后凸的下关节面，朝向下方和内侧，与枢椎的上关节面相关节（12 和 12′）。

寰椎前弓（3）的后方有一个小的椭圆形软骨关节面（4），与枢椎齿状突（11）相关节。它的后弓（5）一开始是扁平的，但在后方变宽，不形成棘突而形成一个垂直的脊，即位于中线的后结节（6）。其横突（7 和 7′）中有椎动脉（8）穿过，并走行于侧块后方的深沟（8′）内。

枢椎

枢椎（图 5–3）椎体（9）的上表面（10）中心为齿状突（11），是寰枢关节的旋转中心。齿状突侧方的两个关节面（12 和 12′）为前后凸、横向扁平，像两个垫肩悬垂于枢椎椎体上方，并朝向上方和侧方。后弓（16）由两块狭窄的椎板（13 和 15′）构成，斜向后内侧。棘突（18）和其他颈椎的棘突一样，有两个结节。椎弓根（16）下方附着下关节突（17 和 17′），表面为两块软骨关节面，朝向前下方，与 C₃（24 和 24′）的上关节突相关节。两侧横突（13 和 13′）均有一垂直孔洞（14），即横突孔，供椎动脉走行。

第 3 颈椎

C₃（图 5–4）与最后 4 节颈椎相似，是一个典型的颈椎。椎体（9）形似平行六边形，宽大于高。C₃上表面（20）两侧缘为钩突（22 和 22′），其关节面朝向上内侧，与枢椎下表面两侧的关节面相关节。C₃上表面的前缘也有一个平面突（21），朝向前上，与枢椎前缘后面的喙突相关节。

C₃下表面两侧缘为钩椎关节关节面，朝向下外侧。它有一个明显的喙突，朝向前下方。

这个典型的颈椎后弓有两个关节突（23 和 23′）。

- 上关节突（24 和 24′），朝向上后方，与上位椎体的下关节突相关节，如枢椎的下关节突（17）。
- 下关节突（图中不可见），朝向前下方，与 C₄的上关节突相关节。

每个关节突通过椎弓根（25）与椎体相连，同时椎弓根也连接着横突的基底（26 和 26′）。关节突也附着于椎体的外侧表面，后者上方有一凹沟，可使椎动脉通过一个圆孔穿出（29）并贴近椎体走行。横突止于前结节和后结节。椎板（27 和 27′）向下倾斜，在中线汇合形成棘突（28）及两个结节。

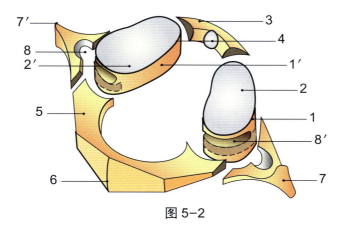

图 5-2

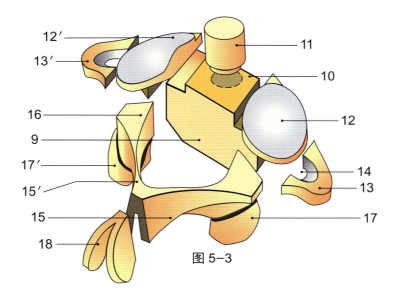

图 5-3

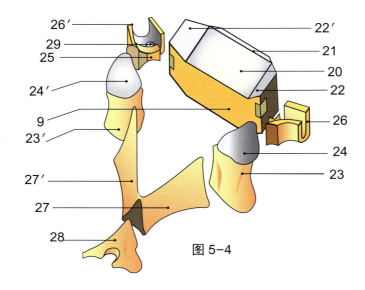

图 5-4

寰枢关节

寰椎和枢椎之间的机械连接是通过三个机械连接关节来实现的。

- 轴向关节，即寰枢关节的中位，以齿状突为枢轴（见第 197 页）。
- 两个对称的外侧关节，即寰椎侧块的下表面与枢椎的上关节表面之间的外侧寰枢关节。

图 5-5（透视轴）和图 5-6（侧视图）显示了其卵圆形上关节面的形状和方向（5）。它的长轴是前后向的，沿以 xx′ 为代表的曲线方向，但横轴是直的。因此，它的表面可以看作是圆柱体 C 表面的一部分，Z 轴向外侧，略向下，因此关节面朝上，略向外，就像军装上的肩带。此圆柱体（此处为透明）从关节面开始，包含了枢椎的外侧部分，并且刚刚超过横突的远处末端。这两张图也揭示了齿状突的不同寻常的形状，它近似圆柱形，但稍向后弯曲。

- 前方的盾状关节面（1），略双凸，并与寰椎前弓的关节面相关节。
- 后方的软骨衬沟（7），横向凹陷，并与功能至关重要的横韧带相连（见第 194 及第 196 页）。

寰椎侧块的矢状切面（图 5-7）展示了各关节面的朝向和曲率。

- 中寰枢关节与齿状突（1）及寰椎前弓关节面（2）在正中矢状平面上表现出弯曲的轮廓。它位于一个在齿状突后方、以 Q 为曲率中心的圆上。
- 寰椎侧块上关节面（3）前后凸，朝向后方，并与枕髁相关节。
- 寰椎侧块下关节面（4）前后凸，位于以 O 为曲率中心的圆上，此圆的半径小于圆 Q。
- 枢椎侧块上关节面（5）前后凸，位于以 P 为曲率中心的圆上，此圆的半径大致等于圆 O。因此，这两个关节面（4 和 5）像轮子一样相互依靠。星型符号代表着寰椎在枢椎上方屈伸运动时的中心（见第 195 页，图 5-9 及图 5-10）。
- 最后，枢椎侧块下关节面（6）朝向前下方。它几乎是平坦的，但其平缓的曲面属于一个在后下方、以 R 为曲率中心的更大圆，与 C_3 上关节突关节面相关节（见第 211 页）。

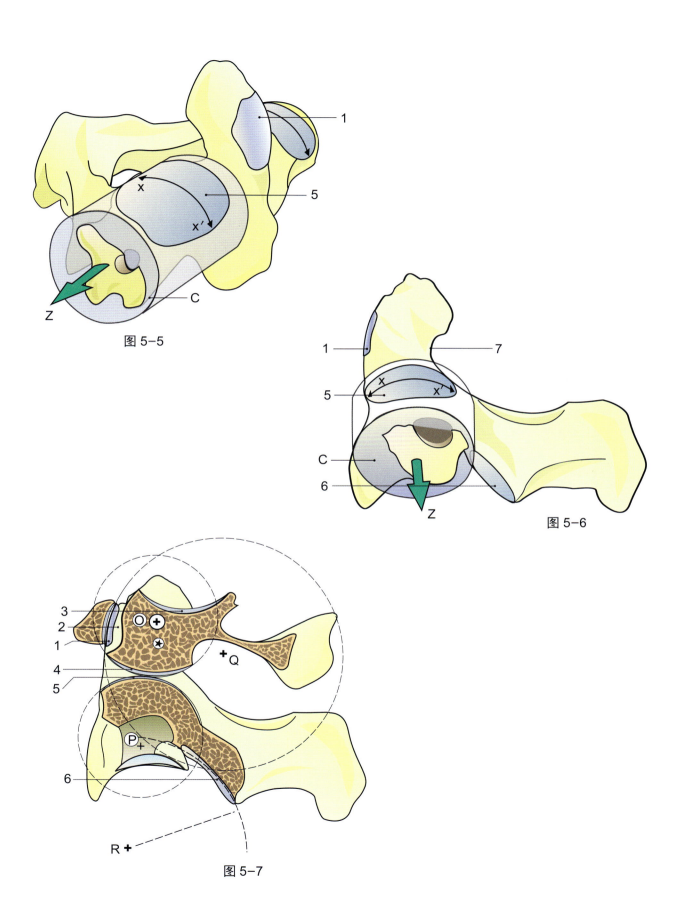

图 5-5

图 5-6

图 5-7

寰枢关节外侧和正中的屈伸运动

如果寰椎侧块在屈曲活动时未在枢椎的上关节面滑动（图 5-8），这两个凸面之间的接触点将会前移，曲率中心 P 与此两表面接触点的连线将由 PA 变为 PA'。此时，寰椎前弓与齿状突前关节面的关节间隙会向上张开（b）。同样，如果寰椎的侧块在伸展活动时没有沿着枢椎上关节面滑动（图 5-9），它们之间的接触点会后移，曲率中心 P 与此两表面接触点的连线将由 PB 变为 PB'。此时，寰椎前弓与齿状突前关节面的关节间隙会向下张开（b）。实际上，仔细判读侧位片时并没有发现任何间隙（图 5-10），这是由于横韧带（T）可以使寰枢椎前弓与齿状突紧密相连（见第 196 页）。

因此，寰椎在枢椎上的屈伸运动的真正中心（见图 5-7，第 193 页）既不是枢椎上关节面的曲率中心 P，也不是齿状突前关节面曲率中心 Q，而是一个侧面观大致位于齿状突中心的点（红色五角星）。因此，在屈伸活动时，寰椎侧块的下关节面与枢椎上关节面同时滑动，同胫骨关节面股骨髁相似。然而必须强调的是，由于一个可变形结构的存在，即横韧带，形成中寰枢关节的后壁，使其有一定的活动度。此韧带紧紧地附着在齿状突后方表面的凹陷中，在伸展活动时向上弯曲，在屈曲活动时向下弯曲，就像弦一样。这也解释了为什么这个关节腔不是完全由骨性结构构成。同样的道理也适用于上桡尺骨关节的环形韧带，它是一个半骨性半韧带性的车轴关节（见第一卷）。

因此，横韧带是至关重要的，因为它能使寰椎不能相对于枢椎向前滑动。当寰枢关节脱位，通常发生于创伤时，由于延髓被齿状突压迫可立即导致死亡（图 5-11）。当寰椎向前（红箭）移位时，齿状突（黑箭）可直接压迫神经轴（浅蓝色）。

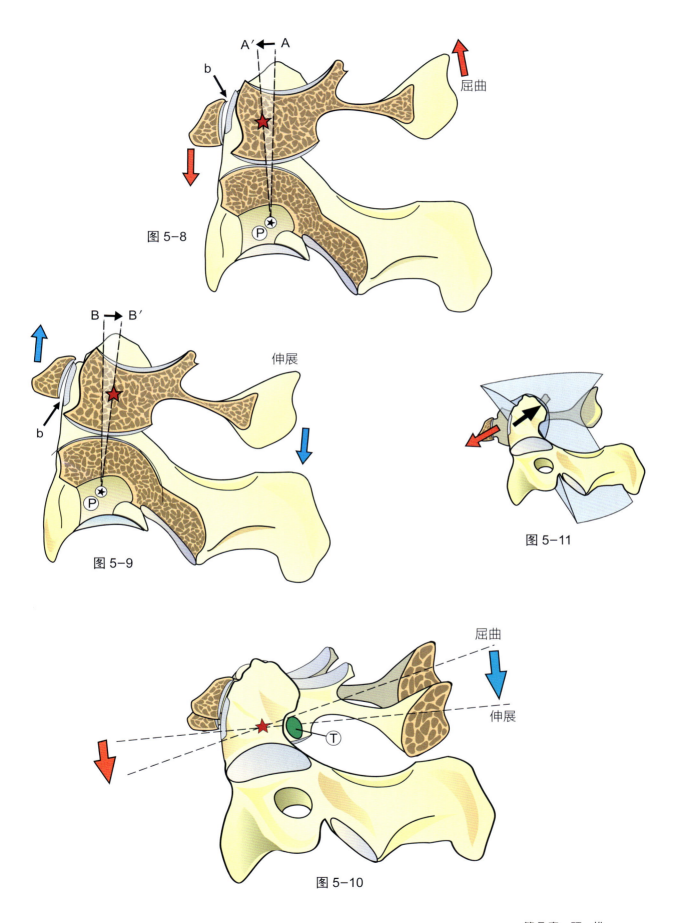

图 5-8

图 5-9

图 5-11

图 5-10

寰枢关节外侧和正中的旋转运动

我们刚刚从侧面研究了中寰枢关节。一张包括整个寰椎的顶面观（图 5-12）和放大视图（图 5-13）使我们易于理解其结构及其在旋转中的作用。中寰枢关节是一个车轴关节，有两个互锁的伪圆柱表面。

● 实心圆柱表面，即齿状突（1）。它并不是严格意义上的圆柱体，因此为关节的屈伸运动又提供了一定的活动度。它有两个关节面，一个位于前表面（4），另一个位于后表面（11）。

● 包含着实心圆柱的空腔（即空圆柱体）完全包围着齿状突，由寰椎前弓（2）的前方和寰椎侧块的外侧组成。每个侧块的内侧面都有一个非常明显的结节（7 和 7'），并与齿状突后方横行的致密韧带相连，即寰椎的横韧带（6）。

因此，齿状突就被包绕在一个骨韧带环内，并在两个完全不同的关节处与之接触。

● 前方为带关节腔的滑膜关节（5）、滑膜囊和两个凹槽，一个在左侧（8），一个在右侧（9）；关节面为齿状突的前关节面（4）和寰椎前弓的后关节面（3）。

● 后方为一个无关节囊且被包埋在纤维脂肪性组织（10）中的关节，纤维脂肪性组织填充了骨韧带环和齿状突之间的间隙。此关节表面为纤维软骨，一个位于齿状突的后表面（11），另一个位于寰椎横韧带的前表面（12）。

在旋转过程中，例如向左侧旋转（图 5-13），齿状突（1）保持不变，而由寰椎和横韧带形成的骨韧带环绕着齿状突轴上的中心（白色十字）逆时针旋转，使左侧关节囊韧带放松（9），并使右侧关节囊韧带拉伸(8)。同时，运动也发生在机械连接的左右寰枢关节。从左向右旋转时(图 5-14)，寰椎左侧侧块向前移动（红箭 L-R），右侧侧块后退。从右向左旋转时（图 5-15）情况相反（蓝箭 R-L）。

然而，枢椎的上关节面是凸起的（图 5-16），因此，寰椎的侧块所走的路径在水平面上不是直的，而是上凸的(图 5-17)，所以当寰椎绕其纵轴 w 旋转时，其侧块从 x 运动到 x' 或从 y 运动到 y'。

由寰椎每个侧块下关节面对应的曲率中心的圆（图 5-16）可知，当处于中间位置或者零旋转位置时，圆心为 o 的圆位于枢椎上关节面的最高点。当这个圆向前移动到 o' 时，它在枢椎上表面的前缘下降 2～3mm（e），而它的中心下降一半的距离（e/2）。当圆向后移动到 o' 时，也会发生同样的位移。

当寰椎在枢椎上旋转时，它以螺旋运动的方式垂直下降 2～3mm，但螺旋的螺纹非常紧密。此外，螺旋还分为两个相反的方向：一个向右旋转，另一个向左旋转。

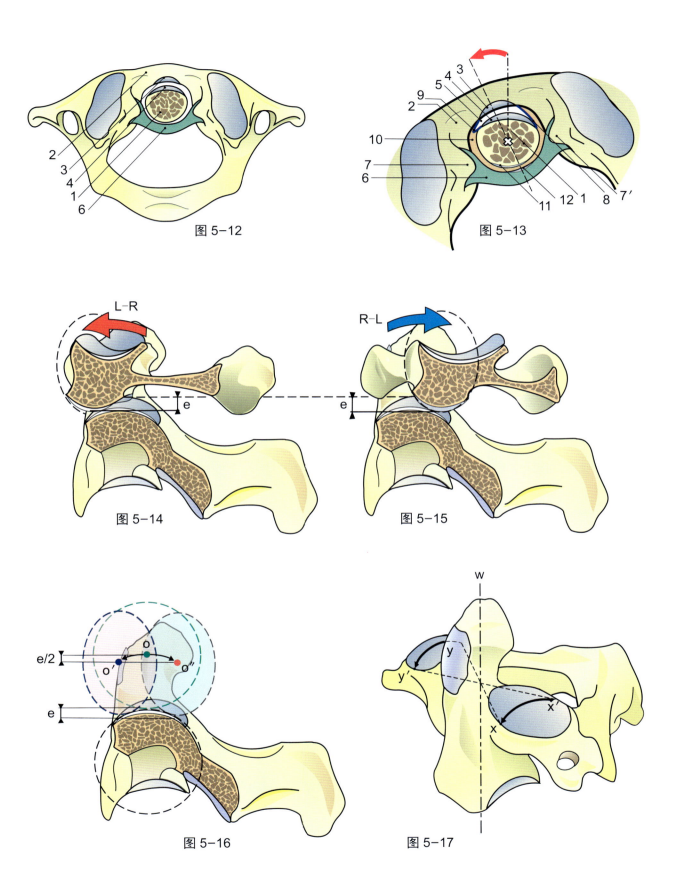

图 5-12

图 5-13

图 5-14

图 5-15

图 5-16

图 5-17

寰枕关节的关节面

事实上，有两个机械连接对称的寰枕关节是由寰椎外侧块的上关节面和枕髁的关节面形成的。寰椎上面观（图 5-18）可见其关节面呈椭圆形，其主轴斜向前方和内侧，汇聚于寰椎前弓中线偏前的一点 N。偶尔它们会出现中部的狭窄，甚至可能被分成两个独立的关节面。它们内衬有软骨，呈双凹形，曲率大致相似。因此这些表面可以被视为一个以 O 为球心的球体表面部分（图 5-19），球心 O 位于关节面的上方，并位于 Q 点的正上方。Q 点为寰椎对称轴和两关节面后缘连线的交点，也是水平面上关节面的曲率中心。P点则为垂直平面上的曲率中心。可见球体（透明部分，绿色虚线）非常精确地位于寰椎侧块的上关节面。寰枕关节的后视图（图 5-20）证实，枕髁表面也位于同一球体的表面，其中心 O 位于枕骨大孔上方的颅骨内。因此，寰枕关节相当于一个球窝关节，一个可在较小的范围内绕三个轴做三种运动的球形关节（图 5-19）。

- 绕垂直轴 QO 作轴向旋转运动。
- 绕横轴 zz' 做屈伸运动，并经过 O 点。
- 绕前后轴 PO 做侧屈运动。

骨关节功能解剖学：第三卷　脊柱、骨盆及头部（原书第 7 版）
The Physiology of the Joints: *The Spinal Column, Pelvic Girdle and Head (7th Edition)*

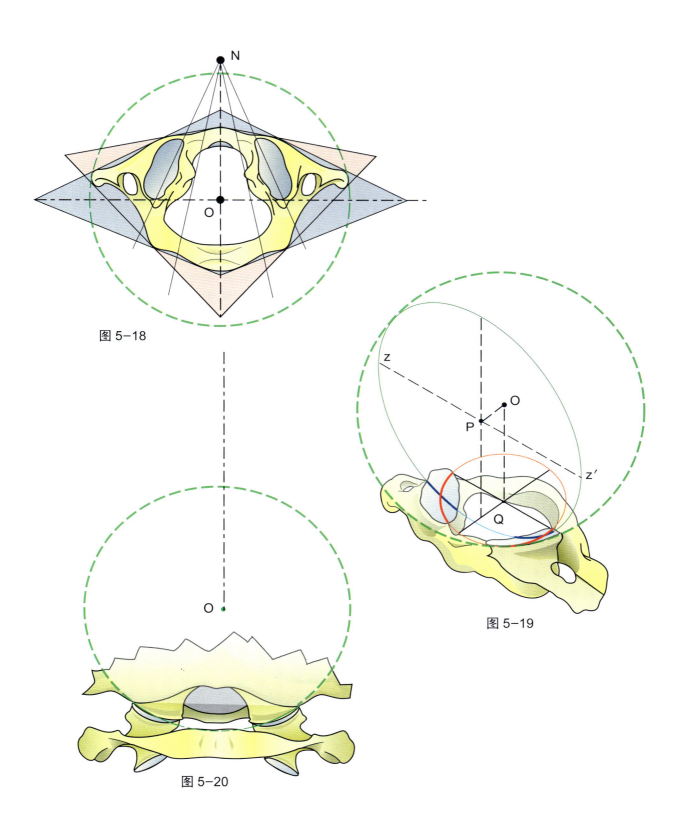

图 5-18

图 5-19

图 5-20

寰枕关节的旋转运动

当枕骨在寰椎上旋转时（图5-21），此旋转运动是寰椎绕着枢椎齿状突中心的垂直轴常规旋转的一部分。然而，此旋转并不是一个简单的过程，因为它会主动拉伸一些韧带，尤其是翼状韧带（L，绿箭）。下方的图解为垂直通过枕骨（A）和寰椎侧块（B）的冠状切面上，枕髁在寰椎上面向左旋转时，右侧枕髁在右侧寰椎侧块可见向前的滑动（红箭1）。但与此同时，包裹在齿状突周围的翼状韧带（L）被拉伸，将右侧枕髁拉向左侧（白箭2）。因此，枕骨向左旋转（蓝箭）时可导致其向左平移2~3mm以及向右侧屈（红箭），从而使得寰枕关节处没有单纯的旋转，而是伴随着平移和屈曲的旋转。

由此图容易得知，在运动学中，一个与平移相关的旋转等价于另一个具有相似范围但旋转中心不同的旋转。上面观（图5-22）中，寰椎呈浅色，枢椎（从枕骨大孔向内看）呈深色，寰椎外侧关节面顶部（at）的枕髁关节面（oc）为透明。在围绕齿状突中心（D）向左旋转一个角度（a）时，枕骨沿矢量V方向向左后侧偏移2~3mm。现在很容易定位真正的旋转中心，在点P对称面稍左侧、连接寰椎侧块后缘的z线上。因此，寰枕关节真正的旋转中心在两个端点之间移动，P表示向左旋转，P′表示向右旋转。这一过程使真正的旋转中心O向枕骨大孔中心后移，使正常椭圆形旋转的实轴与延髓解剖轴重合，这是神经轴扭转的理想位置。

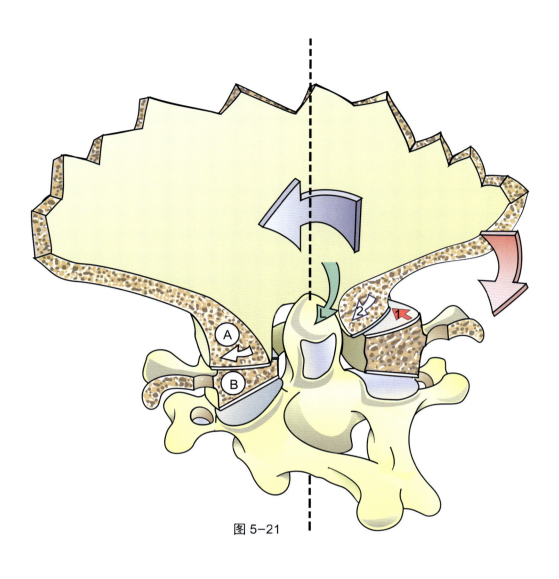

图 5-21

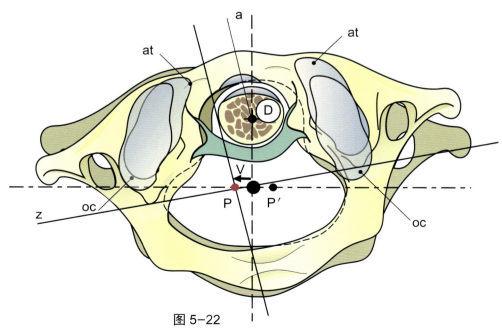

图 5-22

寰枕关节的侧屈及屈伸运动

　　在经过枕骨、寰椎及 C_3 的冠状面上（图 5-23）可见，寰枢关节在侧屈时不活动。侧屈一方面发生在寰椎和枕骨之间，另一方面发生在枢椎和 C_3 之间。在枕骨和寰椎之间的活动范围很小，仅包括枕髁向右滑动以进行左侧屈，反之亦然。图 5-23 中可见，左侧屈时，左侧枕髁靠近齿状突，却因为寰枕关节囊韧带的张力增大而互不接触，尤其是在右侧翼状韧带的作用下。枕骨与 C_3 之间的侧屈总量为 8°，枢椎与 C_3 之间为 5°，寰椎与枕骨之间为 3°。当枕骨在寰椎上屈伸时，枕髁在寰椎侧块上滑动。屈曲（图 5-24）时，枕髁在寰椎侧块上后移，然而枕骨鳞状部分却远离寰椎后弓（红箭）。

　　由于后一种运动总是与寰枢关节的屈曲运动有关，寰椎的后弓和枢椎分开（红箭），寰椎的前弓在齿状突的前关节面上方向下滑动（红箭）。屈曲运动在关节囊和后方韧带（寰枕后膜和后枕骨韧带）的张力增加时被限制。

　　伸展运动时（图 5-25），枕髁在寰椎侧块上向前滑动，同时，枕骨向寰椎后弓靠近（蓝箭）。当寰枢关节伸展时，寰椎和枢椎的后弓互相靠近（蓝箭），寰椎前弓却在齿状突的前面向上滑动（蓝箭）。伸展运动由这三块骨骼的作用实现。在用力伸展的剧烈运动过程中，寰椎后弓就像被夹在由枕骨和枢椎后弓组成的胡桃夹子中一样，可能发生骨折。寰枕关节屈伸的总幅度为 15°。

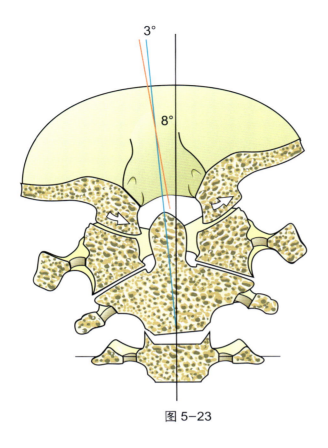

图 5-23

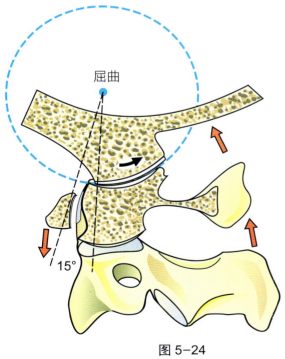

图 5-24

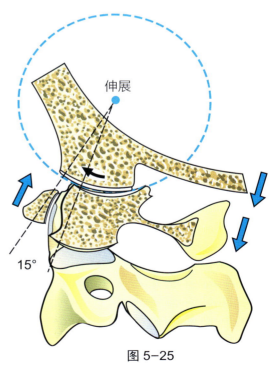

图 5-25

脊柱的枕下韧带

矢状位（图 5-26）可见数量众多的十分致密的枕下韧带，透明部分代表神经轴，B 代表脑干和髓质，C 代表脊髓。与图 5-26 至图 5-34 中所示相同。

首先，横截面从上到下显示的骨性结构如下。

- 枕骨的基底突（a）和角状突（b）。
- 寰椎的前（e）和后（f）弓。
- 齿状突（g）和枢椎（k）（矢状面）。
- 齿状突前关节面（h）与寰椎前弓后关节面（i）相接触。
- 枢椎其余部分，以棘突（n）及部分左侧椎板（o）为特征。
- 枢椎下方，是 C_3 的椎体（q），椎板（s）及左侧椎板（r）。
- 颅后窝（透视观），包括小脑、脑干和枕大孔上方延髓 B 的起始部分。

接下来是韧带。

- 齿状突顶端韧带（1），短而粗，垂直连接枕骨基底突与齿状突顶端之间。
- 横韧带（3，横截面），与齿状突后关节面相连。
- 枕横韧带（4）位于横韧带上缘与枕骨基底突之间。
- 枢椎横韧带（5）位于横韧带下缘与枢椎椎体后表面之间（后三根韧带构成十字韧带，见图 5-29）。
- 枕枢中韧带（7），位于十字韧带后方，从基底突至枢椎椎体后表面，并与枕枢外侧韧带在后方连续（此处未显示）。
- 寰枕关节囊（9）。
- 后纵韧带（12），位于枕枢中韧带和枕枢外侧韧带后方，附着于枢椎基底突的凹沟内及下缘，横跨整个脊柱直至骶管。
- 寰枕前膜，位于齿状突顶端韧带前方，由深（13）带和浅（14）带组成，从基底突至寰椎前弓。
- 寰枢前韧带（16），是寰枕前韧带的向下延伸，从寰弓的下缘延伸到枢椎椎体。在齿状突和齿顶韧带的前面及寰枕中韧带和寰枢韧带的后面，有一个纤维 - 脂肪空间，其内含了寰枢中关节及其关节囊（17）。
- 前纵韧带（18），覆盖在所有韧带的前方。它起源于基底突，跨过寰椎前弓并附着于枢椎椎体（18'）。从那里开始它沿着脊椎的前表面一直延伸到骶骨并附着于椎间盘（d）和椎体（v）的前缘。

后弓由以下韧带相连。

- 寰枕后韧带（19），从枕骨大孔的后缘至寰椎后弓，等同于黄韧带（19'），在两侧寰椎侧块后方都有上升的枕动脉和第一颈神经穿过（C_1）。
- 寰枢后韧带（21），像黄韧带一样连接寰椎后弓与枢椎，在寰枢关节后方有第 2 颈神经（C_2）穿出。

- 棘间韧带（22），连接寰椎后弓和枢椎棘突，也连接下方颈椎的棘突。
- 项韧带（23），与棘上韧带同源的非常厚的纤维隔，与枕骨中线相连，并将颈部肌肉分为左右两个区域。
- 关节囊（24），在枢椎和 C_3 边缘之间的有第 3 颈神经走行的椎间孔（C_3）的后方。
- 黄韧带（25），连接枢椎后弓和 C_3。

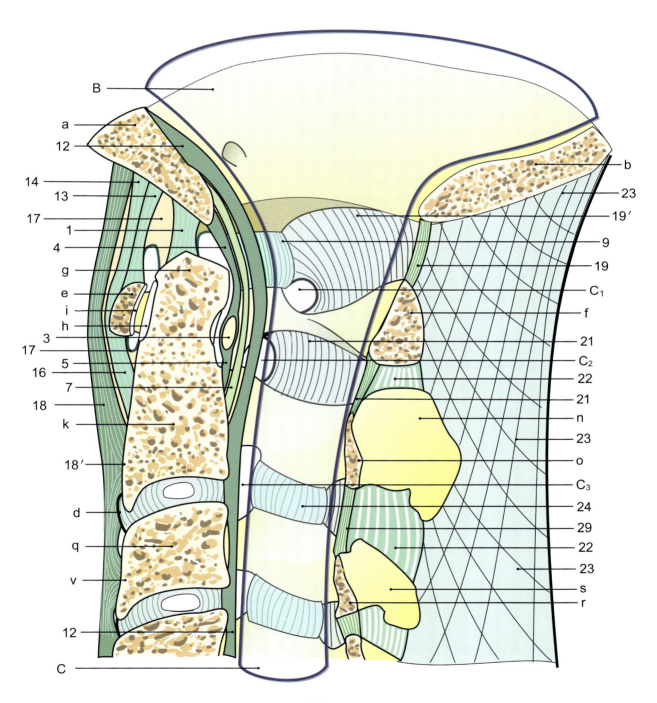

图 5-26

枕下韧带

图 5-27 显示了后枕下韧带的排列。这是一个通过后弓（f、t、r，已被去除）在额顶水平后面观的颈椎图片。图 5-26 中显示的结构仍然可见，并新增了以下内容。

- 颅内表面（a）和枕鳞（b）的横截面。
- 枕骨髁部（c）。
- 寰椎侧块（d）和前弓（e）。
- 寰枢关节与寰椎侧块的下关节面（1），枢椎的上关节面（m）。
- 椎弓根的一部分和枢椎关节突（t）。
- 枢椎椎体的后表面，齿状突后方的关节面（h）及横韧带。
- C$_3$ 椎体（q）的后表面及其椎板的横截面（r）。

以下韧带连接在不同的骨上。

- 深平面（图 5-28）。
- 齿顶韧带（1）。
- 两翼状韧带（2）。
- 横韧带（3），在寰椎两侧块之间水平走行。
- 枕横韧带（4），在横韧带的后缘被齐切。
- 枢椎横韧带（5），类似地切除并向下折叠。
- 中间平面（图 5-29）。
- 完整的十字韧带（6），由横韧带、枕横韧带和枢椎横韧带组成。
- 外侧是寰枕关节囊（9），外侧由上面的翼状韧带（10）和下面的寰枢关节囊（11）加强。
- 浅平面（图 5-30）。
- 枕枢中韧带（7），与翼状韧带（8）侧面直接相连，并与部分切除的后纵韧带（12）轴向相连。

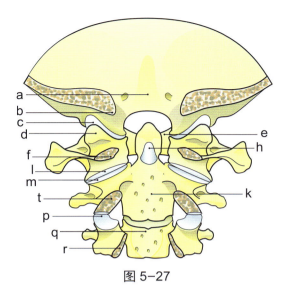

图 5-27

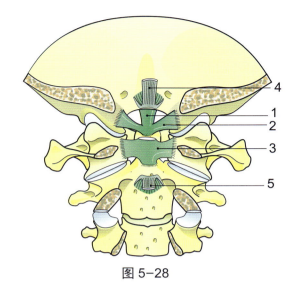

图 5-28

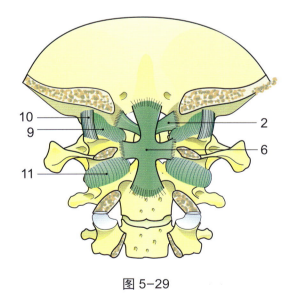

图 5-29

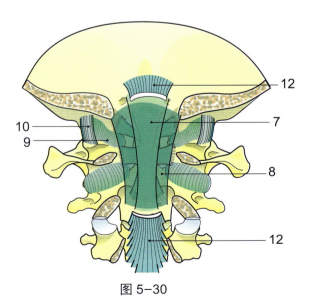

图 5-30

枕下韧带（续）

图 5-31 和图 5-33 仅显示了骨性结构，而图 5-32 和图 5-34 还显示了附着的韧带。

图 5-31（前方）显示了所有已经提到的骨结构。图 5-32 包含如下的前韧带。

- 寰枕前膜，其深层（13）和浅层（14），后者部分覆盖寰枕关节囊（9）。
- 寰枕前外侧膜（15）位于前外侧，从枕骨基底突斜行至寰椎横突。
- 寰枢前韧带（16），外侧与寰枢关节囊相连（11）。
- 前纵韧带（18），仅显示其左半部分。
- 枢椎和 C_3 的关节囊（23）。

骨性结构的后视图（图 5-33）显示寰椎、枢椎和第 3 颈椎的后弓，椎骨之间可见椎管，寰椎和枕鳞之间可见枕骨大孔。韧带的后视图（图 5-34）显示覆盖椎管前表面的右侧韧带（已在图 5-29中显示）。

- 翼状韧带（7）和枕枢外侧韧带（8）。
- 寰枕关节的关节囊韧带（9），由寰枕外侧韧带（10）加固。
- 也可见椎动脉，它向上穿过椎间孔，向后弯曲，然后向中间弯曲，绕过寰椎侧块的后缘（25）。

在左侧，后方韧带包括以下部分。

- 寰枕后膜（19），被寰枕韧带（20）覆盖，从枕鳞延伸至寰枕横突。
- 寰枢后韧带（21）。
- 棘间韧带（22）被项韧带（23）覆盖（此处只显示左半部分）。
- 最后是枢椎与 C_3 的关节囊韧带（24）。

图 5-34 可见以下结构。

- 第一颈神经（26）从椎动脉孔穿出。
- 第二颈神经（27），其后支分出枕大神经。
- 第三颈神经的后支（28）从椎间孔穿出，即在枢椎与 C_3 关节前方（24）。

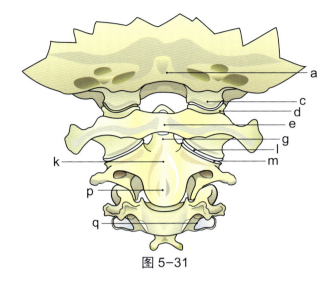

图 5-31

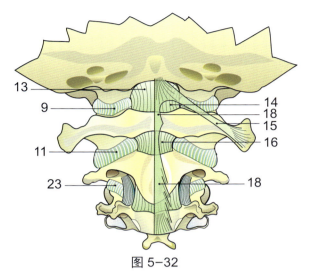

图 5-32

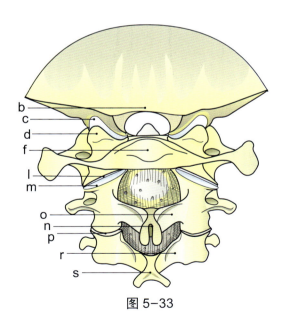

图 5-33

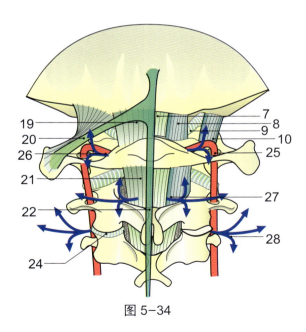

图 5-34

颈椎的典型结构

一个颈椎典型结构的后上视图（图 5-35）显示了它的各个部分（图 5-36 中也单独显示），如下所示。

- 椎体（1）及其上终板（2）两侧由两个横向的扁平结构抬高，即钩突（3 和 3'），它包围了关节表面，覆盖在上节椎体的下位椎间盘表面。
- 上终板前缘平坦区（4）及下终板前缘喙状前 – 下延伸区（5）。

上终板整体上呈鞍状，横向为凹面，纵向为凸面。在椎间盘的帮助下（未显示），它与覆盖在上的椎体的下终板的形状相适应。这种关节复合体类似于鞍状关节，允许屈伸优先发生，而侧弯受到在屈伸过程中引导前后运动的钩突的限制。

- 椎体后部的外侧面附着椎弓根（6 和 6'），椎弓根起源于后弓和横突的前根（7 和 7'）。

颈椎横突的形状和方向不同寻常（图 5-37）：它们上方形成上凹沟，向前侧方向走行，与矢状面形成 60° 的夹角，却以 15° 的角度略微斜向下倾斜。沟的后中末端是椎间孔，前外侧末端有与斜角肌相连的两个结节。该沟有横突孔穿通，椎动脉从此通过。颈神经从椎管的椎间孔出发，沿着这条沟，以直角交叉于椎动脉，然后在横突的两个结节之间出现。

- 横突沟内的这个孔使这个横突分别起源于两个根，一个直接附着在椎体上，另一个附着在关节突上。
- 关节突（9 和 9'）位于椎体的后部和外侧，并通过椎弓根（6 和 6'）连接于椎体。关节突都有关节面，图中仅显示了与上位椎体下关节突相连的上关节突关节面（10 和 10'）。
- 后弓形成椎板（11 和 11'），它们在中线处闭合，形成双裂棘突（12）。
- 后弓依次由椎弓根、关节突、椎板和棘突组成。
- 椎间孔下以椎弓根为界，中以椎体和钩突为界，外侧以关节突为界。
- 椎管（C）为三角形，前以椎体为界，后以椎弓为界。

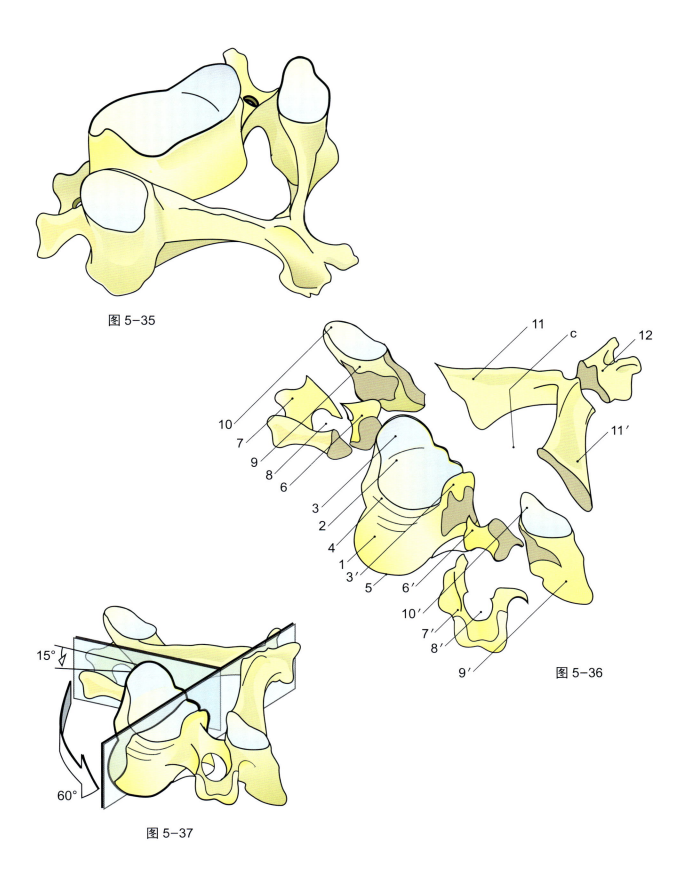

图 5-35

图 5-36

图 5-37

15°

60°

11

c

12

10

7

9

8

6

3

2

4

1

3′

5

6′

10′

7′

8′

9′

11′

下颈椎的韧带

在枕下区域的非常特殊的椎间韧带已经被提出。其中一些向下延伸到下颈椎区域。从后面和左边的角度（图5-38）可以详细地看到下颈椎间韧带，以及颈椎的矢状切面和它的上终板（a）及钩突（b）。该椎体通过椎间盘与下位椎体相连，其组成部分清晰可见，即纤维环（1）和髓核（2）。

前纵韧带（3）和后纵韧带（4）分别位于椎体前后。钩椎关节两侧都被关节囊（5）包绕。

小关节由关节突（d）与关节囊（6）构成，6′为切开的关节囊。在两侧的椎板之间有黄韧带（7），7′为黄韧带的横截面。

棘突（j）由棘间韧带（8）在后方与棘上韧带相连，棘上韧带在颈部被明确定义为项韧带（9），并有斜方肌和夹肌与其两面相连

横突及其前（e）和后（f）结节由横韧带相互连接（10）。

横突层面还可见横突孔（g）和椎间孔（i），其边界如下。

- 上为椎弓根（h）。
- 后方和外侧为关节突和小关节。
- 前方和内侧为椎体，和由纤维环（1）、髓核（2）和钩突（3）组成的椎间盘。

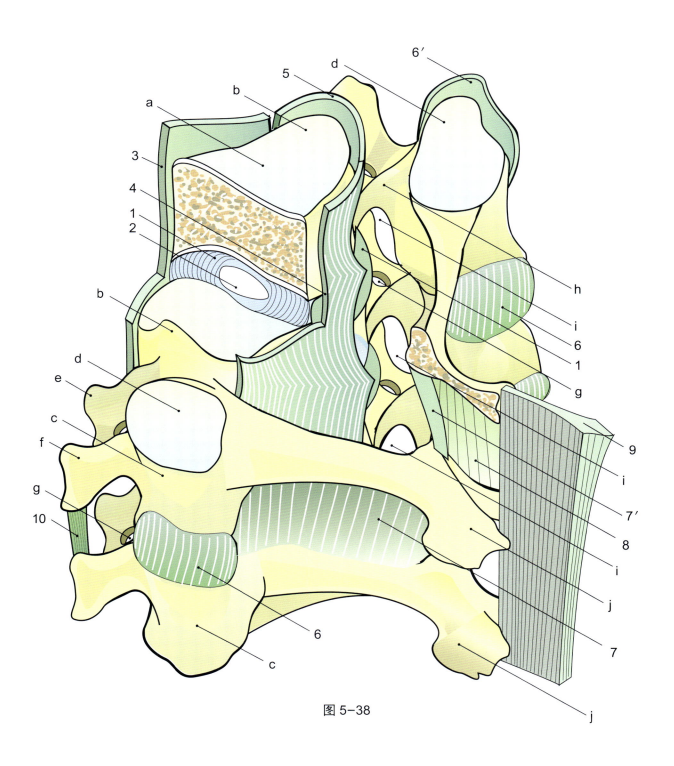

图 5-38

下颈椎的屈伸活动

在中立位，椎体（图 5-39，侧视图）由椎间盘连接，椎间盘髓核稳定，纤维环均匀拉伸。颈椎（图 5-40）也通过其关节突连接，关节突向下和向后倾斜。在颈椎下段，这些关节面在前、后平面上有轻微的前凹，其弯曲中心在非常前、下的位置。由于颈椎前凸，这些曲率中心比关节面本身的平面距离更远。在第 218 页这些轴汇聚的重要性将变得明显。在伸展过程中，上椎体倾斜和向后滑动（图 5-41），椎间隙后方比前方窄，髓核稍向前，纤维环前方进一步伸展。由于椎体的这种后向滑动并不发生在关节面曲率中心周围，小关节的间隙（图 5-42）向前张开。事实上，上关节面不仅相对于下关节面向下和向后滑动，还与之形成一个夹角 x'，它等于关节面两条垂线（红色）之间的 x" 角和伸展的 x 角。

伸展运动（蓝箭 E）受前纵韧带的张力的保护，也是通过骨性结构之间的接触，即下位椎体上关节突对上位椎体横突的影响，以及一个椎体后弓通过韧带对另一个椎体的影响。

屈曲时，上位椎体（图 5-43）倾斜并向前滑动，压迫椎间盘前方，使髓核向后，拉伸纤维环的后方。上位椎体的前倾得益于下椎体上表面的平坦区域，这使得上位椎体下表面的喙状突出物得以通过。

与伸展活动一样，上位椎体的屈曲活动（图 5-44）不会发生在关节面的曲率中心附近。结果，上位椎体的下关节面向上前移动，而这些关节面间的间隙朝向后下形成一个角度 y'，等于屈曲的角度 y 和两关节面垂线（红色）形成的角度 y"。

屈曲运动（红箭 F）不是通过骨性结构限制，而是通过后纵韧带、关节囊韧带、黄韧带、棘间韧带和项韧带（颈椎棘上韧带）的张力增加限制。

在汽车事故中，从后面或前面的冲击，颈椎往往非常剧烈地伸展然后屈曲，这就导致了挥鞭伤。这与各种韧带的拉伸甚至撕裂有关，在极端情况下会导致关节突的前脱位。上位椎体的下关节突钩在下位椎体上关节突的前上缘。这种类型的脱位包括交锁，是很难避免的，并危及延髓和颈髓，有突然死亡、四肢瘫痪或截瘫的危险。在处理这种类型的创伤的患者时需要十分谨慎。

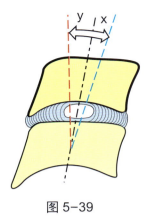

图 5-39

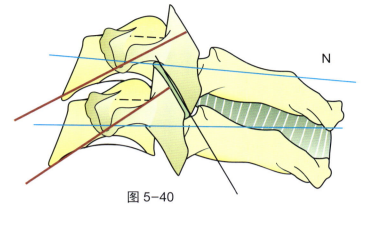

图 5-40

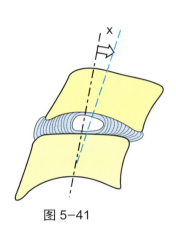

图 5-41

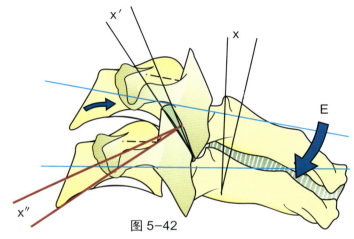

图 5-42

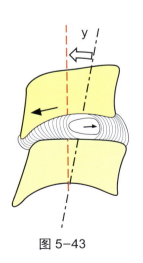

图 5-43

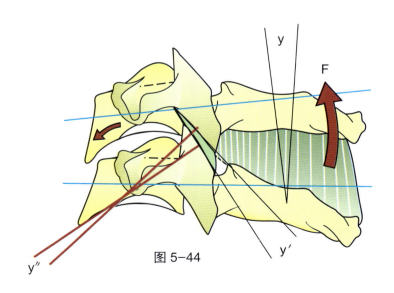

图 5-44

钩椎关节的运动

除了颈椎各关节和椎间盘的运动外，还有两个额外的小关节的运动，即钩椎关节。

冠状切面（图5-45）显示了两个椎体表面和椎间盘及其髓核、纤维环，但椎间盘未延伸至椎体边缘。实际上，上终板的两侧呈桥墩样矢状凸起。每个钩突的软骨关节面向上向内，与上椎体下外侧缘的向外下半圆形软骨关节面相关节。这个小关节被包裹在一个与椎间盘融合的囊中：因此它是一个滑膜关节。在屈伸过程中，当上椎体向前或向后滑动时，钩椎关节的关节面也相对滑动。钩突在这个运动过程中引导椎体。

在侧弯时（图5-46），这些钩椎关节的间隙以a′或a″的角度张开，等于侧弯的角度a，也等于连接横突的两条水平线nn′和mm′之间的夹角。图中还显示了对侧的髓核移位和同侧的钩椎关节关节囊韧带的拉伸。

在现实生活中，钩椎关节的运动要复杂得多。我们稍后将看到（第218页）单纯侧弯运动并不存在，总是会伴随着旋转和伸展。因此在这些运动中，当上位椎体向后运动时，钩椎关节关节间隙不仅向上或向下，而且向前。这些图表（图5-47和图5-48，极其简化后的椎体）是用来解释这些运动是如何发生的。在掌握了联合侧屈－旋转运动的机制后，最好还是回到这些图上来。

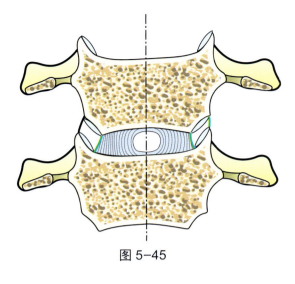

图 5-45

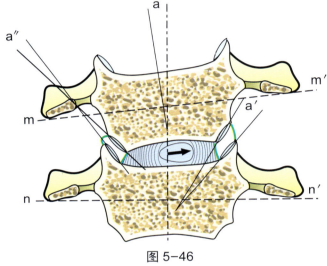

图 5-46

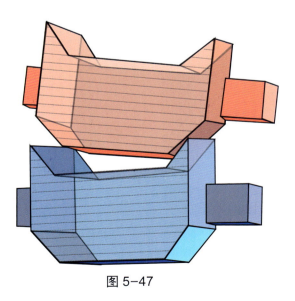

图 5-47

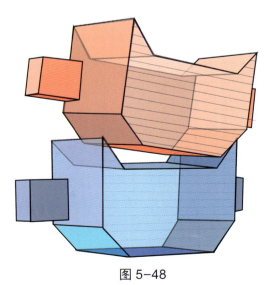

图 5-48

关节面的方向：侧方屈曲 – 旋转的复合轴

下颈椎的外侧屈曲和旋转受关节突关节面方向的控制，这排除了任何单纯的旋转或单纯的侧屈。

如图 5-49 所示，颈中段椎体的上关节面，如第 5 颈椎（C_5），与 P 平面同平面，斜向后下。因此，上位椎体（C_4）的任何滑动只能有以下两种类型。

- 向上的球形滑动，即相当于屈曲运动；或向下的球形滑动，即相当于伸展运动。

- 差异滑动，C_4 左侧关节面向上向前滑动（箭 a），而右侧关节面向下向后滑动（箭 b）。因此，在 P 平面内的这种差异滑动相当于绕着垂直于 P 平面的轴 A 旋转，并位于矢状面内。C_4 围绕斜向前下轴 A 的旋转使其具有旋转 – 侧向弯曲的联合运动，这种联合运动取决于轴 A 的倾角。

通过关节面的水平截面显示，这些关节面的上表面和下表面并不是严格意义上的平面。

- C_6、C_7 稍向后凸（图 5-50）。
- C_3、C_4 稍向前凹（图 5-51）。

这些观察结果与先前的陈述并不矛盾，由于平面 P（图 5-49）可以用一个宽的球面代替，其曲率中心位于 C_6 和 C_7 椎体 A′ 下方（图 5-52），C_3 和 C_4 椎体 A″ 上方（图 5-53）的 A 轴上。因此，侧屈伸复合轴仍然与图 5-49 中的 A 轴重合。

颈椎侧位片（图 5-54）显示关节面的方向如下。

- 从 a 到 f 的平面相对于垂线都是倾斜的。

- 此外，它们的倾斜度在尾 – 头方向上是增大的。与 C_7 和 T_1 之间的椎间隙对应的平面 f 与水平面的夹角仅为 10°，而平面 a，对应于 C_2 和 C_3 之间的椎间隙，与水平线形成 40°~45° 的夹角。因此，在最低（f）和最高（a）的平面间距之间有一个 30°~35° 的夹角。

然而，这些平面并不完全指向同一点。这些平面的倾斜度没有规律地增加，最后三个平面（d~f）几乎平行，前三个平面（a~c）大体上是高度汇聚的。

如果在每个关节突的水平上画一条中线，轴 1~6 的倾角有规律地增大，并与 30°~35° 的夹角相吻合。但轴 6 几乎是垂直的，表示在这一水平上几乎是单纯旋转，最高轴 1 与垂线成 40°~45° 角，表明在这一水平上旋转和侧方屈曲几乎相等。图 5-54（图来自 Penning）中的黑色十字符号，代表着旋转的中心并对应着每个上位椎体的屈伸横轴位置。在头 – 尾方向上，这些运动中心在椎体中逐渐向前上移动，但与侧位 X 线片上极度过伸过屈位理论的中心位置不一致（黑色星型符号）。

重点是轴 1~6 的侧屈旋转运动是汇聚的。

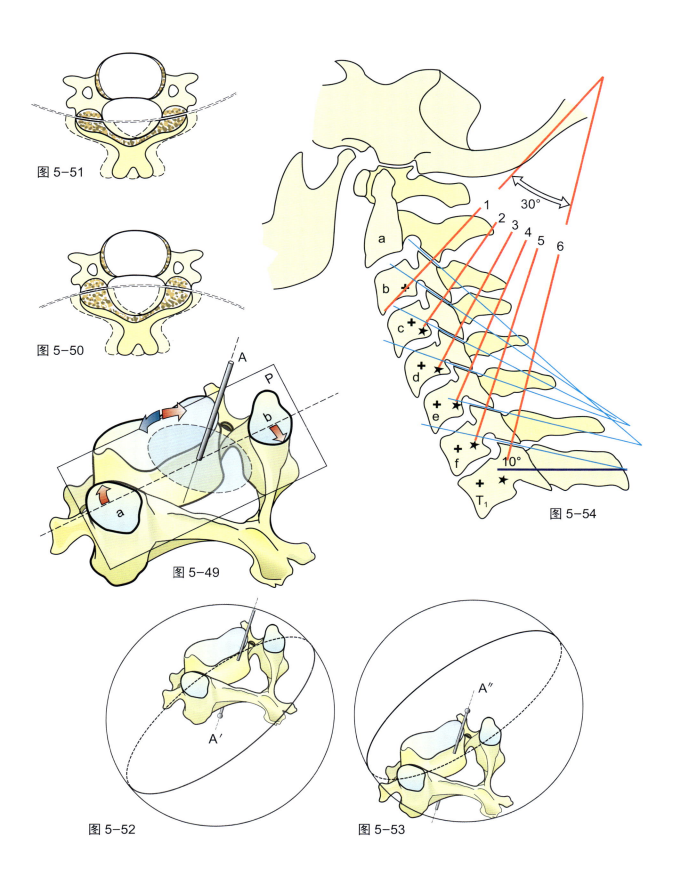

图 5-51

图 5-50

图 5-49

图 5-54

图 5-52

图 5-53

下颈椎的联合侧屈 – 旋转运动

　　脊柱每一水平轴的倾斜度决定了侧屈和旋转的联合运动，这也对屈伸运动造成影响。沿着下颈椎的整个长度，在 C_2 和 T_1 之间（图 5-55，下颈椎中间部分的图示）有一个额外的伸展部分。事实上，在沿着脊椎轴线的 T_1 水平，C_7 和 T_1 之间的运动导致了 C_7 的联合侧屈旋转运动；而在已经发生侧屈旋转运动的 C_6 和 C_7 之间，不仅仅发生侧屈旋转运动，还发生了额外的伸展运动。这种联合运动将在尾 – 头方向上变得更加明显。如果这种下颈椎的联合运动用 X 线正侧位片在三个参考平面上进行分辨（遗憾的是不能进行横向 X 线检查，但现在可以进行 CT 扫描），那么可以观测到以下三个部分。

- 侧弯运动（L）在冠状面（C）的一个部分。
- 伸展运动（E）在矢状面（S）的一个部分。
- 旋转运动（R）在水平面（T）的一个部分。

　　因此，颈椎除了屈伸运动外，只能进行联合侧屈 – 旋转 – 伸展的刻板运动，并通过下颈椎自身的屈曲拮抗部分伸展运动（图 5-56）。相反，正如我们将看到的（第 228 页），其他不理想的部分只能在上颈椎中被拮抗。

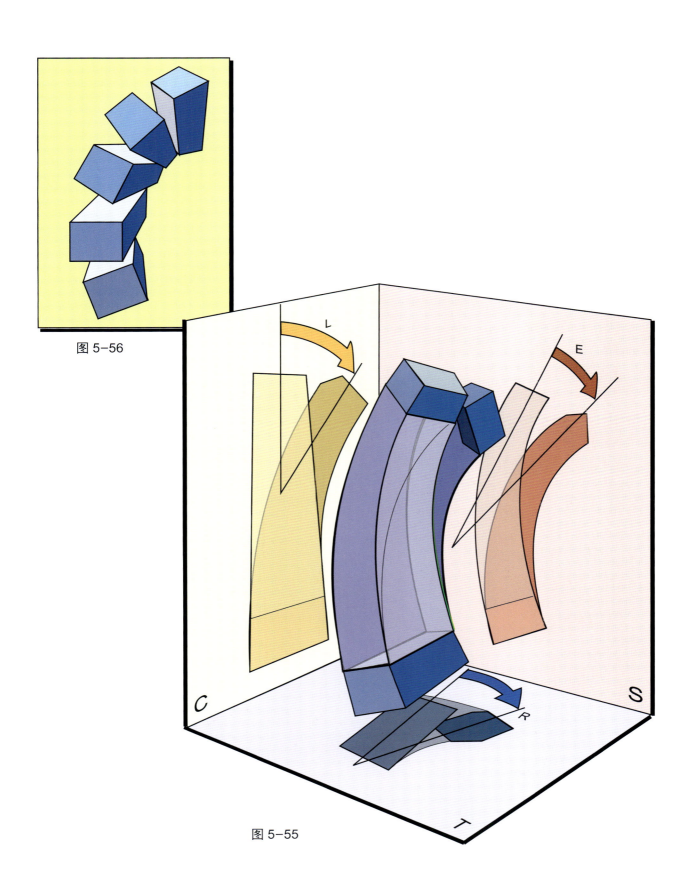

图 5-56

图 5-55

侧屈 – 旋转运动的几何图解

侧屈 – 旋转运动可以用几何图形（图 5-57）来表示。通过简单地使用一个三维图形来描绘平面 R 在 u 轴上发生的侧屈 – 旋转运动。这个平面 R 对应于之前定义的关节之间的平面。因为 u 轴是倾斜的，所以 R 平面也与冠状面（C）和水平的参考面（T）形成一个角度 a。与两个平面垂直的矢状面 S 包含了节段 k（红色部分），它与上椎体围绕 u 轴旋转时的对称轴相对应。

这个部分绕轴（u）在平面 R 中向右旋转一个角度 b 时，角 b 投影到水平面 U 上为角 c。它的最终位置（1）在垂直平面 P 上，P 同时绕着经过 O 的垂直线旋转。在这个新的位置上，1 部分投影到平面 C 上为 l′。同样地，在平面 T 中，旋转也被测量为平面 S 和 P 之间 o″ 的夹角 c。这些投影分别代表如下运动部分。

- C 平面的侧屈运动部分。
- T 平面的旋转运动部分。

当上位椎体绕 u 轴旋转时，下位椎体的轴向 u′ 方向移动，下一上位椎体的轴向 u″ 方向移动。这解释了新的伸展运动时如何生成的，可以通过三角学计算。此处我们不便于这么做。如图 5-58 所示的两节颈椎，一节位于另一节之上，上位椎体绕 u 轴向右旋转（红箭），左侧侧块向前移动，右侧侧块向后。这种旋转由经过每个椎体上关节表面的虚线表示。

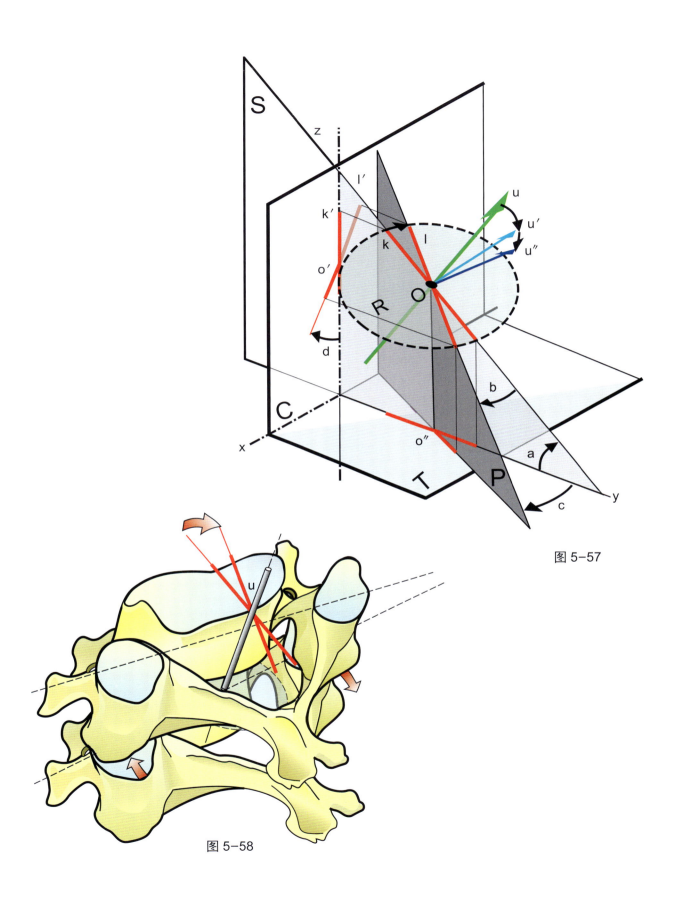

图 5-57

图 5-58

颈椎的机械模型

根据已经提出的结构观点，以及对枕下段上颈椎和下段颈椎功能性区分的认识，我们设计了一个力学模型（图5-59）来说明颈椎关节的各种运动模式。

对于 C_2 和 T_1 之间的下颈椎，根据其相对于椎体的解剖倾斜度和方向，只显示在围绕斜轴发生的联合侧屈旋转运动（见第226页），椎体在这个模型中不是由椎间盘连接的。椎体本身限制了侧屈旋转的运动。此处我们故意省略了屈伸运动，以突出侧屈旋转运动。

枕下段颈椎是严格按照其力学性能建构的，包括以下几部分。

● 与齿状突相对应的垂直轴，使代表寰椎的椭圆终板能够旋转和屈伸，这是在寰椎终板和 C_2 之间故意引入了一些机械运动的结果。

● 与寰枕关节小范围对应的一个关节复合体。它有以下三个直角轴。

➢ 位于寰椎终板中心的垂直轴。

➢ 两个相互垂直并与上述垂直轴垂直的轴。它们代表了与寰枕关节的侧屈旋转和屈伸轴相对应的万向关节的两个轴。

完整的细节在231页的图5-64中有清晰的说明。从整体上看，枕下段颈椎相当于一个关节复合体，有3个轴和3个方向活动度，连接着 C_2 和枕骨。在这个模型中，枕骨是一个水平的平板，包含了头部的3个主要参考平面。

● 浅灰色的矢状面。

● 白色的冠状面。

● 位于另外两块平面下方灰色的水平面。

这个模型可以让人理解两个部分的颈椎是如何在功能上互补的，下段颈椎的侧屈-右旋是如何通过对侧旋转和一个小的屈曲拮抗不需要的运动，从而转变为枕下段单纯的侧屈。

通过剪切和折叠本书最后提供的简化机械模型（见第327~330页），读者将能够验证这些观察结果。

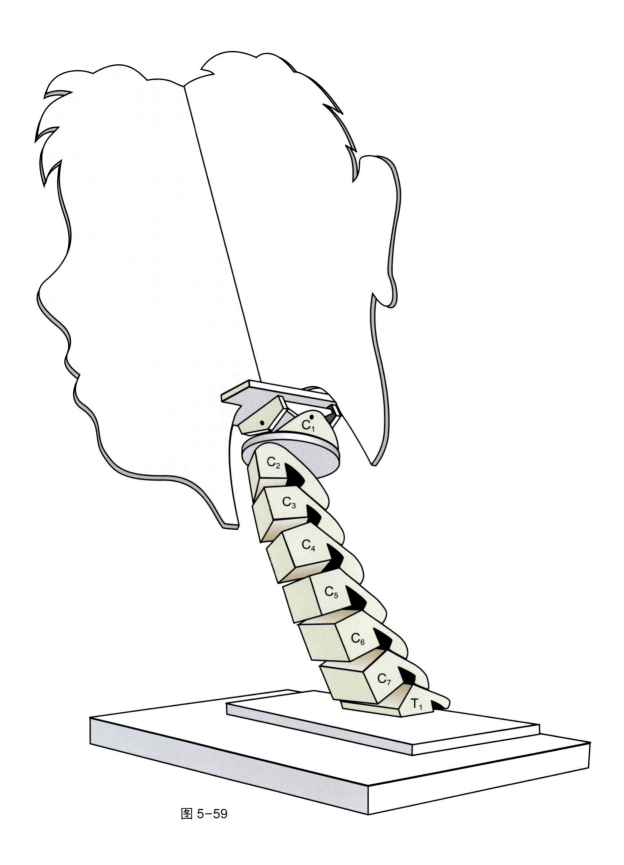

图 5-59

机械模型中侧屈旋转运动

在下颈椎的详细视图中（图5-60），每个椎体在功能上对应于一个后弓，后弓由一个斜向后下的小平板代表，并由一个楔形块支撑。如果我们比较一下图5-60和图5-54（第219页），很明显，这些楔形块的作用是再现关节面平面的汇聚，从而再现颈椎前凸。

每个椎体的斜轴由一个紧固的螺钉表示，该螺钉以直角通过相应的关节面，为上位椎体提供连接。因此，通过绕斜轴旋转，上位椎体只能相对于下位椎体运动（图5-54）。

如果将该模型依次绕其6个轴旋转，则会出现侧屈合并50°的旋转（图5-61），与下段颈椎的旋转以及在这些图中不容易看到的一小部分伸展相对应。

同样值得注意的是C_2上表面的圆柱形，它在功能上代表了寰枢关节（参见图5-64，第231页）。

- 它是前后凸的，与枢椎的上关节面相对应，允许寰椎的屈伸运动发生（此处未显示）。
- 它的垂直轴突出，功能上代表了齿状突，使旋转运动得以发生。

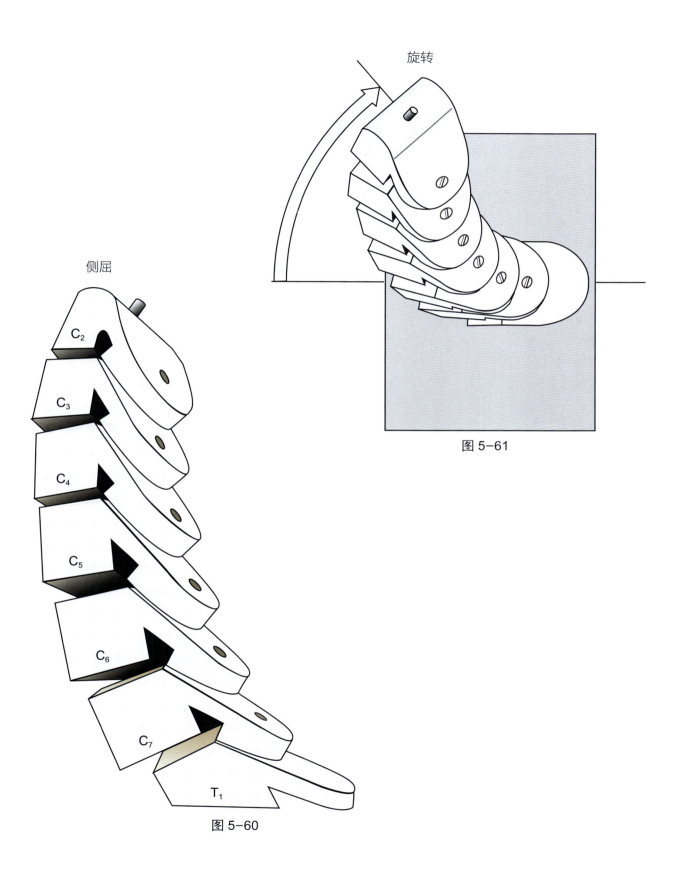

旋转

侧屈

C₂

C₃

C₄

C₅

C₆

C₇

T₁

图 5-60

图 5-61

模型与颈椎侧屈旋转运动的比较

　　模型的正面观（图5-62）显示，在联合侧弯旋转过程中，单纯旋转的最后阶段，下段颈椎产生25°的侧屈，即它的固定动作。在标准正中矢状面拍摄的X线中（图5-63），可以看到这种侧屈与轴相对于垂直面的25°侧屈完全一致。

　　从这两个观察结果可以得出结论，一方面，侧屈运动常与颈椎旋转运动相关（如Fick和Weber在19世纪末所示）；另一方面（由Penning和Bruggger补充），下段颈椎的侧屈运动在枕下段脊柱中被抵消，从而产生单纯的旋转。相反，下段颈椎的旋转运动在枕下段脊柱中被抵消，从而获得单纯的侧屈（图5-59，第225页）。

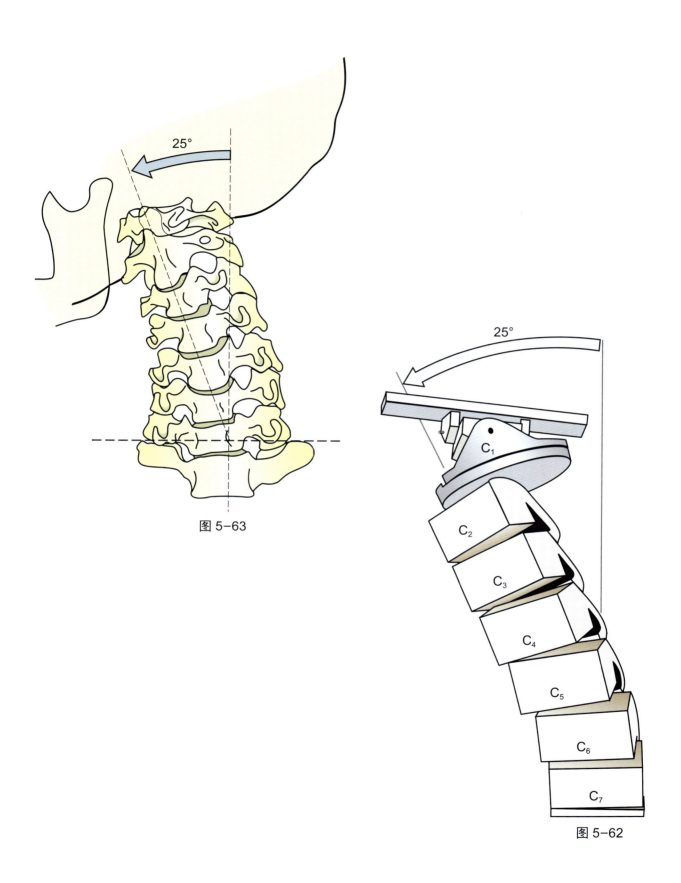

图 5-63

图 5-62

枕下段脊柱的代偿

图 5-64 所示为纯单旋转位置下的颈椎力学模型的详细示意图，展示了上段颈椎的力学结构以及为实现单纯旋转所需要的代偿机制。

由上至下可见以下内容。

- 平板（A）代表着枕骨基底（B）。

- 冠状面 B 的两个支撑物附着在枕骨基底的下表面，代表着侧屈时与中间块 C 相关节的寰枕关节的前后轴(4)。寰枕关节屈伸的横轴(3)穿过中间块 C，它由直接与水平板 D 相连的垂直外壳 D′ 支撑。D 绕垂直轴在 E 板上旋转（2），表示寰枕关节的旋转轴（图中被 C 遮挡）。轴 3 和轴 4 都构成万向关节。

- 在功能上与寰椎相同的骨板 E 与枢椎 F 通过一个代表齿状突的垂直块 1 连接，在这里显示为一个部分拧紧的螺钉。这种结构允许枢椎 F 在凸状上表面做旋转和屈伸运动。

模型示意图（图 5-64）还显示了枕下段脊柱各部件解剖学上对应的力学要素。

- 枢椎 F 和齿状突对应着轴 1。

- 寰椎 E 与枢椎的齿状突和上表面相连。

- 枕骨 A，覆盖着一个功能复合体，其三个直角轴与寰枢关节的轴相对应，即旋转轴（2）、屈伸轴（3）和侧屈轴（4）。这相关于万向关节。

当颈椎处于侧屈旋转位时，单纯的枕骨旋转是通过三个矫正运动来保证的，这三个矫正运动必须在这个具有三个轴和三个运动方向的枕下复合体中进行。

- 围绕轴 1 和轴 2 的右旋转运动主要发生在寰枢关节（角 a）和寰枕关节（角 b）。

- 伸展运动围绕轴 3（角度 c）进行，并抵消了屈曲运动，是在轴 1 上向右单纯旋转的结果。

- 最后，围绕轴 4 发生了小角度的反向的侧屈运动（角度 d）。

从解剖学上讲，这些运动是在枕下小肌群的帮助下在枕下段脊柱上发生的（第 251 页），这些肌群可以被称为微调器，因为它们与小控制火箭惊人地相似，小控制火箭可以使卫星保持朝向定点的方向。

枕下段脊柱向右的代偿旋转是由头下斜肌、右头后大直肌和左头上斜肌的收缩引起的（见第 253 页），它们也是伸肌群。左侧屈曲由左头上斜肌、左头外侧直肌和左头前小直肌实现。在头部向右的单纯侧屈时（图 5-59，第 225 页），向左的反旋转部分是由头下斜肌和两条左后直肌的收缩产生的。右侧的代偿侧屈是由两条右后直肌和右头上斜肌产生的。最后，由这三块肌肉产生的伸展运动被右头长肌、头前直肌和头外侧直肌抵消。

因此，读者可以很容易地用一个简化的版本来构建机械模型，从而更容易地理解以下各部分之间的解剖和功能联系。

- 一方面，下段颈椎表现出典型的结合侧屈、旋转和伸展的扭转运动，并配备有适合这种运动的肌群，即长肌群，向下、向侧面和向后走行。

- 另一方面，上段颈椎，由具有三轴线三方向活动度的关节复合体构成，并配有微调肌群。

骨关节功能解剖学：第三卷 脊柱、骨盆及头部（原书第 7 版）
The Physiology of the Joints: *The Spinal Column, Pelvic Girdle and Head (7th Edition)*

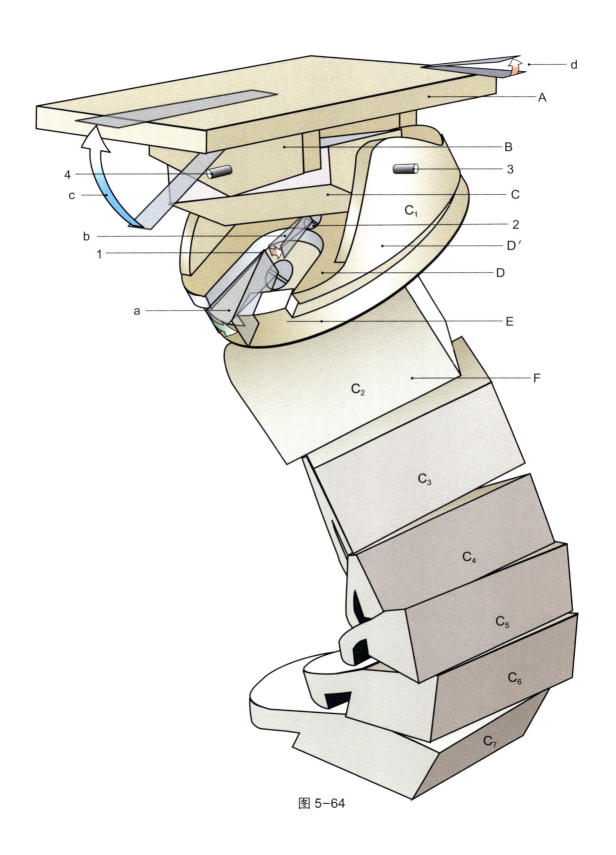

图 5-64

颈椎的活动范围

通过对比在极度屈伸位置拍摄的侧位片（图 5-65），可以得知以下几点。

- 下段颈椎屈伸的总范围为 100°～110°（LCS）。
- 相对于咬合面，整个颈椎屈伸的总范围为 130°（ECS）。
- 通过减法，枕下区屈伸范围为 20°～30°（SOS）。

同样，头部侧屈的正位片（图 5-66）显示侧屈的总范围约为 45°。通过画一条连接寰椎的两个横突的线和一条连接乳突基底的线，可以推断出在枕下段脊柱侧屈的范围约为 8°，即仅发生在寰枕关节。

旋转的范围更难评估，特别是关于它的各个节段的组成（图 5-67）。两边旋转的总范围从 80° 至 90° 不等，包括寰枕关节 12° 和寰枢关节 12°。

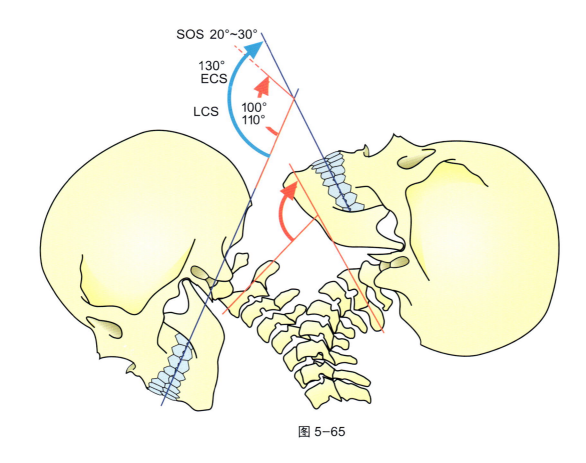

SOS 20°~30°

130°
ECS

LCS

100°
110°

图 5-65

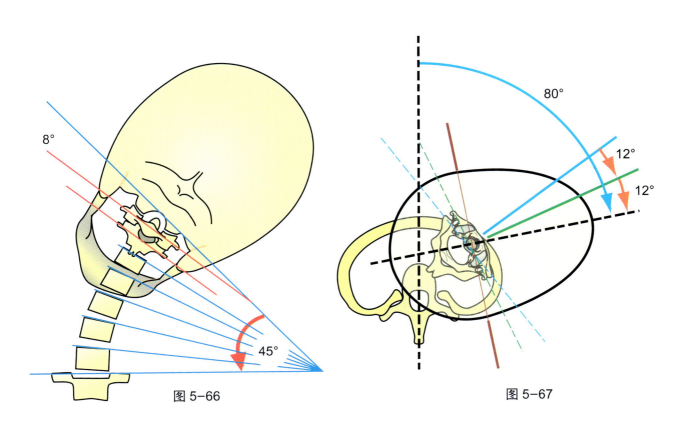

8°

45°

图 5-66

80°

12°

12°

图 5-67

头部在颈椎上的平衡

当视线水平时，头部是完全平衡的（图 5-68）。在这个位置的咬合平面（PB），在这里显示为一块紧紧夹在牙齿之间的硬纸板，也是水平的，就像耳郭平面（AN），它通过外耳道的上缘和鼻棘。

整体而言，头部相当于一个一级杠杆。

- 支点（O）位于枕髁。
- 重力（G），由头部的重量通过其在蝶鞍附近的重心产生。
- 拉力（E），由颈后部肌群产生。它的作用是抵消头部的重量，当乘客在火车上睡着时，头部往往会向前倾斜。

头部重心的坐落在前方位置解释了为什么颈后部肌群相对来说比颈部屈肌更有力。事实上，伸肌抵消重力，而屈肌受到重力的帮助。这还解释了为什么颈后部肌肉总是处于活跃状态，目的就是防止头下垂向前。当身体在睡眠中躺下时，伸肌的张力下降，头部落在胸部。

颈椎不是直的，而是后方凹陷，即颈椎前凸，定义如下。

- 弦线指的是弧线（c）：从枕髁到同侧 C_7 的后下角的连线。
- 垂线（p）连接线段和 C_4 的后下角。

这条垂线与水平面的夹角随着颈椎弯曲的加重而增大，当颈椎是直的时候，这个夹角等于 0。当颈椎在屈曲过程中向前凹陷时，甚至会出现负角度。另一方面，弦线短于颈椎的全长，只有在颈椎是直的情况下才与之相等。因此，可以根据 Delmas 指数建立颈椎指数（第 1 章，第 14 页）。

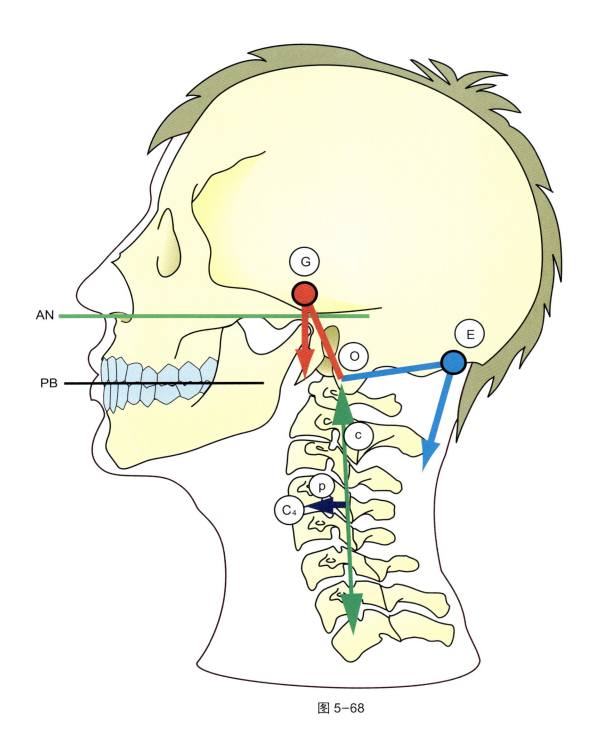

图 5-68

胸锁乳突肌的结构和功能

这块肌肉应该被称为胸锁乳突肌 – 枕乳突肌，因为它由四个不同的肌束组成（图 5-69）。

- 深肌束，锁乳突肌（Cm）从锁骨内侧 1/3 延伸至乳突。

- 其他三个肌束可以视为一个 N 形，实际上它们非常紧密地交织在一起；除了在锁骨内侧末端附近的中下部分，即 Sedilot 陷窝，锁乳突肌从这里穿出。

这三个表面的肌束如下。

- 枕锁束（Co），它覆盖了锁乳突肌的大部分并一直向后延续到枕骨的上项线。

- 枕胸束（So），它与胸骨乳突肌紧密相连并与枕锁束一起延续到上项线。

- 胸骨乳突肌（Sm），它和枕胸束一起从胸骨柄的上缘发出，通过一个共同的肌腱延续到乳突的前上缘。

从整体上看，这块肌肉形成了一个宽且时常清晰可见的肌层，覆盖在颈部的前外侧表面，并向前下倾斜。它最明显的部分在前方和下方，由枕胸束和胸骨乳突肌共同的肌腱构成。

这两块胸锁乳突肌在皮下形成了一个清晰可见的梭状肌块，它们的两条起源于胸骨上窝的胸骨肌腱，无论其发达程度如何都非常明显。

胸锁乳突肌的单侧收缩（图 5-70）引起复合的运动，包括以下三个部分。

- 头部向对侧旋转（R）。

- 同侧侧屈（LF）。

- 后伸（E）。

这个动作会引起凝视，并将目光转向与肌肉收缩的对侧。这种是典型的先天性斜颈的头部位置，通常是因为一侧的肌肉异常短。我们将在后面详细讨论（第 265 页）双侧肌肉同时收缩的影响，它会根据颈部其他肌肉的收缩状态而变化。

- 如果颈椎是活动的，这种双侧的收缩会使头部后伸和颈椎在胸椎上屈曲而使颈椎前凸增大（图 5-99，第 263 页）。

- 相反，如果颈椎通过椎前肌的收缩而保持固定和笔直，则双侧收缩会使颈椎相对于胸椎屈曲，且头部前屈（图 5-100，第 263 页；图 5-103，第 265 页）。

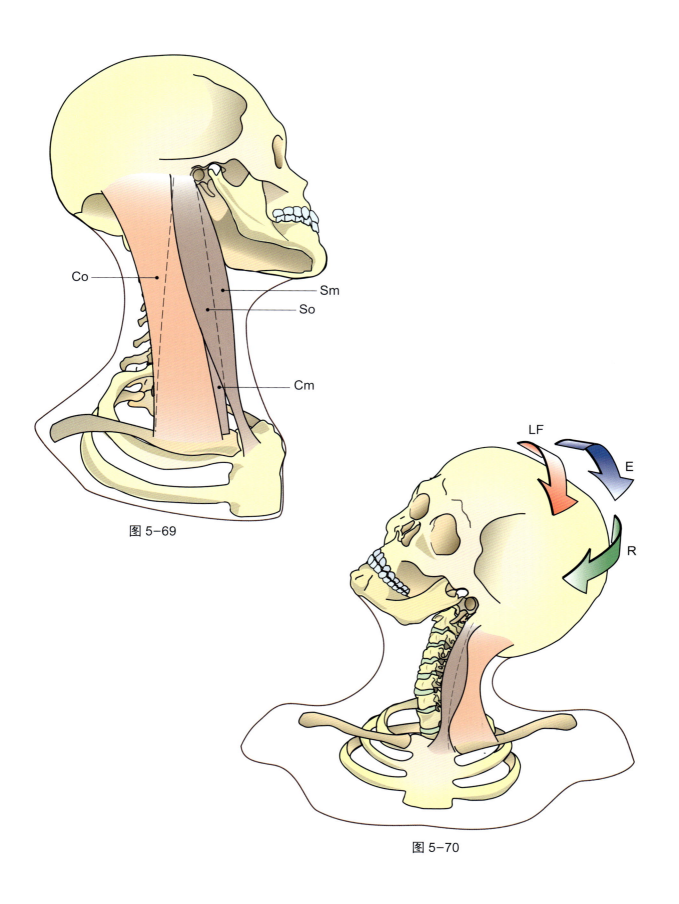

图 5-69

图 5-70

椎前肌群 – 颈长肌

颈长肌（图 5–71）位于椎前肌群中最深面，从寰椎前弓到 C_3 走行与颈椎前面。解剖学家提到三个部分。

- 斜向下部分（d），由三到四个腱滑附着在寰椎的前结节和 $C_3 \sim C_6$ 横突的前结节上。
- 斜向上部分（a），由三到四个腱滑附着在 T_2 和 T_3 的椎体上，和 $C_4 \sim C_7$ 横突的前结节上。
- 纵向部分(1)，位于前两部分的深处，就在中线的侧方。它附着在 $T_1 \sim T_3$ 和 $C_2 \sim C_7$ 的椎体上。

因此，位于中线两侧的颈长肌覆盖了整个颈椎的前表面。当这两块肌肉同时对称地收缩时，它们会使颈椎曲线变直并使颈部屈曲。它们对测定颈椎的静态特性也很重要。

单侧收缩使同侧的颈椎发生前屈和侧屈。

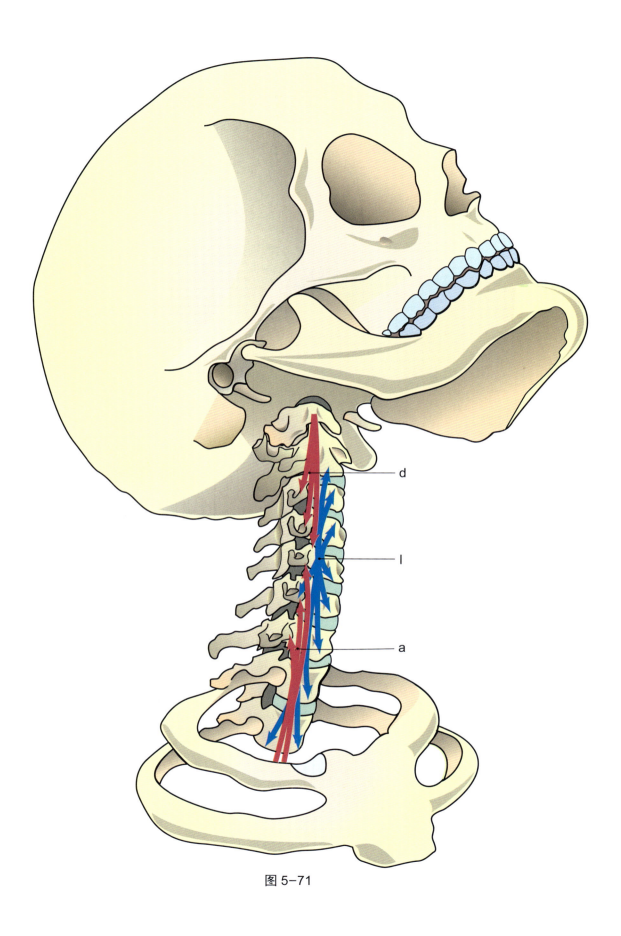

图 5-71

椎前肌群：头长肌、头前直肌和头外侧直肌

这三块肌肉位于颈椎的上段（图 5-72），几乎完全覆盖了颈长肌的上节（d、a、l）。

头长肌

作为这三块肌肉中最中间的部分，头长肌（lc）与它对侧的对应物相连，附着在枕骨基底部枕骨大孔前面的下表面。它覆盖于颈长肌（d）的上部，起源于 C_3～C_6 横突的前结节并形成独立的腱滑。

它使枕下段颈椎和下颈椎的上部产生活动。当这两块肌肉同时收缩时，它们使头部相对于颈椎前屈，并使颈椎上部的前凸伸直。单侧收缩使同侧的头部前屈和侧屈。

头前直肌

头前直肌（ra）位于头长肌的后外侧，并延伸至枕骨基底部和寰椎侧块的前表面直到横突的前结节。它斜向下并稍向外侧走行。

双侧同时收缩使颈椎上部即寰枕关节处的头部屈曲。它的单侧收缩可导致同侧头部的三联运动，包括屈曲、旋转和侧屈。这些运动发生在寰枕关节处。

头外侧直肌

头外侧直肌（rl）在横突间肌群中位置最高，附着于枕骨的颈静脉突上方、寰椎横突前结节的下方。它位于头前直肌外侧，覆盖着寰枕关节的前表面。双侧同时收缩时，使头部屈曲；其单侧收缩产生轻微的单侧侧屈。这些运动均发生在寰枕关节处。

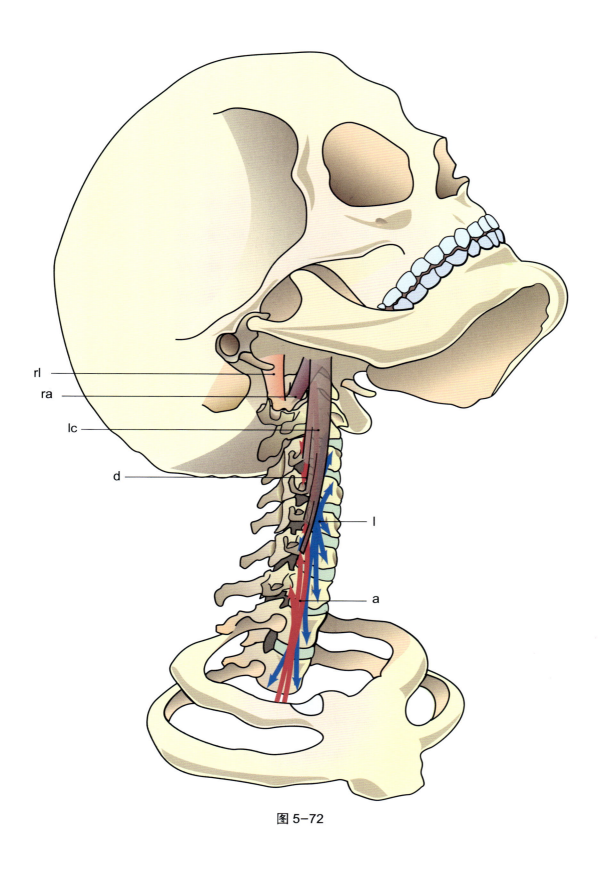

rl

ra

lc

d

l

a

图 5-72

椎前肌群：斜角肌

这三块斜角肌（图 5–73）像肌肉的拉索一样跨越颈椎前外侧表面，并将颈椎的横突与第一和第二肋相连。

前斜角肌

前斜角肌（sa）是三角形的，其顶点位于下方，起于来自 C_3～C_6 横突前结节的四条肌腱。它的纤维最终会聚成肌腱，附着于第一肋骨前段上表面的斜角结节（Lisfranc 结节）。前斜角肌的大致方向为斜向下、前和外侧。

中斜角肌

中斜角肌（sm）与前斜角肌的深部表面相连，起于来自 C_2～C_7 横突的前结节、C_2～C_7 横突的外侧缘凹陷和 C_7 横突的 6 个腱滑。中斜角肌前后展平，呈三角形，顶端位于下方。它斜向下外侧，止于锁骨下动脉沟的后方的第一肋。

后斜角肌

后斜角肌（sp）位于前两者的后面。它起于 C_4～C_6 横突后结节的三个腱滑。它的肌腹横向扁平，位于中斜角肌的后外侧，与之或多或少是连续的。后斜角肌最终由一个扁平的肌腱附着于第二肋骨的上缘和外侧面。臂丛的根和锁骨下动脉在前斜角肌和中斜角肌之间走行。

两侧对称的斜角肌收缩使颈椎相对于胸椎屈曲运动，如果没有颈长肌的收缩作用使颈部保持固定，颈椎会因为斜角肌群的作用使颈椎前凸加重。换句话说，如果颈部在颈长肌的收缩作用下而保持固定，则斜角肌的对称收缩只能使颈椎相对于胸椎做屈曲运动。斜角肌的单侧收缩使同侧的颈椎发生侧屈和旋转运动（图 5–75，第 245 页）。

当斜角肌群通过在颈椎的附着点使得前两肋抬起时，它们也是副吸气肌。

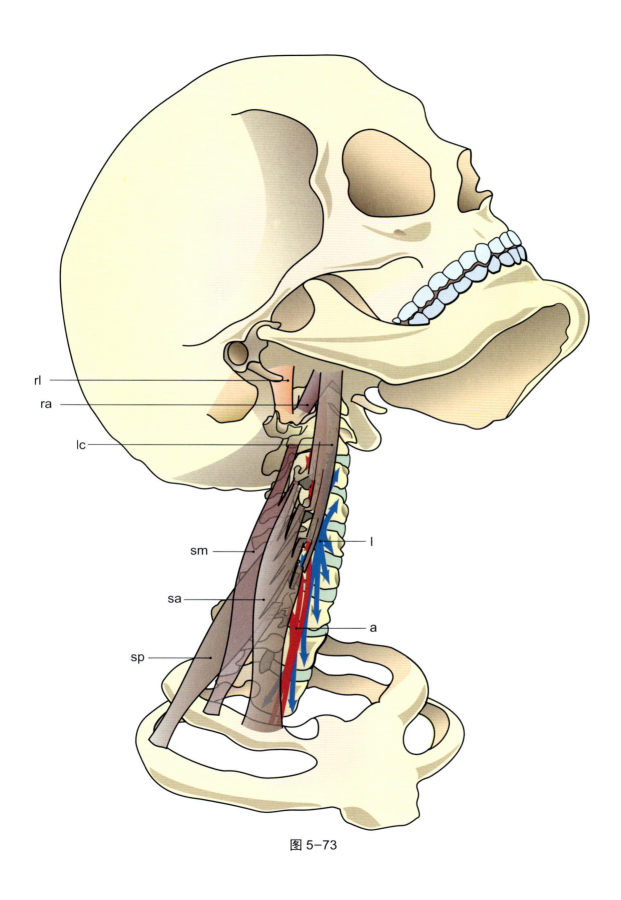

rl

ra

lc

sm

sa

sp

l

a

图 5-73

椎前肌群的全貌

从颈椎正面观（图 5–74，来自 Testut），有可能定位所有的椎前肌群。

- 颈长肌及其纵行纤维（lcl），斜上（lca）及斜下（lcd）纤维。
- 头长肌（lc）。
- 头前直肌（ra）。
- 头外侧直肌（rl）。
- 横突间肌群分为两个平面 – 前横突间肌群（ita）及后横突间肌群（itp）；它们唯一的作用是在同侧斜角肌的帮助下屈曲同侧的颈椎（图 5–75）。
- 前斜角肌（sa）全部显示在右侧，只有肌腱在左侧，如此便于显示中斜角肌（sm）。
- 后斜角肌（sp）仅在其下半部分靠近第二肋止点处突出于中斜角肌之外。

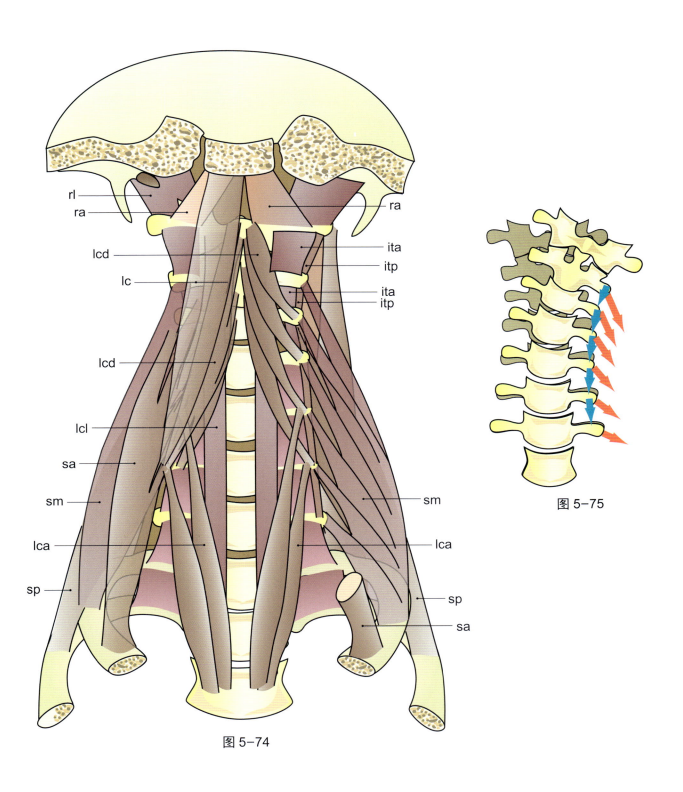

rl

ra

lcd

lc

lcd

lcl

sa

sm

lca

sp

ra

ita

itp

ita
itp

sm

lca

sp

sa

图 5-74

图 5-75

头部和颈部的屈曲

头部相对于颈椎的屈曲和颈椎相对于胸椎的屈曲取决于颈前肌群。

在上段颈椎区域（图5-76），头前直肌和头长肌（lc）在寰枕关节处引起屈曲活动。颈长肌（lc 1和lc 2）和头长肌在下段脊椎关节处引起屈曲活动。并且，颈长肌对伸直颈椎、保持颈椎稳定和纠正颈椎前凸至关重要（图5-77）。

颈前肌群（图5-78）与颈椎保持一定距离，起到长臂杠杆的作用；因此他们可视作为头部和颈椎的屈肌。这些肌肉分为以下两个肌群。

- 舌骨上肌群：下颌舌骨肌（mh）和二腹肌的前腹（这里没有显示），它们连接着下颌骨和舌骨。
- 舌骨下肌群：甲状舌骨肌（图中未显示），胸锁舌骨肌（sch），胸骨舌骨肌（图中未显示）和肩胛舌骨肌（oh）。

这些肌肉的同时收缩使下颌骨下降。但是，当下颌骨通过咀嚼肌群，即咬肌（m）和颞肌（t）的同时收缩保持固定时，舌骨上肌群和舌骨下肌群的收缩使头部相对于颈椎、颈椎相对于胸椎做屈曲运动。在矫正颈椎曲率的同时，它们对颈椎的静力学也产生重要的影响。

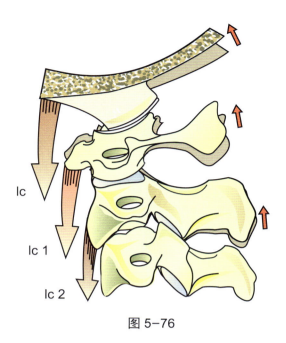

lc

lc 1

lc 2

图 5-76

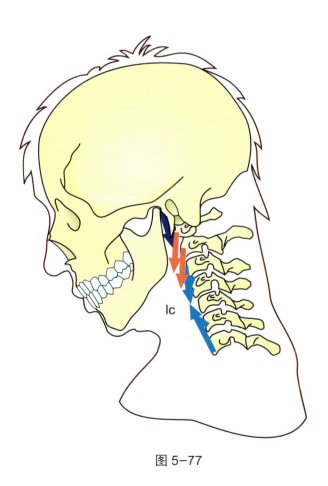

lc

图 5-77

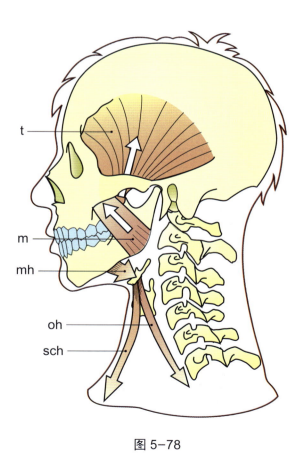

t

m

mh

oh

sch

图 5-78

颈后肌群

在研究颈后肌群的功能之前，有必要在透视截面的帮助下对其分布有一个全面的把握（图5-79），即右侧颈背部的后外侧视图，将浅表肌肉切除后可显示各种平面。

肌肉平面

颈后部由四个互相重叠的肌层组成，由深至浅依次排列如下。

- 包括枕下肌群和多头肌的深平面（第256页）。
- 半棘肌平面。
- 夹肌和肩胛提肌平面。
- 浅平面。

深平面直接附着于脊柱及其关节，并包含枕下颈椎从枕骨走行至寰椎和枢椎的小固有肌肉群（图5-80至图5-82，第251页）。

- 头后大直肌（1）。
- 头后小直肌（2）。
- 头下斜肌（3）和头上斜肌（4）。
- 横棘肌的颈椎部分（5）。
- 棘间肌（6）（第256页）

半棘肌平面（部分切除）包括以下部分。

- 头半棘肌（7）（部分透明，可见1-4）。
- 头最长肌（8）。
- 更外侧的是颈最长肌，胸最长肌和颈髂肋肌（11）。

夹肌和肩胛提肌平面（部分切除）包含以下部分。

- 夹肌分为两部分，即头夹肌（9）和颈夹肌（10）。颈夹肌的三个肌腱之一（10′）附着于 C_3 横突的后结节。另外两个附着在 C_1 和 C_2 横突后结节上的肌腱此图中已被移除，未显示。
- 肩胛提肌（12）。

这些肌肉把自己像一个滑轮一样紧紧地包绕在这些深层平面的肌层上。因此，当它们收缩时可使头部发生明显的旋转。

浅平面包括以下部分。

- 大部分是斜方肌（15）（几乎全部被移除）。
- 胸锁乳突肌，只有颈后上部分属于颈后肌群。部分切除后只显示其浅层（14）端和深部锁骨乳突端（14′）。

在这个平面的深处，通过肌间隙可以看到中斜角肌和后斜角肌（13）的起点。

整体观

除深平面肌肉外，颈后肌群多为斜向下、内和后侧，在它们收缩的同时发生伸展、旋转和侧屈运动，也就是前面所描述的下颈椎绕斜轴复合运动的三个组成部分。

另一方面，浅层肌群走行由与中间肌群相反，即斜向下、外和前侧。这些肌肉不是直接作用于下段颈椎，而是作用于头部和枕下段颈椎，与较深层的肌肉一样，它们引起的是同侧的伸展和侧屈，以及对侧的旋转。因此，它们既协同也拮抗深层肌群的作用，两者在功能上是互补的。

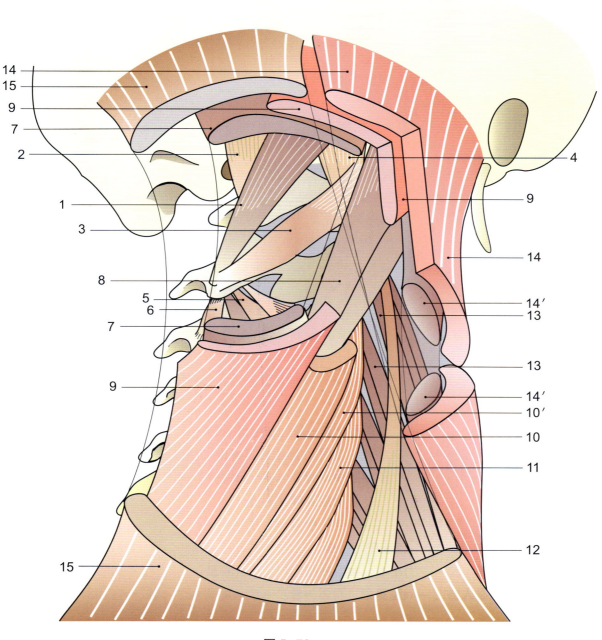

图 5-79

枕下肌群

　　这些肌肉的功能被低估了，因为它们不被认为是下段颈椎肌群的补充。在现实生活中，这四块"游标"*肌肉是至关重要的，它们通过在下段颈椎常规的三方向运动中协同所需的运动或拮抗不需要的运动来维持头部的位置。回顾它们的解剖结构，可以更容易地想象它们在空间中的方向和功能。这就需要从三种视角分析这些肌肉。

- 后面观（图 5-80）。
- 左侧面观（图 5-81）。
- 从右侧和下方观察的后外侧视角（图 5-82）。

这些图片显示了以下内容。

- 头后大直肌（1）是三角形的，其底部位于上方。它从枢椎的棘突延伸到枕骨的下项线。它向上和稍后外侧方向走行。

- 头后小直肌（2）也呈三角形和扁平状，但比先前的肌肉更短更深，位于中线外侧。它从寰弓上的后结节延伸到下项线的内侧 1/3。与头后大直肌相比，它的纤维斜向上、稍向外侧并更直接地向后走行，这是寰椎的后弓比枢椎的棘突位置更深的缘故。

- 头下斜肌（3）是位于头后大直肌下外侧的细长、粗大的梭状肌。它从枢椎棘突的下缘延伸到寰椎横突的后缘。它的纤维斜向上、外和前方走行，从而与上述肌肉，特别是头后小直肌在空间上交叉（图 5-82）。

- 头上斜肌（4）是位于寰枕关节后面的一块短而平的三角形肌肉。它从寰椎横突延伸到下项线的外侧 1/3。它的纤维在矢状面直接斜向后上走行，没有任何横向的纤维。它平行于头小直肌，垂直于下斜肌（图 5-81）。

- 棘间肌（5）位于枢椎下颈椎棘突之间中线的两侧。因此它们相当于两块后直肌。

---

　　*一种"游标"装置，以发明者 Pierre Vernier 游标的名字命名，可大大提高任何测量仪器的准确度。同样，小型火箭用来精确调整卫星的方向，可以被称为"游标"火箭。这些"游标"肌肉可在头部的精确定位中发挥类似的作用。

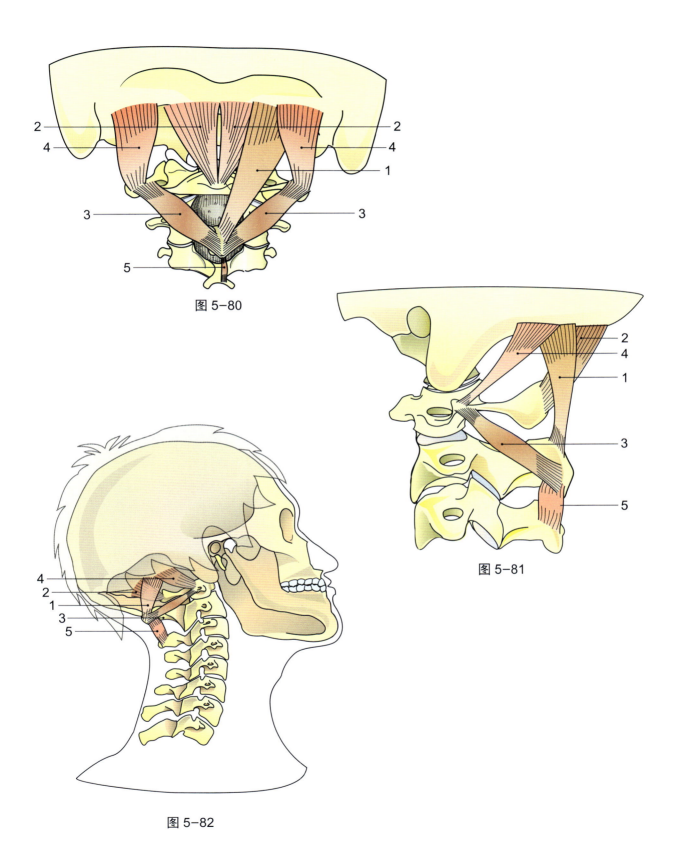

图 5-80

图 5-81

图 5-82

枕下肌群的运动：侧屈和伸展

由于它的位置，头下斜肌在寰枢关节的静力学和动力学中起着重要的作用。左侧视图（图 5-83）显示肌肉将寰椎的横突向后拉，其结果是头下斜肌两侧对称收缩导致寰椎在枢椎上后退并伸展。这种伸展可以通过斜位 X 线片来测量，即在寰椎侧块层面的角 a 和在其后弓层面的角 a'。

从上面观（图 5-84）可以清楚地看到这个向后的位移 b，它是由两个下斜肌的对称收缩产生的，这两个下斜肌就像弓中的箭，诱导枢椎的前移和寰椎的后移。这个动作减少了横韧带的张力，从而被动地固定齿状突并防止其后脱位。

横韧带的断裂（图 5-85）只能是外伤性的（黑箭），因为正常情况下，下斜肌协同横韧带在维持中寰枢关节的动力完整性方面起着重要作用。图 5-86（以较浅的阴影叠加寰椎和枢椎的椎管的上面观）显示寰枢关节不稳定的灾难性后果：脊髓即使没有像被雪茄剪甚至是断头台被切断，也被压迫了。灰色区域表示狭窄的椎管，内为被压迫的延髓。四条枕下后肌的单侧收缩（图 5-87，后视图）在寰枕关节处使同侧头部发生侧屈。侧屈的角度 f 也可以测量为穿过寰椎横突的水平线和连接乳突尖端斜线之间的夹角。这些侧方屈肌中最有效的无疑是头上斜肌（4），它的收缩将对侧对应部分延长了一段距离 e。它作用于通过头下斜肌（3）的收缩而稳定的寰椎横突。头后大直肌（1）的效率低于上斜肌，而头后小直肌（2）的效率最低，因为它太靠近中线。

枕下后肌群的同时双侧收缩（图 5-88，右面观）使头部相对于上颈椎伸展：这种伸展通过头后小直肌（2）、头上斜肌（4）的作用发生于寰枕关节，通过头后大直肌（1）和头下斜肌（3）的作用发生于寰枢关节（图 5-87）。

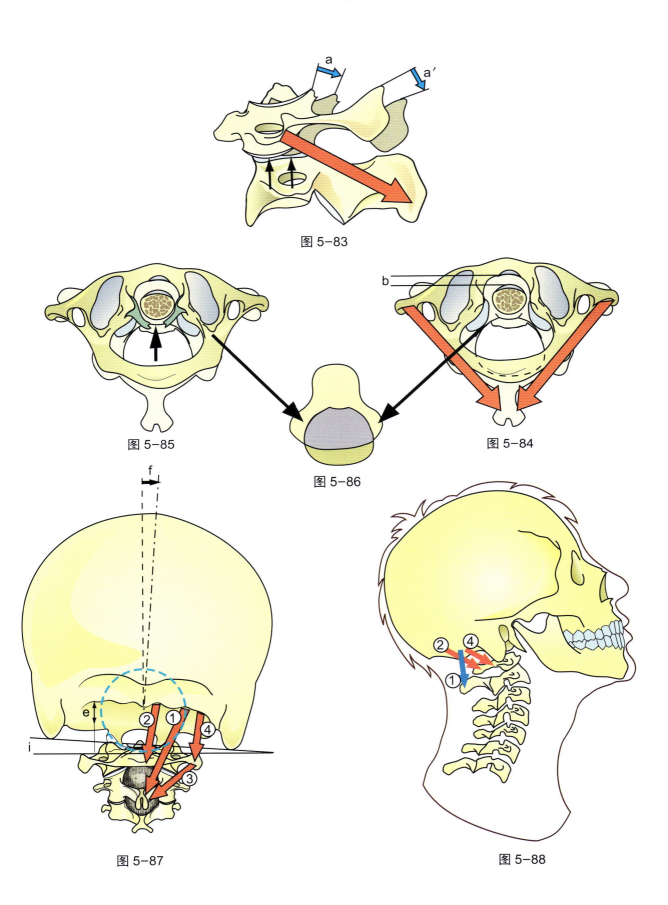

图 5-83

图 5-85

图 5-86

图 5-84

图 5-87

图 5-88

枕下肌群的旋转运动

除了伸展和侧屈外，这些肌肉还会使头部发生旋转。

图 5-89（枕下区上方水平，即寰枕关节的下面观）显示头上斜肌收缩（4）使头部旋转 10° 左右，即左侧上斜肌收缩使头部向右旋转，如图所示。随后右侧上斜肌（4′）和右侧头后小直肌（2）被动拉伸，从而使头部恢复到中立位置。

图 5-90（枕下区下方水平，即寰枢关节的下面观，寰椎轮廓为红色）显示，头大后直肌（1）和头下斜肌（3）收缩使同侧头部旋转 12°，即右侧头大后直肌（1）使头部在寰枕和寰枢关节均向右旋转。同时左侧头大后直肌被动拉伸距离 a，从而使头部恢复到中立位置。右侧下斜肌（3）的收缩使头部在寰枢关节向右旋转。

图 5-91（从上方和右侧拍摄的上面观）显示了头下斜肌（OCI）的收缩，它在枢椎的棘突和寰椎的右侧横突之间的对角走行，将寰椎旋转到左侧，同时将左侧头大直肌拉伸了长度 b（图 5-90）；后一块肌肉使头部恢复到中立位置。当头下斜肌收缩时，寰椎对称的矢状面 S 也相对轴 A 的矢状面旋转 12°。

这种对枕下肌群运动的详细描述，使我们更容易理解在头部的单纯运动过程中，如何拮抗侧屈或旋转运动中不需要的部分，这些都在机械模型的帮助下已经得到了证明。

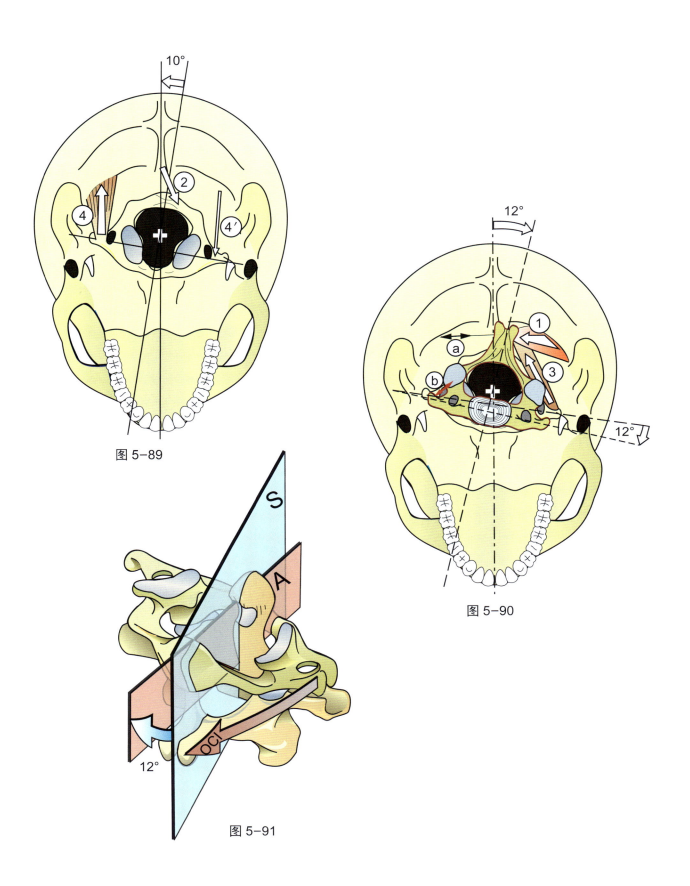

图 5-89

图 5-90

图 5-91

颈后肌群：第一和第四平面

颈后肌群的深平面

深平面包括以下部分。

- 上段颈椎的枕下肌群（已经描述过）。
- 下段颈椎的横棘肌或多裂肌。

这些肌肉对称地分布在从寰椎到骶骨的棘突、椎板和椎体横突形成的沟槽中，它们由相互悬垂的肌肉滑块组成，就像屋顶上的瓦片一样。

这些肌肉层的排列有两种不同的解释（图 5-92）。

- 根据 Trolard 的传统解释(右侧，T)，肌纤维起源于C_2~C_5的棘突和椎板，并向C_5的横突汇聚。
- 根据 Winckler 最近的描述（左边，W）肌肉纤维起止点是相反的。

这两种说法是同一解剖概念的两种不同描述方式，取决于是将上端还是下端作为起点。尽管如此，这些纤维总是斜向下、外侧和向稍前的方向走行。

- 两侧横棘肌对称收缩伸展颈椎，加重颈椎前凸；它是颈椎的竖立肌。
- 不对称或单侧收缩导致颈椎的伸展、同侧侧屈和对侧旋转，即类似于胸锁乳突肌引起的头部运动。因此，横棘肌是胸锁乳突肌的协同肌，但它沿颈椎节段地起作用。另一方面，胸锁乳突肌及与其走行相似的纤维在整个颈椎上起作用，其在脊柱两端的附着点构成一个臂长可观的杠杆系统。

颈后肌群的浅平面

后外侧浅平面（图 5-93）由斜方肌（2）组成，斜方肌（2）从一条穿过上项线的内侧 1/3 连续的线，向下至T_{10}的颈、胸椎棘突及颈后韧带呈扇形发生。从这个连续的线状起点开始，最上面的纤维向下、外和前走行，止于锁骨外侧 1/3、肩峰和肩胛棘。因此，颈部下半部分的轮廓与斜方肌连续的纤维形成的弧形包膜相对应。斜方肌在肩胛带的运动中起着重要的作用（见第一卷），但当它以固定点的形式从肩胛带收缩时，它对颈椎和头部的作用如下。

- 两侧斜方肌对称的收缩伸展了颈椎和头部，并增大了颈椎的曲度。当这种伸展受到颈前部肌群的拮抗作用时，它们起着稳定颈椎的作用。
- 斜方肌的单侧或不对称收缩（图 5-94，背视图，显示左侧斜方肌收缩）使头部和颈椎伸展，增大了颈椎的曲度，使头部发生同侧侧屈和向对侧旋转。因此，斜方肌是同侧胸锁乳突肌（1）的协同肌。

胸锁乳突肌上端（1）可见于颈后上内侧角（图 5-93，左侧）。颈后部上方的外部轮廓对应于由胸锁乳突肌（1）的连续纤维形成的弯曲包膜，它们围绕其轴向下运动并旋转。

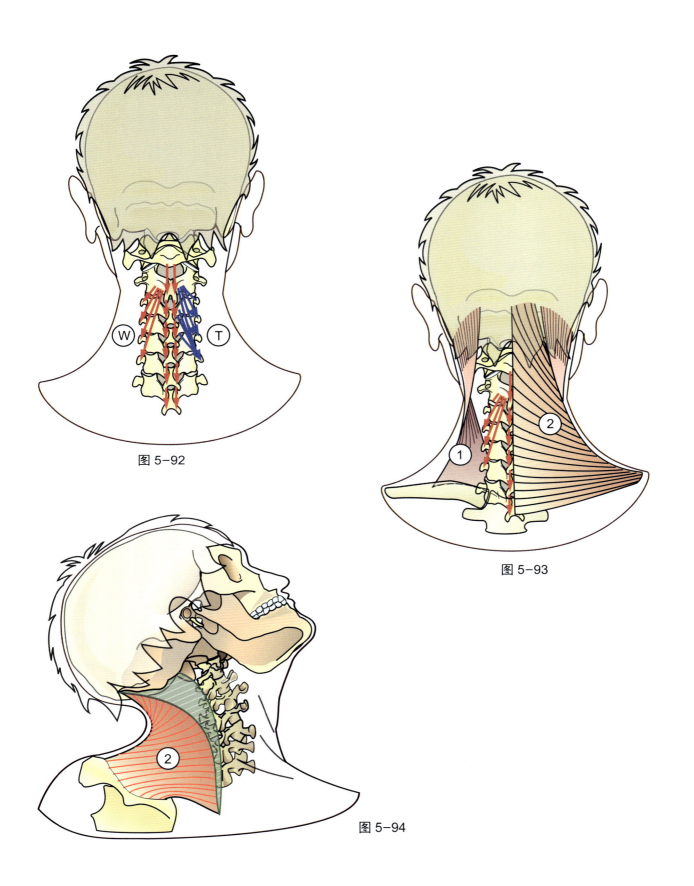

图 5-92

图 5-93

图 5-94

颈后肌群：第二平面

第二平面直接覆盖于最深的平面（图 5-95），包括头半棘肌、颈半棘肌、胸长肌、颈长肌和髂肋肌上部。

头半棘肌（7）位于中线的外侧，形成垂直的薄层肌肉，被一个腱性交叉中断；因此得名"颈二腹肌"。它起源于 T_1～T_4 的横突以及 C_7 和 T_1 的棘突。

头半棘肌又厚又圆的肌腹覆盖在横棘肌上，填充在椎体陷凹中，并由项韧带与对侧的对应部分分开。其凸起的外表面与两个夹肌紧密相连（图 5-96 中的 9 和 10，第 261 页）。它附着于枕外嵴侧方的枕骨鳞部（枕骨隆突），并在两条项线之间。

两侧半棘肌对称收缩使头部和颈椎序列伸展，增大颈椎前凸。

它的单侧或不对称的收缩使同侧的头部伸展的同时伴随轻度的侧屈。

头最长肌位于头半棘肌的外侧，又长又薄，斜向上并稍向外侧走行。它起源于 C_4～C_7 和 T_1 的横突，附着于乳突后缘的顶端。头最长肌的肌腹扭曲，因为它的下部纤维附着于最内侧，而它颈部来源的上部纤维却附着在乳突的最外侧。头最长肌两侧对称收缩使头部伸展；当这种伸展被颈前部肌肉所拮抗时，头最长肌就像一个反向拉索一样稳定头部侧方。它的单侧或不对称的收缩使头部发生联合的同侧伸展 – 侧屈运动（作用大于头半棘肌）和同侧旋转运动。

长而薄的颈最长肌（11）位于头最长肌的外侧，起源于 T_1～T_5 的横突顶端，附着于 C_3～C_7 的横突顶端。其最内侧的纤维最短，从 T_5 走行至 C_7；它的外侧纤维最长，从 T_5 走行至 C_3。两侧肌肉对称收缩时使下段颈椎伸展，当这种运动被拮抗肌拮抗时，它们的作用就像拉索。单侧或不对称的收缩使同侧头部伸展并侧屈。

胸最长肌也属于颈后肌群，因为它的最上纤维附着于最低位颈椎的横突。它或多或少与髂肋肌（11′）的颈段相连，髂肋肌起于上六肋的上缘，与胸最长肌一起附着于最下方 5 个颈椎横突的后结节。其作用与颈最长肌相似；此外，髂肋肌的颈段相当于下颈椎的肌肉拉索，并上抬上六肋（见第 162 页）。

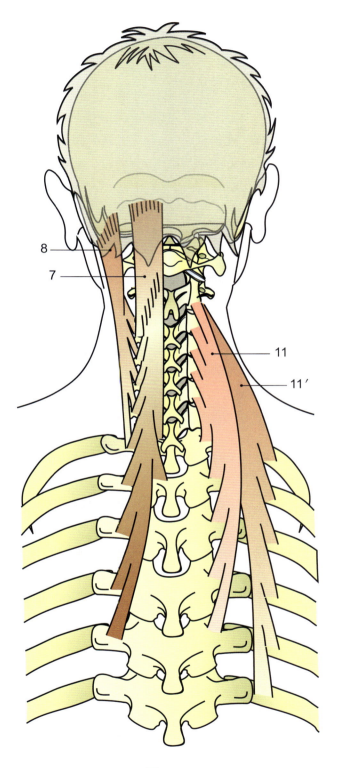

图 5-95

颈后肌群：第三平面

第三个平面（图 5-96）包含夹肌和斜方肌深部的肩胛提肌。

夹肌（9、10）由颅底至胸段，起于 $C_2 \sim C_7$ 棘突、颈后韧带、$T_1 \sim T_4$ 棘突和棘间韧带。它的纤维斜向上、外、前运动，缠绕在深平面的肌肉上，分为两个不同的束。

● 头束或头夹肌（9）附着于胸锁乳突肌下方枕骨上项线的外侧半部分以及乳突；它不完全覆盖两个半棘肌，通过两个夹肌内侧边缘形成的三角形可见。

● 左侧显示的是颈束或颈夹肌（10），与头夹肌相关，在自身的头端右侧可见其纤维如何向上缠绕，止于寰椎、枢椎和 C_3 的横突。

夹肌两侧对称的收缩可使头部和颈椎发生伸展，使颈椎曲率增大。单侧或不对称的夹肌收缩可发生同侧的联合伸展、侧屈和旋转运动，即典型的下颈椎联合运动，如第 220 页所述。

肩胛提肌（12）位于颈夹肌附着点的外侧，起于 $C_1 \sim C_4$ 的横突。它扁平的肌腹将自己包裹在夹肌周围，但很快它与夹肌分离，斜向下和少外侧走行并附着于肩胛骨。当它作用于固定的颈椎时，它可上抬肩胛骨，故因此得名（见第一卷），但当肩胛骨固定时，它可使颈椎移动。两侧肌肉的对称收缩可使颈椎伸展并增大颈椎前凸。当这种伸展被限制时，它们作为拉索来稳定侧面的颈椎。其单侧或不对称的收缩，如夹肌的收缩，可发生下段颈椎典型的联合运动，即同侧伸展联合单侧旋转和侧屈。

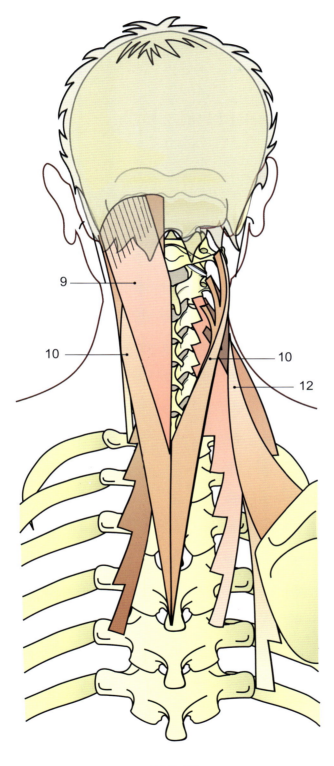

图 5-96

颈后肌群对颈椎的伸展作用

颈后肌群均为颈椎的伸肌，但根据其方向可分为三组。

组1（图 5-97）
这一组包括所有与颈椎横突相连的肌肉，它们斜向后走行进入胸段。

- 颈夹肌（1）。
- 颈最长肌和髂肋肌的颈段（2）。
- 肩胛提肌（3）。

这些肌肉使颈椎伸展，增大颈椎曲率。当它们单方收缩时，也会产生同侧伸展、旋转和侧屈。即典型的下颈椎运动组合。

组2（图 5-98）
这一组肌肉由所有斜向前下方向运动的肌肉组成，因此与第一组的运动方向相反。

- 一方面，横棘肌肌群（4）是下颈椎的固有肌群。
- 另一方面，连接枕骨和下颈椎的肌肉：半棘肌（6）、头最长肌（7）和头夹肌（图中未显示）。
- 枕下肌群没有包括在此图中（见第 250～254 页）。

所有这些肌肉都可使颈椎伸展，增大颈椎前凸，并通过直接附着于枕骨的部分相对于颈椎伸展头部。

组3
这一组包括所有在颈椎上桥接却不与任何椎体连接的肌肉，因此可以使枕骨和乳突与肩胛带直接相连。这些肌肉包括以下部分。

- 斜方肌（第 249 页，图 5-79 中的 15；第 257 页，图 5-93 中的 9）。
- 胸锁乳突肌（图 5-99），它斜穿过颈椎。因此，它的双侧对称收缩产生三种运动的组合：头在颈椎上的伸展（10）、胸椎上的颈椎屈曲（9）和颈椎在自身的伸展（11），同时增大颈椎曲率（11）。

因此，颈椎在矢状面的静态特性（图 5-100）取决于以下因素之间的恒定动态平衡：

- 一方面是颈后肌群的伸展，即夹肌（S）、颈最长肌、髂肋肌、胸最长肌（Lt）和斜方肌（T）；所有这些肌肉在不同的节段像和弦一样跨越颈椎前凸的凹面。
- 另一方面，前侧和前外侧肌群作用如下。

➢ 头长肌（Lc），使颈椎屈曲，使颈椎前凸变直。

➢ 斜角肌群（Sc），使颈椎相对于胸椎屈曲，并有增大颈椎前凸的趋势，除非被颈长肌、舌骨上肌和舌骨下肌拮抗（图 5-78，第 247 页）。

所有这些肌肉群的同时收缩使颈椎得以稳定保持在中立位。因此，它们就像在矢状面和斜平面内的拉索。它们对于保持头部平衡和支撑头部的负重至关重要，头部负重在某些人群中是一种常见的做法，他们在搬运重物的同时保持双手自由。这种做法无疑加强了颈椎的结构组件，增加了颈部肌肉的力量。

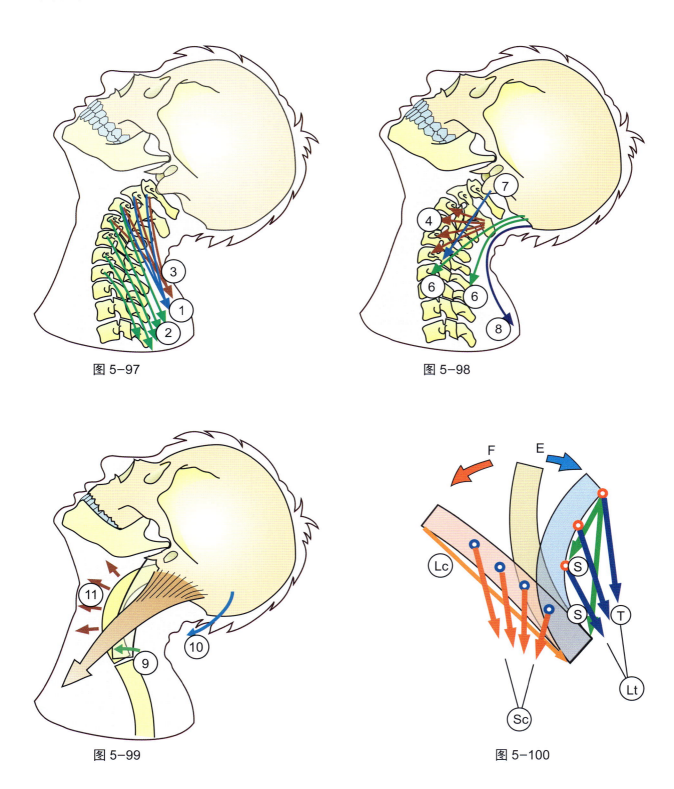

图 5-97

图 5-98

图 5-99

图 5-100

椎前肌群和胸锁乳突肌的协同与拮抗

    图5-99（第263页）完美地展示了胸锁乳突肌对称但孤立收缩的效果（SCM）。它们无法独立稳定头部和颈椎。它们需要协同拮抗肌群的帮助，这些肌肉首先通过伸直颈椎曲度（图5-101）来奠定基础。这些肌肉如下。

- 颈长肌（Lc），位于椎体前面，可使颈椎前凸变直，因为颈椎前凸位于椎体的凸面上。
- 枕下肌群，可使头部相对于颈椎屈曲（图5-102）：头长肌、头前直肌和头外侧直肌。
- 最后，舌骨上肌和舌骨下肌位于颈椎前方，在长杠杆臂的帮助下远距离活动，前提是咀嚼肌的收缩将下颌骨压在上颌骨上。

    一旦颈椎保持稳定，颈椎前凸的变直（图5-103）和头部相对于颈椎的伸展被枕下前肌群和舌骨上肌和舌骨下肌限制。两侧胸锁乳突肌的同时收缩（图5-104）使颈椎相对于胸椎屈曲。因此，胸锁乳突肌和紧靠脊柱前方或与脊柱有一定距离的椎前肌群之间存在多种协同拮抗作用。

    当头部负重时，所有这些肌肉同时收缩，以达到恒定的动态平衡，使头部和颈部转变为一个单一的整体结构，既僵硬又灵活，并且位于脊柱的顶部。这是两足行走的胜利！

    我们强烈建议那些想要拥有女王步态的女性做这个练习。

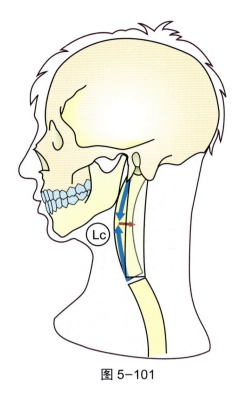

图 5-101

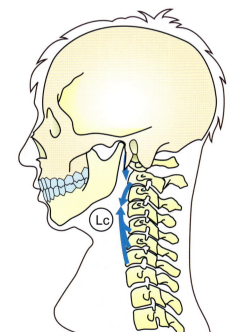

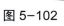
图 5-102

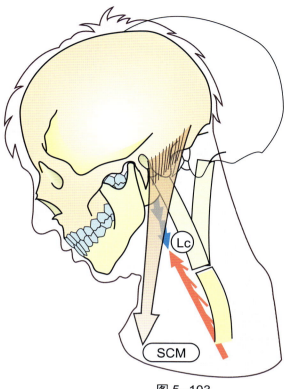

图 5-103

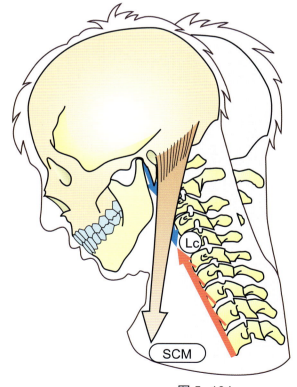

图 5-104

颈椎整体的活动范围

有许多方法可以衡量这些整体运动的范围。对于屈伸和侧屈活动，可以在侧位和前位 X 线片上精确测量，但是如果不使用 CT 扫描或 MRI，就很难测量旋转活动的范围。

也可以用表面标记来测量。对于屈伸活动（图 5-105），参考平面是咬合面，这个平面在中立位置是水平的。它可以通过咬着的一张薄的硬纸板来确定，然后硬纸板就代表了咬合的平面。伸展活动的范围（E）是一个向上张开的角，由咬合平面和水平面构成。屈曲的范围（F）是一个向下张开的角，由咬合平面和水平面构成。这些范围已经定义，但是在不同的主题之间变化很大。当受试者坐在椅子上，肩带保持在一个严格稳定的位置时，可以测量头部和颈部的旋转（图 5-106）。然后将肩间线作为参考平面，以参考平面和经过耳朵的冠状面之间的角度来测量旋转 R，或者通过头部的正中矢状面和身体的正中矢状面之间的角度 R′ 来测量。当受试者仰卧在硬面上时，可以使用放置在前额横向平面上的量角器*进行更精确的测量。

侧屈活动（LF）由锁骨间线和眼间线形成的角度来测量（图 5-107）。

用量角器在头部矢状面的测量屈伸活动，或在冠状平面测量侧屈活动，可以得到更精确的屈伸和侧屈活动范围。

还有一种头部运动，在西方很少使用，但在巴厘岛舞者中很常见（图 5-108），即头部的侧移（T），没有任何侧屈。一些妇女可以把这种运动作为一种社会技艺；只有当眼间线保持平行时，才被认为是成功的。要理解这种运动，必须彻底掌握枕下关节代偿运动的力学原理，本章一开始就讨论了这一问题。这个动作的要点是反 - 反 - 代偿的能力。因此，从右侧下颈椎侧屈 - 旋转 - 伸展开始，然后在枕下关节复合体向左反向旋转，轻度屈曲，最重要的是，向左侧反向倾斜，使鼻径线恢复到垂直平面。挑战开始！

注意：巴厘岛舞者的这个动作在颈椎的机械模型上很容易实现（见第 319 页）。

---

*量角器在关节生理学中很少使用，但它有一个潜在用途，即测量垂直面形成的角度。此外，它还会用于包括商用飞机在内的仪表盘上，来监测飞机的横向倾斜。

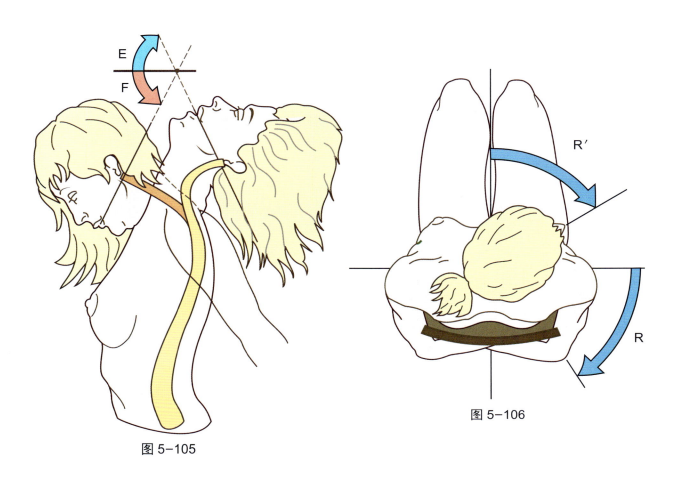

图 5-105

图 5-106

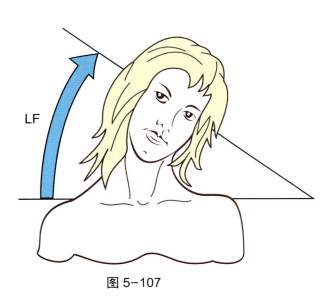

图 5-107

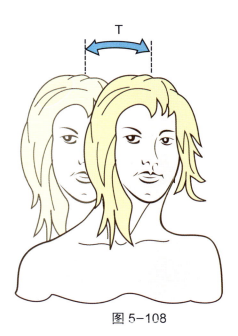

图 5-108

颈椎和神经轴的关系

中枢神经系统位于颅骨和椎管内。颈椎保护穿过枕骨大孔的下延髓和发出颈丛和臂丛神经根的脊髓。

因此，延髓和颈髓与颈椎的高度活动部分密切相关，特别是在枕下区域，这是一个非常特殊的机械过渡区域（图 5-109，正面观及右侧面观）。事实上，当延髓（M）通过枕骨大孔出口成为脊髓（SC）时，它位于枕髁（C 和 C'）之间的稍后方，枕髁（C 和 C'）为头部提供两个支撑使它坐落于颈椎上。然而，在枕髁和 C$_3$ 之间，寰椎和枢椎将头部重量重新分配到三柱，头部重量最初由两个髁突柱（C 和 C'）支撑。这三列横跨整个脊柱。

- 主柱，由脊髓前的椎体（1）构成（隐藏在图中，因为它位于 2 后面）。
- 两个较小的侧柱由位于脊髓两侧的关节突（2 和 3）形成。

力线在枢椎的水平被分开，枢椎是位于头部和寰椎部分及颈椎的其余部分之间的脊柱分力点。右侧面观（图 5-110）显示，枕髁（C）所承受的载荷将分为两个部分。

- 前内侧，更重要的静态成分，通过枢椎直接指向椎体（VB）。
- 后外侧，动态成分，通过枢椎的椎弓根和位于枢椎后弓下方的下关节突直接指向关节突（A）的力柱。

因此，这个枕下区域同时是中心点，即脊柱最灵活的区域和力学活动最活跃的区域。这强调了韧带和骨性结构在稳定这一区域的重要性。最重要的骨骼结构是齿状突。齿状突基底部的骨折使寰椎在枢椎上方变得极度不稳定，枢椎向后或向前倾斜会产生严重的后果，如寰椎在枢椎上的前脱位导致压迫延髓和突然死亡。

另一个寰椎稳定的重要结构是横韧带。该韧带的断裂导致寰椎相对于枢椎向前脱位，而完整的齿状突向后移位可导致延髓受压和严重损伤（图 5-84 至图 5-86，第 253 页）。横韧带的断裂比齿状突的断裂更少见。

下颈椎最大活动区位于 C$_5$ 和 C$_6$ 之间。C$_5$ 和 C$_6$ 的前位脱位最常见，此时 C$_5$ 的下关节突与 C$_6$ 的上关节突交锁（图 5-111）。在这个位置上，脊髓在 C$_1$ 的后弓和 C$_6$ 椎体的后上角之间被压碎。因此根据脊髓损伤的程度，可能会导致截瘫或可能很快致命的四肢瘫痪。

不用说，所有这些会使脊柱非常不稳定的损伤，可以因为不明智的处理而恶化，特别是抱起伤者时。

因此，颈椎和头部相对于颈椎的任何屈曲都会加重对延髓或脊髓的压迫。当救援人员救治伤者时，一个救援人员必须单独负责对伤者头部沿着身体纵轴的轻柔而持续的牵引，以防止任何可能发生的枕骨下区域骨折的位移。

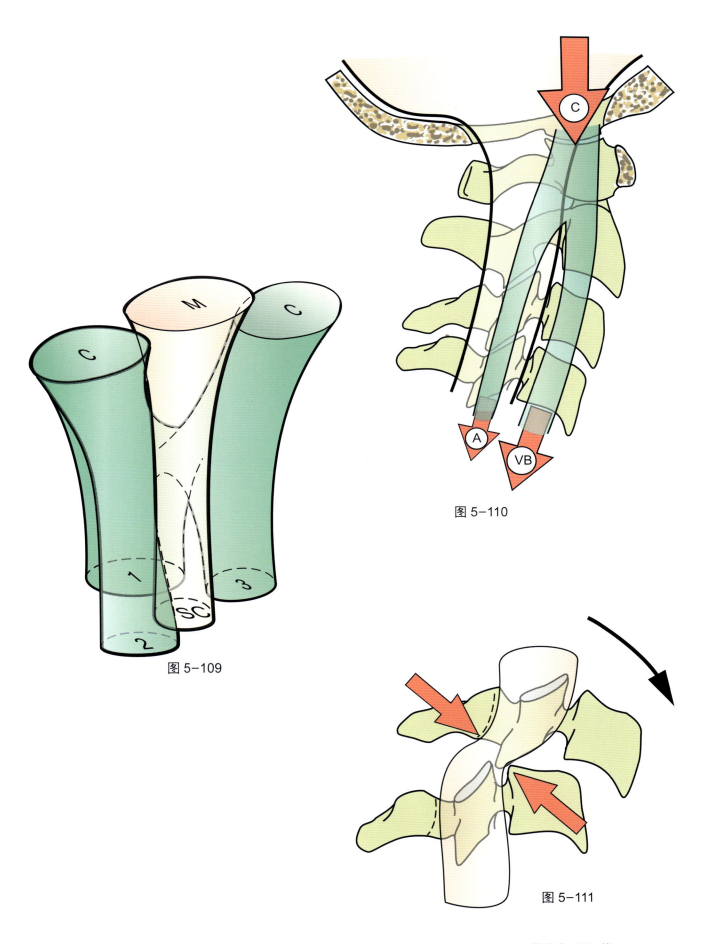

图 5-109

图 5-110

图 5-111

颈神经根与脊柱的关系

在研究了颈椎与延髓和脊髓的关系之后，我们现在把注意力转向它与神经根的关系。

在颈椎的各个节段，颈神经根从椎间孔穿出椎管。这些神经根可能被脊柱的病变所损伤（图5-112）。椎间盘后外侧突出（箭1）导致的颈椎间盘突出是罕见的，因为被钩突的存在会阻碍这一过程。因此，当颈椎间盘突出发生时，要比腰椎间盘突出向内侧突出（箭2）而往往压迫脊髓。

注意椎动脉（红色）和它的静脉丛（蓝色）在横突孔的位置。

颈椎脊髓受压多由钩椎关节关节炎引起（图5-3）。

图5-113（颈椎左面观）显示了颈椎神经根穿出的椎间孔和后方的关节突以及前方的钩椎关节的密切关系（图上半部分）。在颈椎关节炎早期（图的下方），骨赘不仅生长在终板表面的前缘（1），更多地生长在（在3/4的X线片中观察到）钩椎关节（2），还可以进入椎间孔。同样，骨赘从关节突后方生长（3），神经根可能在来自钩椎关节的前骨赘和来自关节突的后骨赘之间受压。这解释了颈椎骨性关节炎的神经根症状。

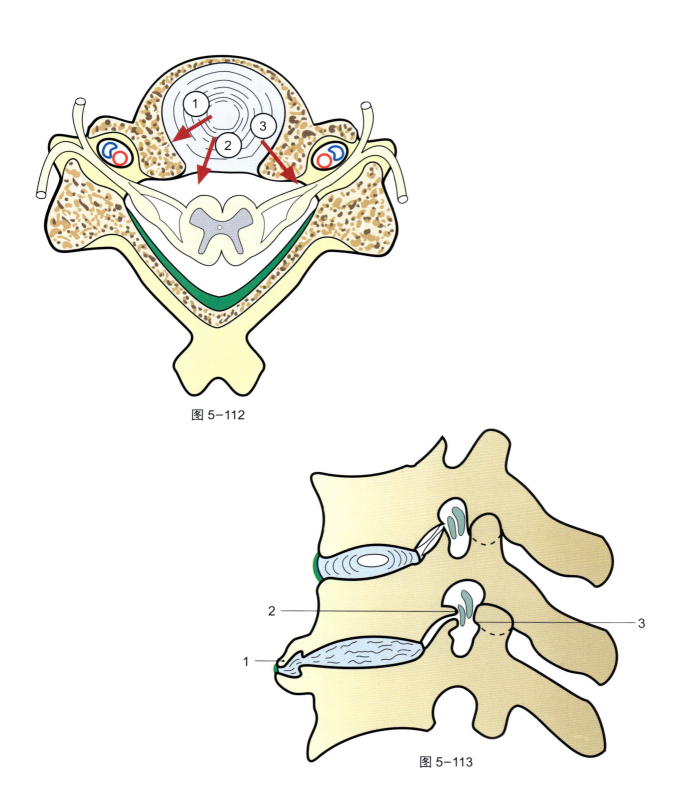

图 5-112

图 5-113

椎动脉和颈部血管

我们认为，准确地定义椎动脉与脊柱之间的密切关系并概括地描述它与供应大脑和面部的颈血管之间的关系是很重要的。

来自大动脉弓的头颈血管（图 5-114，右侧面观）解剖位置如下。

- 在右侧，它们直接起源于头臂干（1），然后分成右锁骨下动脉（2）和右颈总动脉（3）。
- 在左侧，它们分别来自于左颈总动脉和左锁骨下动脉。

椎动脉（4'）起源于锁骨下动脉，穿过锁骨上沟，到达 C_6 的横突孔。然后它在由连续的横突孔形成的管道中上升，直到寰椎（图 5-115，后面及右面观）。就在寰椎横突的上方（图 5-116），椎动脉完全改变方向，在一个深沟走行并以弓形围绕寰椎侧块后方（6）。之后进入椎管（4），与脑干外侧表面和延髓密切接触，向上、向前、向内走行，与对侧椎动脉汇合，形成重要的基底动脉（5），它位于脑干的前表面，穿过枕骨大孔进入颅后窝。

在整个走行过程中，椎动脉都有可能被损伤。

- 首先，在由横突孔形成的管道中，它必须能够自由滑动以适应脊椎曲率和方向变化（任何脊椎之间的相对移位都可能损伤它）。
- 然后，在它与对侧椎动脉汇合之前，它与齿状突接触，在这个位置它被横韧带隔开。

值得注意的是，将自身分成两部分的基底动脉的形成符合 Occam 的简约原则 *，因为两侧椎动脉都可以很容易地穿过枕骨大孔。

此外（图 5-114），颈总动脉（3）在颈部的前外侧上行，并分为以下几部分。

- 颈外动脉（9），分成颞浅动脉（10）和上颌动脉（11）供应面部。
- 颈内动脉（7），上升到颅底，进入颅腔，在分化为其终末大脑分支之前形成一个 U 形襻（8）。

需要记住的重要一点是，基底动脉与颈内动脉在 Willis 环处吻合。因此，椎动脉不仅供应颅后窝，即小脑和脑干，而且在颈动脉供血不足的情况下，还供应大脑前区。

因此，椎动脉的这一重要作用强调了在颈椎操作时对其进行保护的重要性。众所周知，椎动脉常在对颈椎进行稍微用力的操作时而受到损伤。

---

* William of Occam 是一位著名的僧侣、学者型神学家、英国哲学家和逻辑学家，也被称为"无敌医生"。1290年，他出生于 Surrey Ockham；1330 年，被逐出教会；1349 年，在 Munich 死于瘟疫。他提出了简约原则或普适原则，即"理论的真理必须建立在最少的前提、理由和论证的基础上"。这一原则也被称为"Occam 剃刀定律"，因为它在逻辑讨论期间从演示中去掉了所有不必要的先决条件。Copernicus 作为思想家，是 Occam 的后代，他认为 Ptolemaic 体系过于复杂，无法解释内行星的逆行运动，因而通过引入日心系解决了这个问题。就像爱因斯坦一样，他对演示推理之美非常敏感。

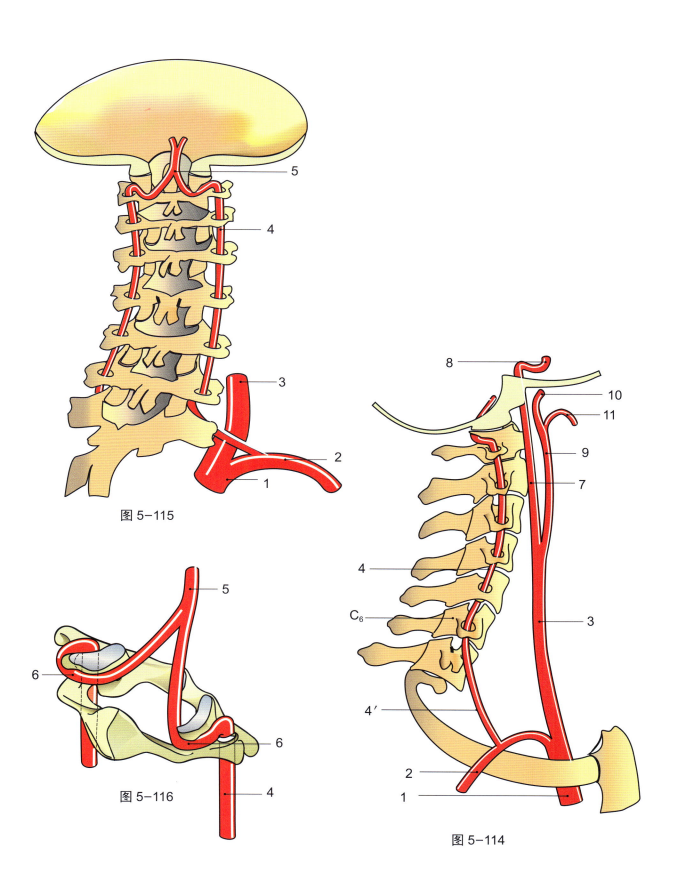

图 5-115

图 5-116

图 5-114

椎弓根的重要性：在脊柱生理和病理中的作用

在所有的脊柱，椎弓根在使椎体（在休息时支撑脊柱）和椎弓（保护神经轴）形成整体的方面起着重要的机械作用，并且因为椎弓根与肌肉相联系，在运动中也起了至关重要的作用。

椎弓根为管状结构，由坚硬的皮质和充满松质骨的髓腔组成。这个相对较短的圆柱体根据脊柱的节段在空间中有不同的方向，但具有一些不变的特征。

在 X 线斜位片中可以清楚地看到它（图 5–117），它是"苏格兰狗"（十字符号）的眼睛，但沿着脊柱的整个长度仔细观察也可以看到它（图 5–118）。因此，每块脊椎"有两只眼睛"，必须学会"直视脊椎"。Roy–Camille 的想法非常巧妙（1970），他将螺钉置入椎弓根的轴中，将后弓与椎体连为一个整体，或在一个或多个椎体中提供一个坚实的支撑带（图 5–119）。术前 X 线片可以显示椎弓根任何可能的偏移，并使术者在矢状面上从背侧水平置入螺钉（图 5–120）。

这项技术不建议脊柱外科的新手使用。在选择置入点时，必须首先准确地确定标志点，然后根据脊柱的水平决定置入的方向。这个方向在腰椎区域是水平的（图 5–121），但有时可能要稍内倾。到目前为止，考虑到通过上下椎间孔穿出的神经根与椎弓根十分接近，螺钉的正确方向都必须由外科医生的技术和经验确保（图 5–122）。如今，计算机的使用使得这种方法更加精确，并且使得螺钉的置入更加安全。也许计算机技术将确保这些螺钉可以置入脊柱的其他部位，特别是在颈椎区域（图 5–123 至图 5–125），那里的椎弓根要薄得多，并且朝向不同的方向。目前只能在 C_2 和 C_7 节段的水平置入螺钉。

椎弓根螺钉概念的引入在脊柱手术的发展史上是一个非常重要的进步，例如在骨折的稳定、钢板的置入和一个或多个椎体的支持区域的位置等方面。这个创新的想法是建立在完美的解剖学基础之上的。

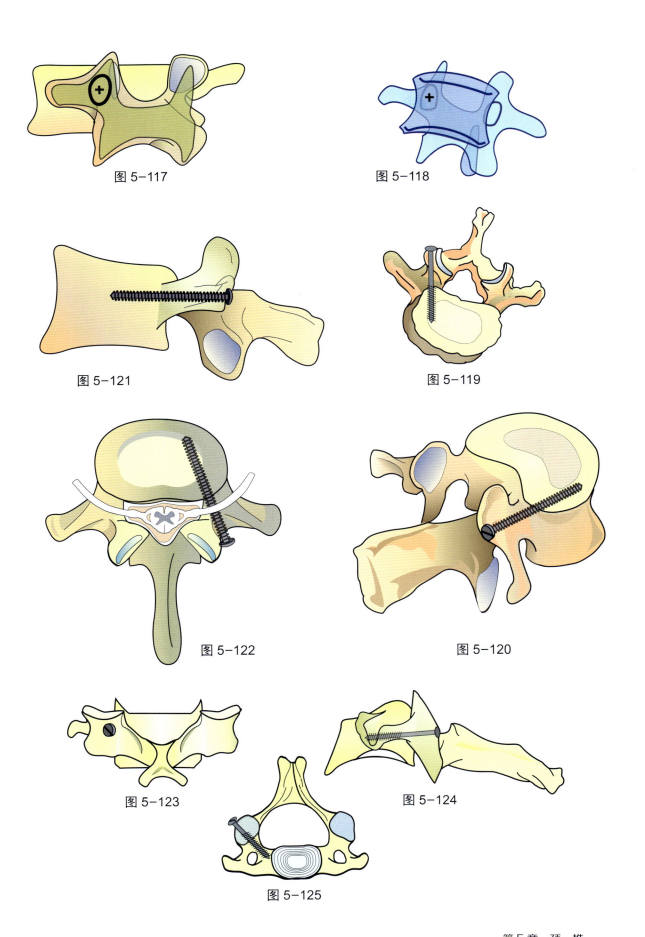

图 5-117

图 5-118

图 5-121

图 5-119

图 5-122

图 5-120

图 5-123

图 5-124

图 5-125

第 6 章 头 部

Chapter 6　The Head

刘　晖 **译** 罗德庆 **校**

头部位于脊柱的顶端，容纳着人类最珍贵的器官大脑，我们的中枢。大脑位于坚固的颅骨内部。颅骨和包括有脊髓的脊柱相连接，大量神经纤维传导信息从脊髓传递到全身。

头颅呈卵圆形，由几乎不动的囟部连接成关节的板层骨构成。

面部，属于头颅一部分，包括两个主要感觉器官（眼睛和耳朵，可传递周围环境信息）。靠近这些感觉器可缩短信息传递到大脑时间，这是另一个 Occam "剃须刀" 最简原则的范例。移动颈椎可让这些感觉器获得更好的空间朝向，提高工作的效率。

头部包含有两个食物和空气的入口。

● 口部位于鼻子正下方，而鼻子可在食物咀嚼前监测食物的味道。食物也需要接受味蕾的监测，判断化学特性，并通过直觉或关于此类食物的记忆，排除有毒或毒性物质。

● 鼻子控制过滤和温化吸入的空气。上呼吸道在喉的咽部连接消化道。

喉部有一个保护性的瓣结构，并有精确的反射机制防止液体固定进入气道。人类的喉部（见184 页，喉的生理功能描述）在发声中扮演重要角色，比如调节声音，由口舌共同配合。因此人类拥有一个使用声音的沟通系统，如语言，并可通过语言分享信息和感受。口腔传递可补充使用语言。头部也包含辅助信息传递的肌肉和关节。面部的表浅肌肉（由 Duchenne de Boulogne 研究）并不作用于任何骨性结构。它们是面部表情肌，提供准国际第二种通信模式补充口部模式。这些轮匝肌控制面部轮匝：口轮匝肌可以闭口，眼轮匝肌可以闭眼；此外只有扩张作用的鼻孔扩张肌。

耳窍外耳道保持开放，有助于耳郭收集声音，和其他动物一样耳郭不具备定位功能。

耳鼓和内耳也有骨结构传导振动，如内耳的听小骨（此处并不进行深入讨论）。而且有两个滑膜关节，如颞颌关节，可允许颌骨活动，有助于进食和发声。最后，还有两个无骨结构关节，包括眼眶内的眼球活动和视角控制（第 296 页）。我们会讨论颞颌关节和眼球活动（第 306 页）。

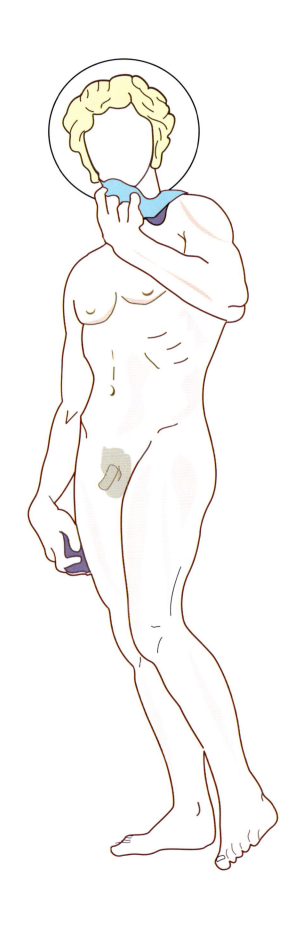

头颅

颅骨（图 6-1）包含有 22 片状骨，来源于 12 个颅体节的骨性原基，但已经发生了适应它们特殊功能的巨大改变，如形成头颅和颌面部。

颅骨由骨板构成，中间是松质骨，两边是坚硬的致密骨，如头盖骨的内板和外板。在颅骨底部，这些扁骨混合成更大的骨结构连接面部和颈椎。

卵圆形的颅骨由以下 6 个骨板构成。

● 枕骨（1）：位于后侧，由宽大的鳞部构成枕骨，它和颅底基突延续，并构成了枕骨大孔，供延髓和脊髓穿越。枕骨大孔两侧有两个枕骨髁部，与寰椎构成关节。

● 顶骨（2）由两个对称骨板构成颅骨的上外侧面，并和后侧的枕骨构成关节。

● 额骨（3）是一块壳状骨板构成前额部，后侧与顶骨连接。前侧包含眼眶上边缘，并与后侧与眼眶上壁延续。

以上 4 块骨构成了颅穹窿部。

头盖骨底部从前到后由以下构成。

● 筛骨（4）单一骨结构，位于额骨中部的后面，构成了鼻窝的大部分。它的上部分包括了筛板，有嗅感觉神经穿过，最终汇聚成嗅球。筛骨体部包含有许多气窦，质量轻。筛骨还在矢状面垂直分离了两侧的鼻窝，而鼻窝里有上中鼻甲。

● 蝶骨（5）是独立的中线结构，它的体部联合了筛骨和枕骨。它是颅底最复杂的骨结构，它的体部可比作为双翼飞机的机身。体的上部像飞行员座位，对应于蝶鞍部。两个位于前部的小翼与前侧骨结构形成关节，大翼部构成颞窝的底部。这两个翼部由上眼眶裂分隔，位于眼眶后侧。双侧的翼突对应于飞机的起落架。

● 颞骨（6）位于颅骨两侧的鳞部相邻，同时以锥突与头盖骨基部相接。

● 每个腭骨（7）与蝶骨的翼突构成关节，并组成鼻窝和腭部的一部分。

● 每个颧骨（8）构成了眼眶的壁，对应为颊骨。

● 两个鼻骨（9）汇合于中线构成鼻梁。

● 每个上颌骨（10）组成了面骨的大部分。包绕有几乎中空的上颌窦。构成了眼眶的底部。它的下部分构成了上齿槽突和腭突（构成了腭部）。

● 下颌骨（11）是一块位于中部，单一马蹄型骨伴有两个升支髁部或髁突，包含颞颌关节背面。还有下齿槽突，是上齿槽突的对应部分。

为了完整性，我们要提到一些小的骨性结构，如犁骨、泪骨和下鼻甲，但他们没有结构性功能，因此不再详述。

关于这些骨结构和相互关系的详细描述可在解剖书籍中找到。

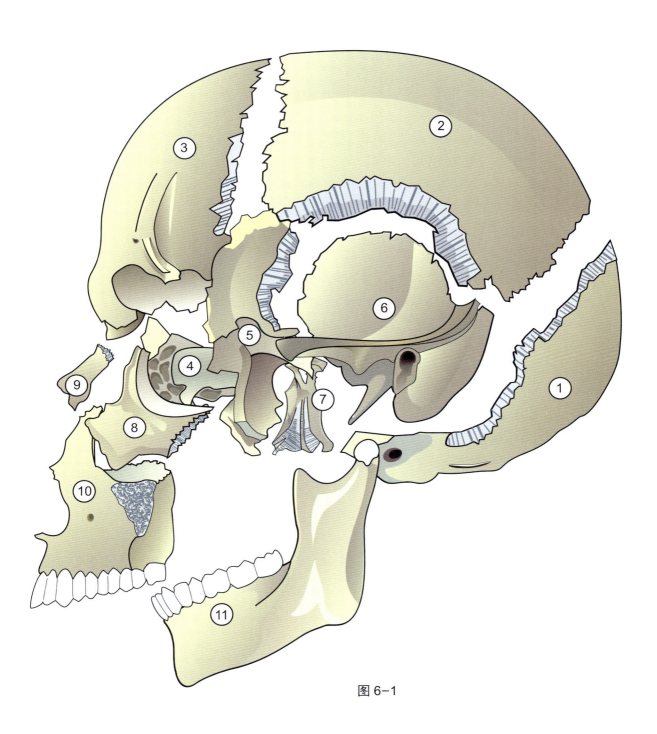

图 6-1

根据 Andràs Szunyoghi 的作品绘制。

颅缝

除了上颌骨和下颌骨，颅骨结构以颅缝形成关节。在婴儿和新生儿，颅骨未形成连接，因此可相对活动，如前囟结构（前囟将在出生后 8～18 个月完全骨化）。儿童颅骨的移动度是大脑的快速生长的结果。随后的骨生长和大脑生长同步直到青少年，颅骨才最终完成发育。

颅缝结构连接在一起形成骨板（图 6-2），边缘是波纹状的。因此它们可形成紧密的相互锁定结构（图 6-3）。在骨板层面无法形成移动。与拼图比较（图 6-4），片块间精密的贴附（图 6-5），保证位于同一平面上。在此解剖基础上，这些颅缝结构是无移动度的。

如今这个理念收到一些专家的挑战，许多疾病由于颅缝移动形成。详细观察时在片块间的移动可变得明显，移动发生于平面外（图 6-6）。横断位（图 6-7）可清楚显示在垂直平面上的滑行移动。

如图 6-1 所示，多数颅缝并不垂直于平面，而是多角度的倾斜。因此骨板斜型以俯冲形式的移动是不可能的（图 6-8），而应该如同 Wegener（图 6-9）提出的类似于地震的地壳板块理论。

图 6-1 并不排除颅缝的斜度允许颞骨的鳞片状部分向外侧以扩张的形式滑动。颅骨的板块理论需要前后压缩头部结构的试验进行证实，并应用冠状面密度测量 CT 比较压缩前后扫描结果。还需要进一步研究解释颅缝移动的病理生理过程。该研究需要解剖样本。平常的逻辑认为颅缝间微动，如果不存在微动，颅缝会在进化前消失。

原人的颅骨，尤其是哺乳动物和现代人类都有转变为直立的特点。动物四足站立确保颈椎处于平行，如犬（图 6-10，颅骨蓝色，面部红色），枕骨大孔向下尾侧倾斜。相反进化过程中，人类的双足站立形成了枕骨大孔向前下移动于颅骨以下（图 6-11）。

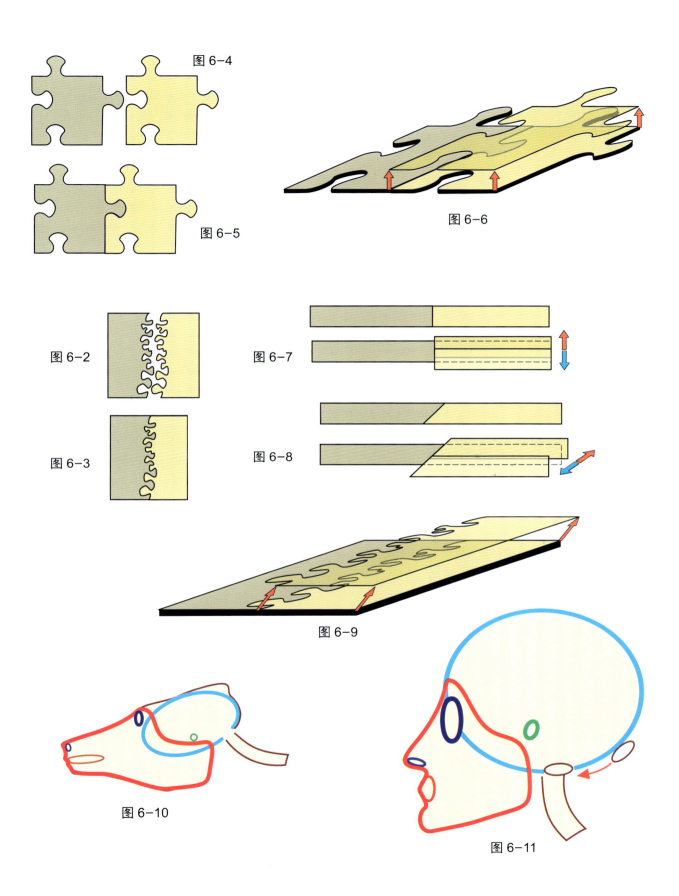

图 6-4

图 6-5

图 6-6

图 6-2

图 6-3

图 6-7

图 6-8

图 6-9

图 6-10

图 6-11

颅骨和面部

　　头颅（图 6-12，图 6-13）包括颅骨，其内部的大脑（我们的中枢大脑，内含我们的个性和个体性）和面部（红线）包括主要感觉器官（如视觉、味觉、嗅觉和听觉），包含环境信息。感觉器邻近大脑，进行数据处理并保证最快的信息传递时间。这是另一个简约原则的例子，意为最大的效率是通过使用最小部分结构完成。

　　头部移动由颈椎提供，允许感觉器官进行空间朝向，提高效率，如人类站立后改变空间位置一样。颅内的小脑是个协调大脑信息传递的结构。大脑形成决定信息，小脑进行执行。

　　头部还包含两个入口（图 6-14）：嘴部进入食物，鼻部进入空气。

　　嘴部位于鼻下，而鼻是食物入口前最先闻到气味。食物随后由味蕾监测，味蕾收集食物的化学特性和毒物的相关信息，并加以排除有毒或有害物质。咀嚼由下颌骨执行，允许口腔挤压磨碎食物，混合唾液后便于消化。

　　鼻腔控制、过滤、温化吸入的空气。过滤系统是关键。因为入口前的位置、位于前部的肺和位于后部的消化道，上气道穿过位于咽部和喉部的消化道上部。喉部提供精确的闭合声门和会厌功能，作为保护性阀门防止固定或液体进入气道。人类的喉部（它的生理功能）也扮演调节声音的作用，协同口，舌。因此人类可享用声音系统进行沟通，包括语言（语言可分享信息、知识、经验、命令和感情）

　　头部因此是一个非凡、奇妙的功能整合体。它也包含有关节（如颞颌关节）和特殊的肌肉。这些面部表情肌提供了第二个几乎通用的交流系统，是口头表达以外的补充，并传递主要的情感信息。它也能做出和语言相悖的表达。

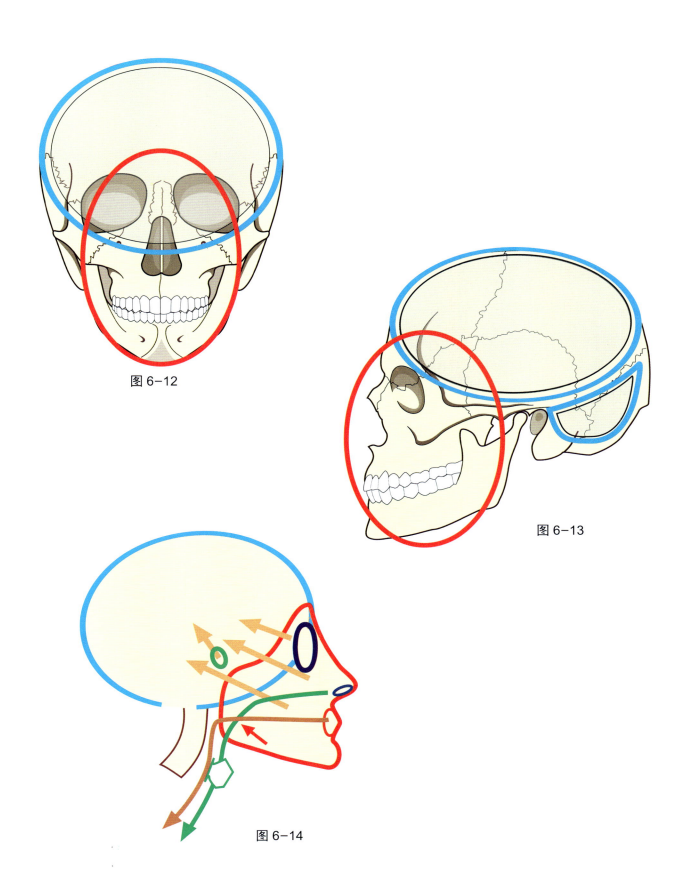

图 6-12

图 6-13

图 6-14

视域和听觉定位

头部位于脊柱顶部，可旋转达到 180°，因此极大地提高了视听觉效率。旋转可使头部和感觉系统朝向信号来源而不需要移动身体，和无颈部的动物（如鱼类）完全不同。

视域

中立位（图 6–15，A）视域有接近 160°（a）。眼睛的视域位于头部前方，为手部提供了矢量的立体视觉。如果头部旋转到右（r）或左侧（l），完整视域（T）可增加到 270°，只有约 90°（P）的盲角。一些有长颈的动物如长颈鹿，可通过旋转颈部达到 360° 视角。

听觉定位

听觉的定位由位于外侧的耳部形成，双侧由头部分隔。外界声源通常由双耳不对称（图 6–16）地接收信号。

- 位于信号（S）对侧的耳由于面部阻挡会导致信号的轻度减弱，面部是需要绕过的屏障。
- 因此对侧耳部接收的是不同步的声音，后者轻度延长，因此信号阶段是不同的（d）。

当头部朝向声音更大侧时（图 6–17），声音强度变得一致，信号阶段差异消失。此时声源正好位于头部的对称面上，眼部可测定信号距离（第 310 页）。有趣的是声音的定位过程好像位于头部的后台工作，头部定位功能效率稍低。因此听觉在定位突发危险信号时有巨大的优势。

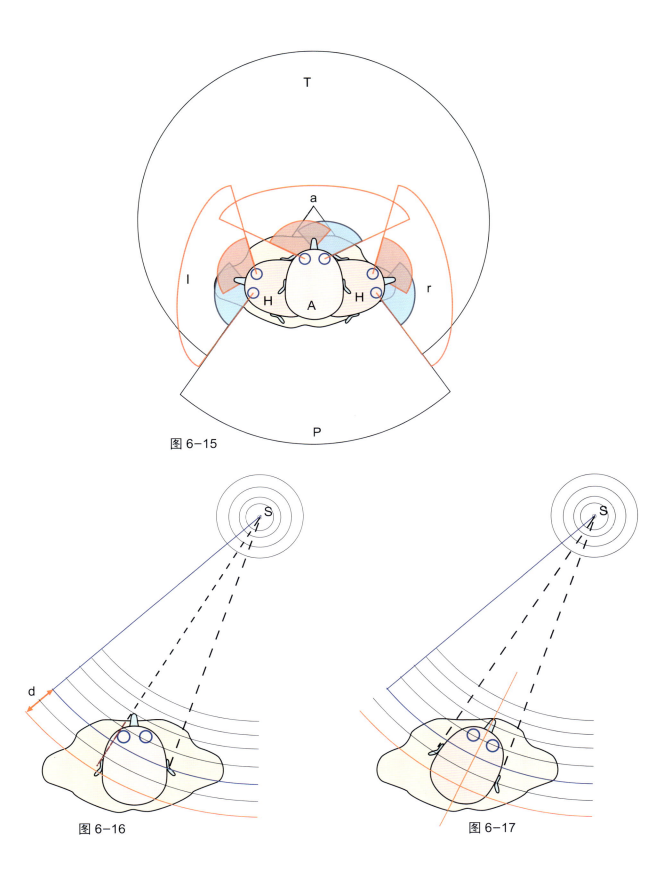

图 6-15

图 6-16

图 6-17

面部肌肉

面部肌群是非常特殊的，和运动系统其他肌肉完全不同。运动肌肉和骨结构连接。面肌并不移动任何骨结构。面肌附丽于颅骨的一侧或完全没有直接附丽于骨。实际上面肌接入皮肤的深面并移动皮肤。它们的功能受到 Duchenne de Boulogne 的关注。它们的第一个主要功能在于控制面部轮匝肌的开闭，尤其是眼部和口部和部分鼻部，而外耳肌并不相关。

面肌的第二个功能在于面部表情以实现情感的表达。作为一种通用语言在全球通用，但有时和语言相悖。面部语言几乎还伴有通用的表情姿势表达，通常和手一起。这些控制眼球、鼻和口周围的匝肌肌肉，以下详述（图 6-18 和图 6-19）。

眼部周围

眼轮匝肌有眼窝部（2）和眼睑部（3），收缩这些括约肌可闭合眼睑。因此闭眼是一个主动过程，即使在睡眠时眼轮匝肌保持足够张力仍然在保证闭眼。这种张力在死亡后失去：因此需要给死亡患者闭上眼睛。日常生活中，快速、自动、无意识地闭眼（如眨眼）是保持泪水湿润眼球的关键。

- 睁眼是一个由上睑提肌进行的主动过程，位于眼窝内部（图 6-32，第 307 页）。
- 在眼鼻之间有两块肌肉：降眉间肌（4）和皱眉肌（5），可进行皱眉，让眉毛靠近。
- 在眉之上是额肌（1），它可移动头皮向前。它和枕肌（1′）共同组成了二腹肌结构，共用一个肌腱长入帽状腱膜，而帽状腱膜支持头皮。枕肌移动头皮向后。

鼻部周围

除了小的扩张肌（未展示图中），还有鼻肌（6）（可收缩鼻部）和提上唇肌（7）。

嘴部周围

口轮匝肌（12）也是一种无骨附丽的括约肌，靠近口部。

其他所有开嘴肌肉如下。

- 口角提肌升高上唇（8），收缩可显示犬齿。
- 颧小肌（9）和颧大肌（10）可进行向上，向外收缩上唇。
- 通过牵拉唇口向外，颊肌（17）和笑肌（13），笑肌附于咀嚼肌（11）；而咀嚼肌是发挥咀嚼作用的肌肉之一，还有颞肌（18）。它们加强唇部，可进行小号乐器口件的震动，在后现代拉丁语中称为布西纳号。因此 buccinator（拉丁语的小号）用于命名这块肌肉。
- 通过降低口角，即口角降肌（14），和蔑视表情有关。
- 降下唇肌（13），通过压低下唇，参与接吻。
- 关于颏肌（16），可褶皱颏部的皮肤，是流泪前悲伤的第一步。

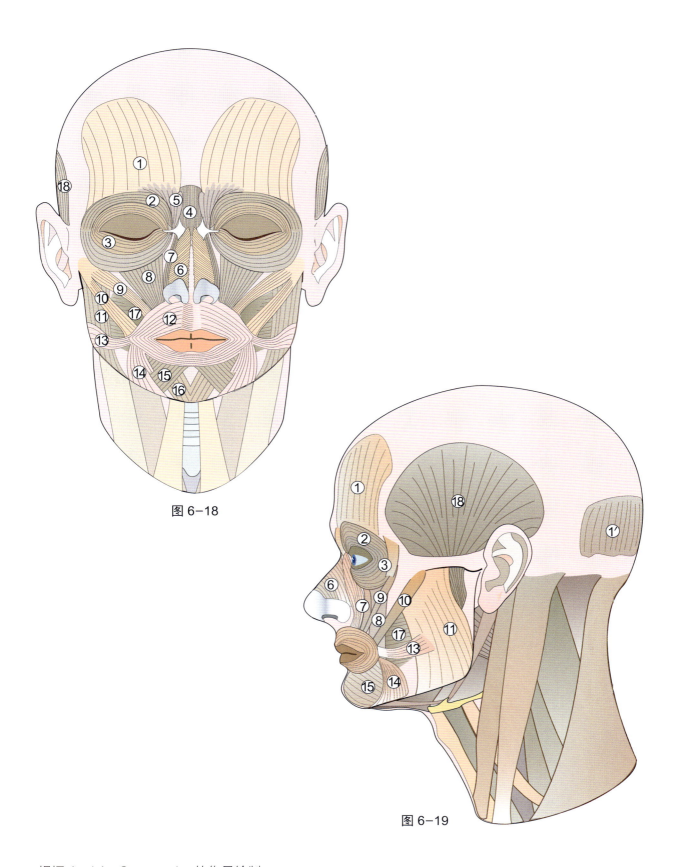

图 6-18

图 6-19

根据 Andràs Szunyoghy 的作品绘制。

唇的移动

　　唇是所有感情阶段的关键部分，如张口，唇含住食物，闭合口部进行咀嚼。当准备喝液体时，唇部向前含住杯子。除了猴子，没有其他动物可做出这个姿势。这是为什么高级哺乳动物用舌头舔液体而不是喝。

　　口部是表情表达的重要组成部分，如玩笑、满足、蔑视、厌恶、恶心、质疑和拒绝等。这些都由口部形状最早表达。

　　口部同时也表达情感，如在轻吻和歌唱时。

　　在口部周围，发出的声音就像口哨。无法吹口哨是面肌瘫痪的检查。

　　这些移动由以下肌肉控制。

- 颧大肌（图 6-20）提高和牵拉口部上外侧，产生闭口的笑容。

- 颊肌（图 6-21），位于深面，笑肌位于浅面，是口角强大的牵拉力量，可使得唇部变薄，并在吹动作时进行震动动作。这是为什么使用吹嘴来演奏小号，号角和长号。

　　笑容（图 6-22）是半张口的结果，由颧肌和笑肌牵拉角部向上和下唇降肌和颏肌下压下唇。

　　最后（图 6-23），收缩降口角肌下拉口角可表达蔑视。

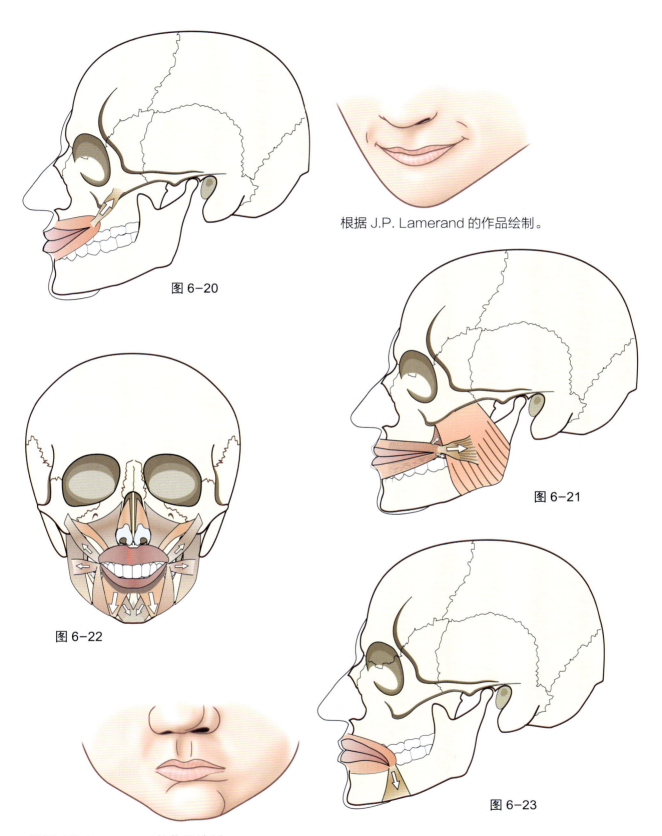

图 6-20

根据 J.P. Lamerand 的作品绘制。

图 6-21

图 6-22

图 6-23

根据 J.P. Lamerand 的作品绘制。

唇的移动（续）

当嘴部半开表现为笑容时（图 6-24），继续打开或关闭并进行发声 A-I。当说 CHEESE 时进行拍照，口部在笑容位置。

另外，很大部分的收缩口轮匝肌（图 6-25），发 E 或 O、U。在发法式 U 时，口部最大闭合呈圆形，肌肉闭合开放随后完全收缩。

图 6-25 中，左眼在眼轮匝肌眼睑部作用下闭合，可进行眨眼的同时吹口哨。

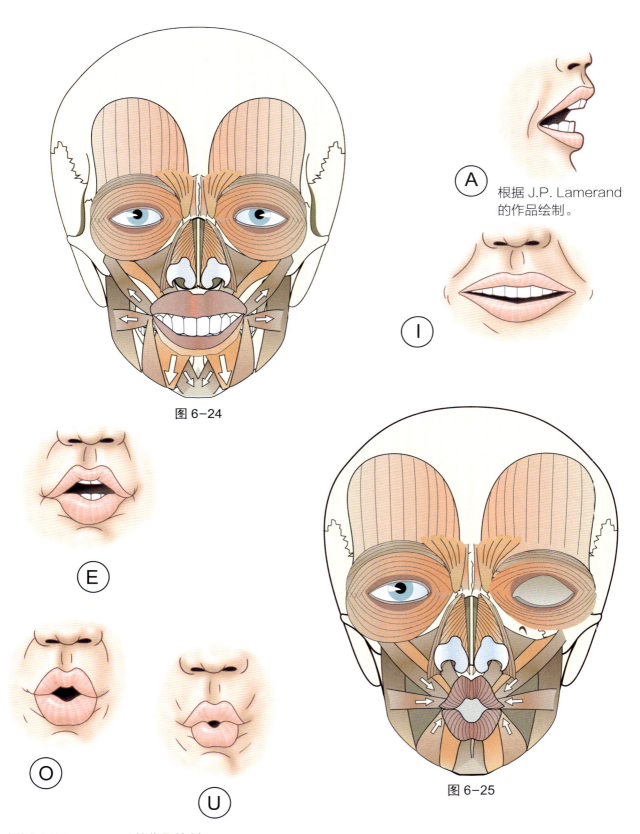

A 根据 J.P. Lamerand 的作品绘制。

图 6-24

I

E

O

U

根据 J.P. Lamerand 的作品绘制。

图 6-25

面部表情

这是几种常见的面部表情，它们可让读者更好的认识以上所述的要点。从每个表情，读者可训练描述参与的不同运动。答案倒置显示如下：

厌恶（图 6–26）

- 嘴边
- ➤ 收缩降下唇肌下降口角。
- ➤ 收缩颏肌皱褶颏部。
- 眼周
- ➤ 收缩眼轮匝肌部分闭眼。
- ➤ 收缩皱眉肌皱眉。

哭泣（图 6–27）

- 嘴边
- ➤ 收缩降下唇肌下降口角。
- ➤ 轻度收缩口轮匝肌。
- ➤ 收缩颏肌皱褶颏部，但比表达厌恶轻一些。
- 眼周
- ➤ 不收缩眼轮匝肌。
- ➤ 皱眉肌收缩皱眉。

疲劳（图 6–28）

- 嘴边
- ➤ 收缩降下唇肌下降口角。
- ➤ 收缩颏肌皱褶颏部，但比表达厌恶轻一些。
- ➤ 放松眼轮匝肌的睑部。

- 眼周
- ➤ 不收缩眼轮匝肌。
- ➤ 收缩颏肌升高眉毛。

笑（图 6–29）

- 嘴边
- ➤ 颧大、小肌和笑肌提高口角。
- ➤ 收缩降下唇肌卷起下唇。
- ➤ 放松口轮匝肌。
- 眼周
- ➤ 收缩眶和睑部的眼轮匝肌。
- ➤ 收缩上鼻翼肌提高鼻翼。

愤怒（图 6–30）

- 嘴边
- ➤ 通过收缩上下唇肌卷曲上下唇，对应的。
- ➤ 通过收缩提上唇鼻翼肌升高鼻孔。
- 鼻子
- ➤ 收缩鼻、眉间肌和皱眉肌。
- 眼部
- ➤ 收缩眼轮匝肌的眼窝部。
- ➤ 收缩上睑提肌提高上眼睑。
- ➤ 收缩颏肌提升眉毛。

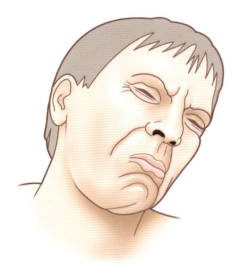

图 6-26

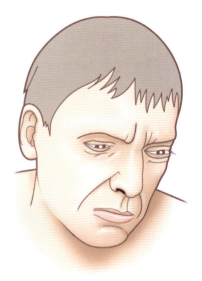

图 6-27

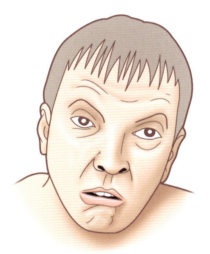

图 6-28

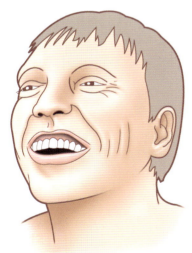

图 6-29

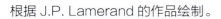

根据 J.P. Lamerand 的作品绘制。

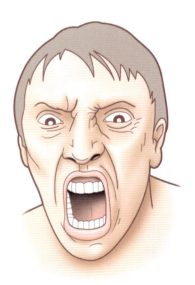

图 6-30

颞下颌关节

　　颞下颌关节所受关注较少，但它是非常重要的，没有该关节进食是不可能的。它们可进行下颌骨移动，与颅骨底部构成关节（图 6-31），两个椭圆形关节（黑箭），位于外耳道 A 的前下侧。这些机械连接关节无法单一发挥作用，对咀嚼是非常关键的。

　　下颌骨体部（1）形状就像横行的马蹄铁，上缘（2）延伸为下牙槽（3）。后缘与两个升支延续（4），最后形成被狭窄颈部（6）托住的髁部。髁的前方分支延续为横向变平冠突（7）。

　　移动下颌骨是复杂的移动，以 6 个箭头示意如下。

- 最简单的运动是垂直方向运动。
  - ➢ 颌骨打开（O），可让食物进入两个齿龈内。
  - ➢ 颌骨关闭（C），可把持食物并进行咀嚼。
- 侧方 – 侧方运动（S）向左或向右，可让上下白齿相互滑动研磨挤压食物。
- 纵向前后移动，如前移（P）后退（R），可联合侧方移动形成圆形的白齿移动。

所有这些移动有符合生物力学变化的运动轴。

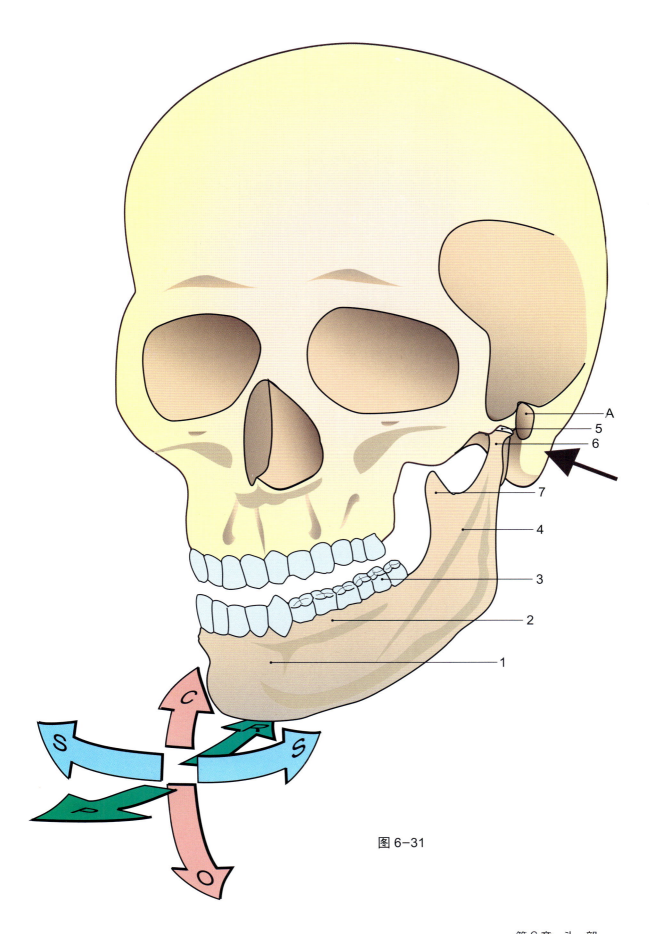

图 6-31

颞下颌关节的结构

颞下颌关节（图6-32）由两个关节面构成：上关节面和头盖骨基部相连接，下关节面和下颌支连接。

- 关节上表面是下颌或盂窝，凹向两个方向，尤其是前侧。它位于外耳道的前下方（A），它的下壁由颞骨鼓膜部形成（1）。该窝的前方是横向突起的颧突后面（2），颧突是前后方向的突起（3）。颧突延续为关节结节。盂窝的底部位于岩鼓部或 Glaserian 窝一侧（4），位于颞骨鼓膜部（T）和颧突之间。下颌窝的前部（2）是覆盖软骨的关节面，后部是非关节面。另一方面，位于前侧的关节软骨延续覆盖关节结节，也属关节的一部分。因此关节面是后侧凹前侧凸的形状。

- 关节下表面是个软骨包裹的卵圆型面，横向延伸，如髁突由下颌骨颈部支撑（N）。过程示意如图 6-32 显示的两个位置。

  ➤ 当闭口时（C），它位于盂窝内。

  ➤ 当张口时（O），它位于关节结节嘴突起部分的表面。

- 关节盘（6）位于两个关节面间。它是一个柔软灵活的双凹面纤维软骨结构。相对应于两个关节面可移动，在髁突移动时，关节盘可在关节腔内活动。图示两个位置，如闭口时（5）和开口时（6）。它由上板部托起（7）。它是一个从颞骨鼓膜部到它后缘的一个限制性韧带。当这个韧带拉长（8）闭口过程中，关节盘被拉向后。翼外肌（9）附丽于髁突颈部，也有扩张部（10）附于关节盘的前部，它可以在闭嘴时把关节盘推向前。

- 关节囊的前部附丽于关节盘（11），后部连接颞骨的骨膜部和髁突的颈部。简单地说，突起的髁突在下颌窝里绕窝的中心轴旋转，但实际情况并非如此。

- 在张口过程中（图6-33）髁突在关节突的后表面上向前移动，不超过它的翼部（黑箭）。

- 侧面观（图6-34）张嘴移动过程显示它的运动轴 O 位于下颌小关节水平在下颌支的内表面。该关节的特殊解剖解释了颞下颌关节脱位复位的困难性。当髁突重叠于关节结节的脊上时。只有强力下拉下颌骨后部才能把髁突复位，需要把医师的拇指放在患者的最后一个下磨牙是使用挤压向下的复位力量（蓝箭）。

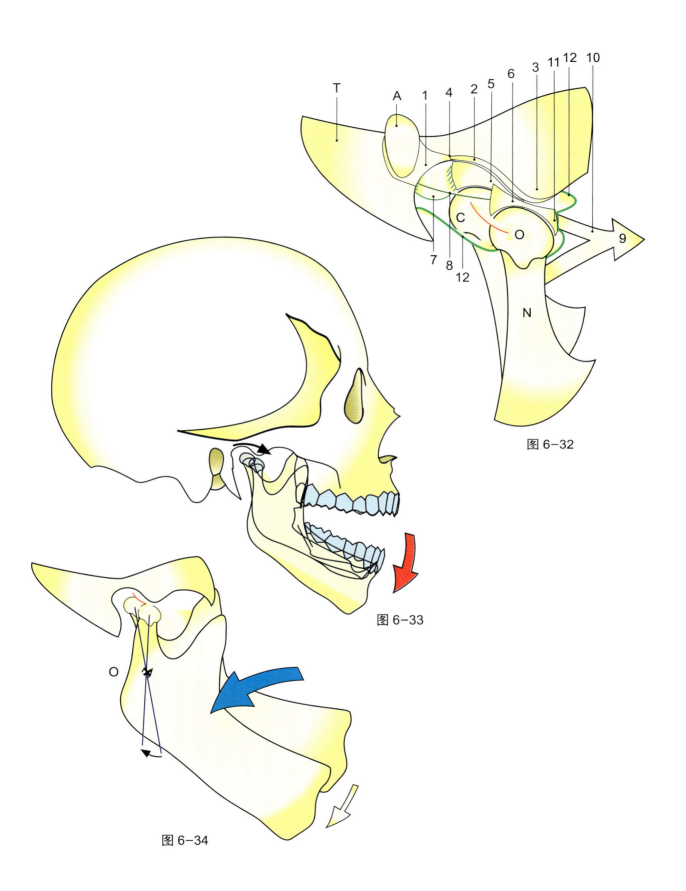

图 6-32

图 6-33

图 6-34

颞下颌关节的运动

在复杂运动的关节中，轴只能通过结构的移动进行定义。该关节有绕以下轴的5种运动形式（图6-35）。

- 水平轴（xx′）运动涉及开闭口（图6-36）在 xx′ 和 yy′ 轴发生；不仅是髁而是整个下颌骨滑向前。
- 下颌骨前后移动的平面，如前伸和后移（图6-37），该运动的轴（如296页示）位于下颌小舌水平。
- 当下颌骨整体移动时侧侧运动的轴将发生滑动（图6-38）。
- 垂直旋转的轴可在侧方运动时发生在任一关节中（图6-39）。两个髁突之一位于下颌窝作为旋转轴，另一个髁突在盂窝前表面向前滑动。
- 当偏心下颌开口时斜轴（u）位于两个关节中。如下颌开口合并侧方移动（图6-40）。该联合运动是最困难的运动，因为它联合了开口和垂直旋转。在打哈欠时过度开口可导致双侧髁突超出关节结节的边缘。髁将导致卡住，脱位可变得顽固和难以复位，并需要手术干预进行复位。

所有这些运动可联合切线建立运动，进行高硬度食物的挤压。

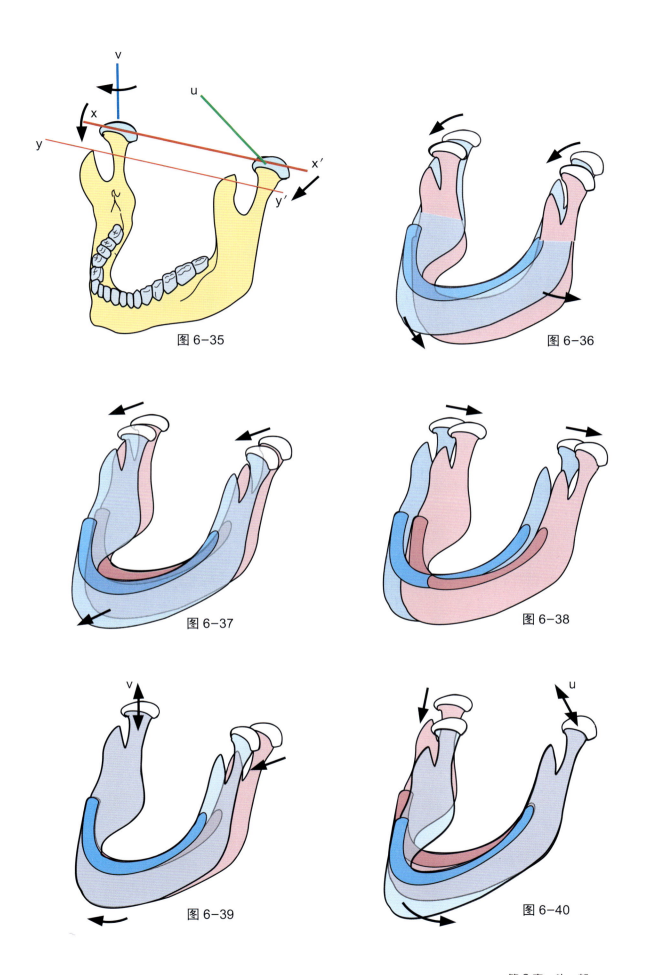

图 6-35

图 6-36

图 6-37

图 6-38

图 6-39

图 6-40

闭合下颌的肌肉

有 3 块肌肉控制下颌闭合，2 个在颅骨外侧（图 6–41）。

● 颞肌（1），一块宽、扁平有力的肌肉起于颞窝表面位于颧突表面，肌腱位于颧突深面，最终止于下颌骨冠突。

● 咀嚼肌（2）起于颧突弓的下缘，止于下颌骨角的外表面。

● 内翼状肌（3），起于翼突内表面的凹部（5），斜型向内下止于下颌骨角的内表面。因此只有在切除对侧下颌骨一半时才能看见内翼状肌。颅骨侧面观（图 6-42）显示右侧下颌骨的内表面在切除左侧下颌骨后。

这两张图显示了三块强力上提下颌骨的肌肉。杂技员可以利用下颌骨悬吊来证实这些肌肉强大的力量。

图 6–43 是下颌骨后面观，轻度不对称倾向右侧来显示下颌骨后表面，翼板（5）和颧突（6）和以下 3 块肌肉。

● 颞肌（1），在冠突和颞窝之间。

● 咀嚼肌（2），位于外侧，位于颧突（6）上方。

● 内翼状肌（3），位于内侧，起于翼突（5）；作为肌肉吊床样结构提升下颌角。同样外侧翼突（4）横向走行，起于翼突（5）外表面到下颌骨髁的颈部。这块肌肉并不提高下颌骨但参与下颌打开（见第 303 页）。

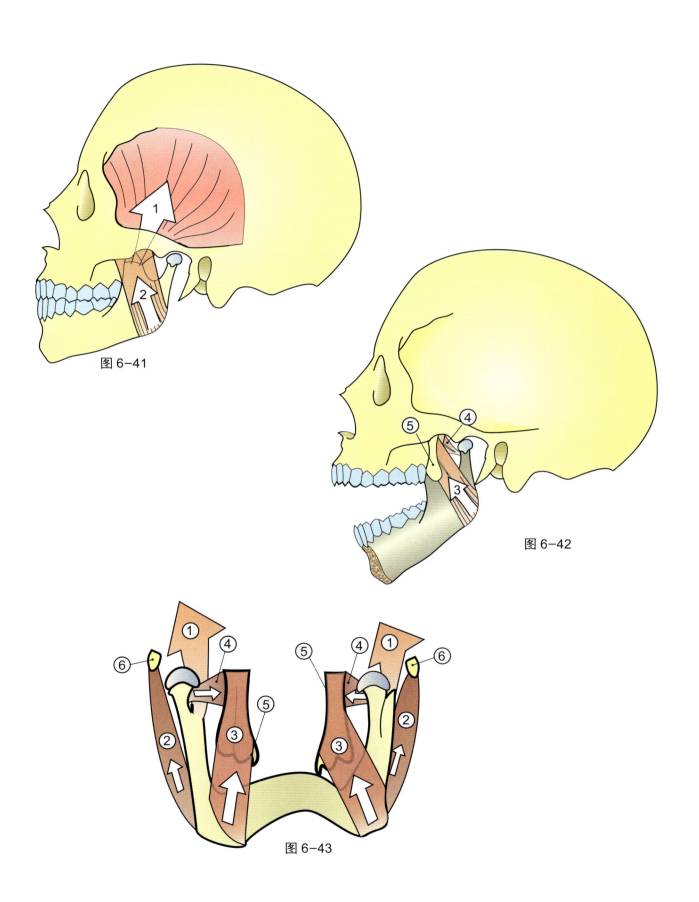

图 6-41

图 6-42

图 6-43

张开下颌的肌肉

张开下颌的肌肉数量较多，但力量小于关闭下颌。首先应该强调的是重力趋向于张开下颌，比如睡眠和昏迷时。所有张颌肌中只有一块肌肉位于下颌以下。舌骨和甲状软骨作为下颌和上胸廓入口的中转结构。胸廓入口则由双侧第1肋和中间的胸骨柄组成。

这些肌肉分为两组：舌骨上肌群和舌骨下肌群（图6-44）。

舌骨下肌群连接甲状舌骨复合体和肩带、胸骨。在舌骨下缘（h），它们由内向外如下。

● 甲状舌骨肌（1），从舌骨垂直走行附着于甲状软骨（t）斜行线，并与胸骨甲状肌（2）一起向下。胸骨甲状肌起于甲状软骨斜行线附着于胸骨柄。

● 胸骨舌骨肌（3），起于胸骨柄，位于胸骨甲状肌外侧，从锁骨内侧端到达舌骨附着点。

● 肩胛舌骨肌，一块薄的二腹肌。起于肩胛骨上缘，下腹（4）向上、内，以腱性部分结束于锁骨上窝。窝以后延续为上腹部（5）。随后改变方向垂直向上附着于舌骨下缘，位于以上3块肌肉的外侧。

所有这些舌骨下肌群位于舌骨和甲状软骨之下，对抗舌骨上肌群的力量。舌骨上肌群构成了下颌张开的力量。

舌骨位于颅骨基底部后方，依靠以下肌肉附着。

● 茎突舌骨肌（6），起于茎突（s）止于舌骨。

● 二腹肌，后腹（7）起于乳突（m），下内方向走行止于中间腱性结构，腱结构纤维环（8）附着于舌骨的小角，前腹（9）改变方向上内走行附着于下颌骨内表面。左侧二腹肌前腹（9′）也可在图中看到。

舌骨通过两块其他肌肉附着于下颌骨。

● 颏舌骨肌（10），起于位于下颌骨内面的颏结节附着于舌骨。

● 下颌舌骨肌（11），一块宽的、扁平的三角形肌肉，就像半张纸一样，起于下颌骨内表面附着于舌骨。两块下颌舌骨肌构成了口底结构。

所有舌骨上肌群位于下颌骨以下，与舌骨下肌群共同维持舌骨固定。舌骨上肌群是颈椎的远侧屈颈肌肉，并与咀嚼肌一起发挥作用。

最后一块与张下颌有关的肌肉是外侧的翼状肌，位于下颌骨内侧（图6-45）。肥厚的纤维起于（12）翼状突（a）的外表面，止于髁突（c）颈部的前侧。它牵拉髁颈部向前，可让下颌骨可绕其旋转中心倾斜，形成张口。如果没有这个轨迹，髁突会位于下颌窝内。同时翼状肌也拉动关节样的间盘结构向前（图6-32，第297页）。因此，翼外肌在张下颌中起到重要作用。

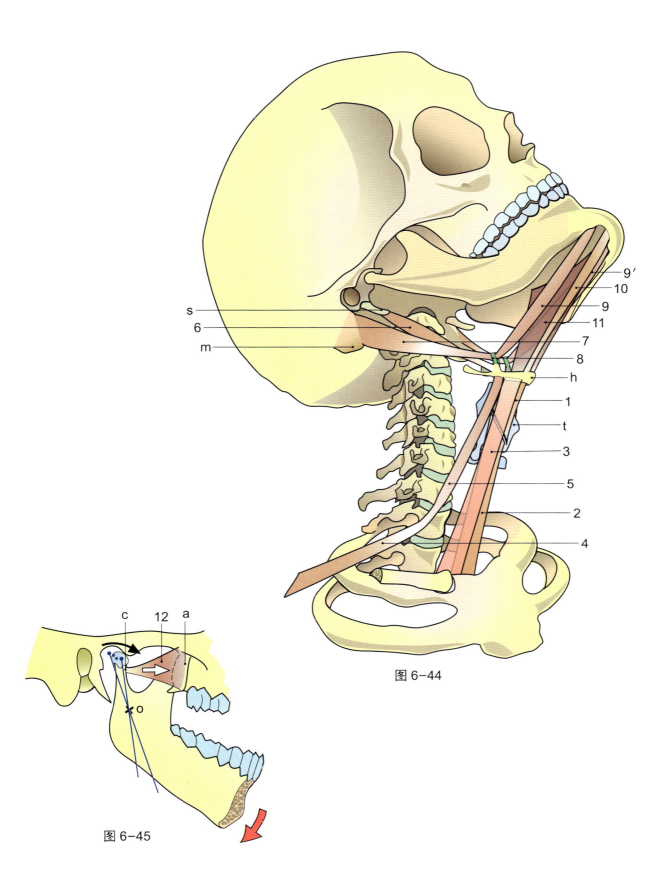

s
6
m

9′
10
9
11
7
8
h
1
t
3
5
2
4

图 6-44

c 12 a

o

图 6-45

下颌运动中肌肉的作用

现在可用特殊肌肉的运动解释下颌骨的运动。

- 前伸（图 6-46），如下颌骨向前的运动是由双外侧翼状肌同时收缩形成。

- 外移不伴有髁部旋转（图 6-47，黑箭）由对侧的外翼状肌和同侧的咀嚼肌收缩完成（未在图中显示）。

- 侧侧移动不伴有侧方移动或髁部旋转（图 6-48），由同侧咀嚼肌和对侧内翼状肌完成。

- 侧侧移动绕一侧颞下颌关节的斜行轴（图 6-49），由同侧咀嚼肌和对侧外翼状肌收缩形成。

- 下移和张开下颌（图 6-50），由同侧的舌骨上下肌和外侧翼状肌收缩完成。

- 最后，闭合下颌（图 6-51）和咬合牙齿，由双侧咀嚼肌同时收缩完成，如颞肌、咀嚼肌和内翼状肌。

在真实咀嚼情况下，所有肌肉运动是以不同比例和力量联合在一起，并在运动中不断变化。

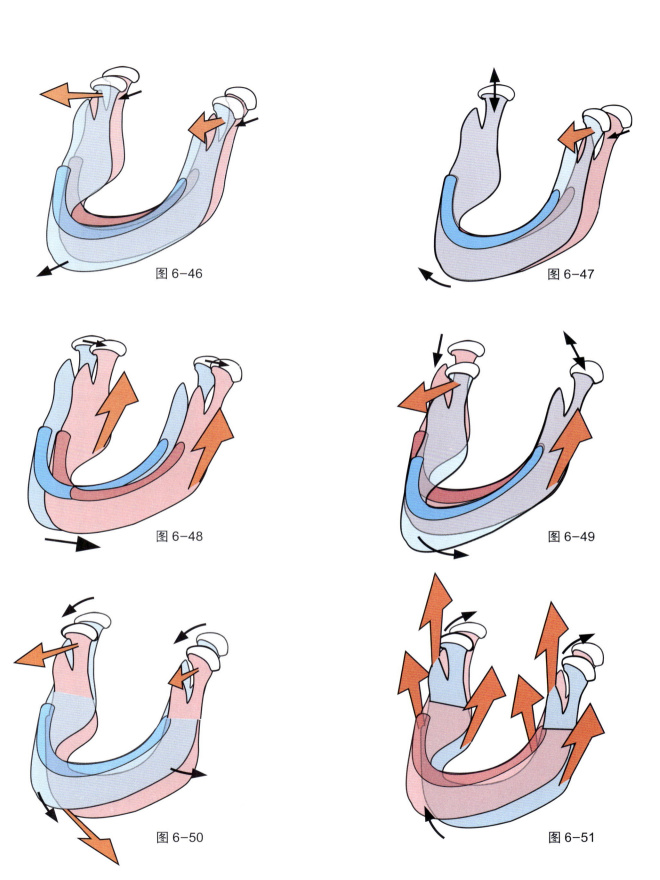

图 6-46

图 6-47

图 6-48

图 6-49

图 6-50

图 6-51

眼球：完美的球窝关节

骨科医师和理疗师并没意识到眼球是一个球窝关节，就像髋或肩一样的球形关节。眼球是一个真正的完美的球窝关节（图6-52，眼球部），球结构由柔韧的巩膜（1）形成，位于外侧的是眼球的筋膜鞘（2）（Tenon囊）。介于中间的巩膜上隙或Tenon间隙（3），形成滑动间隙，该间隙是球形的，有弹性，覆盖了超过50%以上的眼球结构。眼球表面的壳部在轨道（2）处增厚，而且在极部变薄而富于弹性（4），尤其是在后极部（5），视神经在此处穿过（6）。

球形结构被半液态的眶脂体（7）围绕。眶脂体通过发于眼肌壳部（9）的韧带（8）附着于眼球壁，如上斜肌（10）、下直肌（11）、下斜肌（12）和上睑提肌（13）（其他眼部肌肉在图中并不显示）。它是体内最好的弹性悬吊系统。眼球位于眼眶骨壁（14）内部并由前方的眼睑（15）保护。眼球由眼结膜覆盖，并在眼球部反折形成结膜穹窿（16）。

球窝关节完美到可被当作杵臼关节的典范。它由3组肌肉配对，每一对负责一个方向的自由度。

- 两对直肌（图6-53），负责水平和垂直眼球运动。
- ➤ 向上：上直肌（sr）。
- ➤ 向下：下直肌（ir）。
- ➤ 侧到侧：外直肌（lr）对同方向移动；内直肌（mr）对侧方向移动。

对于水平或垂直视野，眼球的球状关节运动就像两个轴的普通关节（一个为水平方向，另一个为垂直方向），且有两个方向的自由度。

- 当斜向视野时情况就比较复杂，如上斜视或下斜视（图6-54）。这时第3对肌肉就要发挥作用，如两个旋转肌肉作用在对称性前后轴方向（p），切线于垂直轴（v）和水平轴如下。
- ➤ 下斜肌（io）附着于眼球外表面，围绕在下方轨道上，向内侧走行附着于眼眶内下角。左下斜肌顺时针旋转眼球，右下斜肌逆时针旋转眼球。而且两块肌肉构成拮抗肌部同时收缩。
- ➤ 上斜肌是一块更加复杂的肌肉。它的二腹肌群的中间腱性结构反折并通过纤维滑轮附着于眼眶的上内侧角。它的第一个肌腹和下斜肌同一路径但相反方向；从它眼球外表面的附着点环绕轨道向内侧到达滑轮处。从那里第二个肌腹改变方向附着于眼眶底部伴随着直肌。左上斜肌（lso）可让眼球逆时针方向运动而右上斜肌负责顺时针运动。因此它们是完美的拮抗肌而且从不同时收缩。另外与下斜肌协同作用。比如右上斜肌和左下斜肌协同作用。同时，它们是同侧的拮抗肌，右上斜肌拮抗右下斜肌，左侧类似。

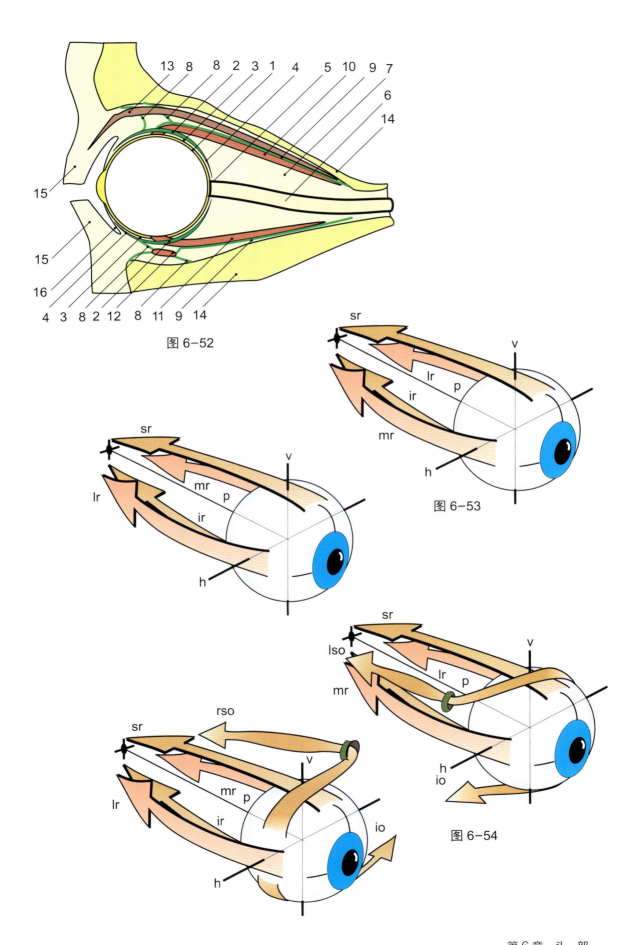

图 6-52

图 6-53

图 6-54

眼球水平垂直运动中的眼肌

眼球的水平和垂直运动很容易用眼直肌的运动解释。

水平视野的转变（图6-55）内外侧直肌收缩如下。

- 当向右侧看时，右侧外直肌和左侧内直肌同时收缩让眼球在垂直轴（v）旋转。
- 当向左侧看时，相反的左侧外直肌和右侧内直肌同时收缩。

对于垂直视野转变来说（图6-56），上下直肌收缩发挥作用。

- 当向上看时，双侧上直肌收缩眼球沿水平轴（h）旋转。
- 当向下看时，同样由双侧下直肌收缩让眼球沿水平轴（h）向下旋转。

这两种形式的运动中，眼球的球形关节在机械上就像一个全关节，如果有两个轴就有两个方向的自由度。第3种自由度，如眼球沿它的两极轴（e）运动，并没有得到应用。这里就不详述了。

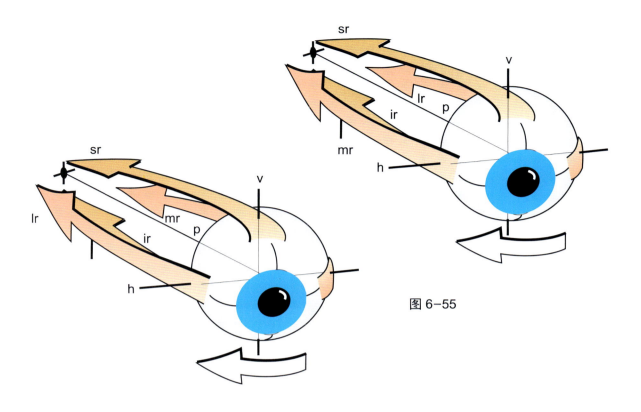

图 6-55

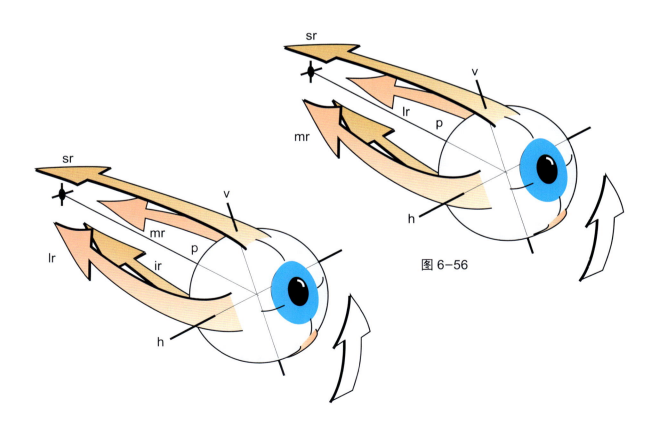

图 6-56

眼内聚中的眼肌

立体视觉（图6- 57）需要汇聚眼部，这样双眼收到的图像是几乎一致的。最近的双眼汇聚点称为调节近点（PP）。

一个在水平面或天空中非常远的物体超出了最远点或调节远点（PR），代表着眼球汇聚的限制点。因为没有视差，两眼图像是一致的，深度的感觉消失，距离无法估计。因此遥测的准确性（直观测定距离）非常依赖于视轴的汇聚程度。

对于远点，视线几乎平行，如没有视差。但如果马上把基准B（如瞳距）加倍，与正常基准比较的话，远点会变小两倍。枪手，尤其在海军，使用遥测评价目标距离，以枪炮塔的宽度作为基准。这种方法现在早已过时，并被雷达所替代，但原理仍然有效。

同样，立体视觉时双眼同时向前才可能，这和多数的鸟类是完全不同的，除了捕食的鸟类（如鹰），它可以非常精确的定位猎物。因此可以认为捕猎者需要朝前的眼部。

远点范围会出现什么问题？距离由汇聚角度决定（p），双侧内直肌张力的差异直到到达调节近点后汇聚丢失。因此在这个范围内，随着对象靠近，两个图像的差异逐渐变大，由此形成了大脑皮层内的深度感。迅速判断移动物体的移动距离，可代表一种危险，并传导到脑干。

想象这样一个过程，当网球移动员看到网球高速飞向自己时，必须估计球的速度和方向。这是我们神奇的人脑的贡献，它也解释了网球手职业生涯并不持久的原因：网球手不仅应该想象球的方向，而且需要在瞬间决定如何移动手臂控制球拍，控制身体方向接球并把它对手无法预计的方向。多么惊人的表现啊！

在正常人，视轴的汇聚由神经系统自动完美的控制，收缩眼肌，尤其眼内外直肌。该机制失效可导致斜视，内斜视意为汇聚轴过度，外斜视意为汇聚轴分散。这种异常可能由神经系统或肌源性因素导致，如直肌过长或过短，如先天性斜视，可通过外直肌手术进行矫正。

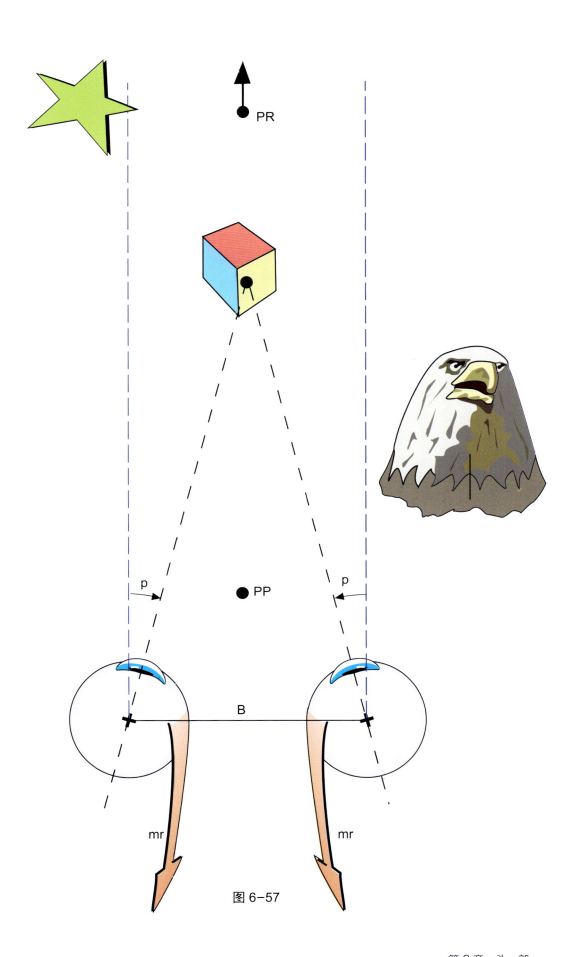

图6-57

斜视的机制

　　水平和垂直的眼球运动是容易理解的，但理解眼的斜型视野仍然有点困难。这可通过在第一卷描述普通关节中相关的肩关节（Codman 悖论）、大多角骨掌骨关节（旋转进入旋前的拇指基底柱）进行理解。在休息位（图 6-58），眼球向前水平注视，眼球的水平子午线 m 和水平线平行。意味着通用关节模型中的 k 线（图 6-59）。

　　当眼球向下时（图 6-60），子午线 m 仍然平行于 k 线，绕 h 轴运动（图 6-61）。如果眼球向下的同时再移向右侧（图 6-62），子午线 m 不再平行，而倾斜朝向左。这种变化可用通用关节模型演示（图 6-63）。运动阶段绕两轴进行沿长轴的自动或联合旋转，与通用关节的机械特性一致。因此眼界并不是水平的。

　　在这点上，对抗性的旋转发生了（图 6-64），就像 3 自由度关节，如球窝关节。这个反射性旋转由眼球上侧的周围肌肉收缩形成，如下斜肌（io），使得子午线 m 回到水平，因此眼界在影像中表现为水平影像。在模型（图 6-65）中。第 3 个纠正性旋转形成，使得 k 线移动到位置 k'，如回到水平面。

　　这种纠正性联合移动是由上斜肌（so）和下斜肌收缩产生的；它是一种完全的中枢起源反射，形成一种精确的机制。传出信息由动眼神经（第Ⅲ对脑神经）到下斜肌，滑车神经（第Ⅳ对脑神经）到上斜肌。

　　这和纠正肩关节的 Codman 悖论（第一卷，第 19 页）同样机制。类似的，联合旋转发生在大多角骨掌骨关节，把拇指旋转到旋前位（第一卷，第 303 页）。

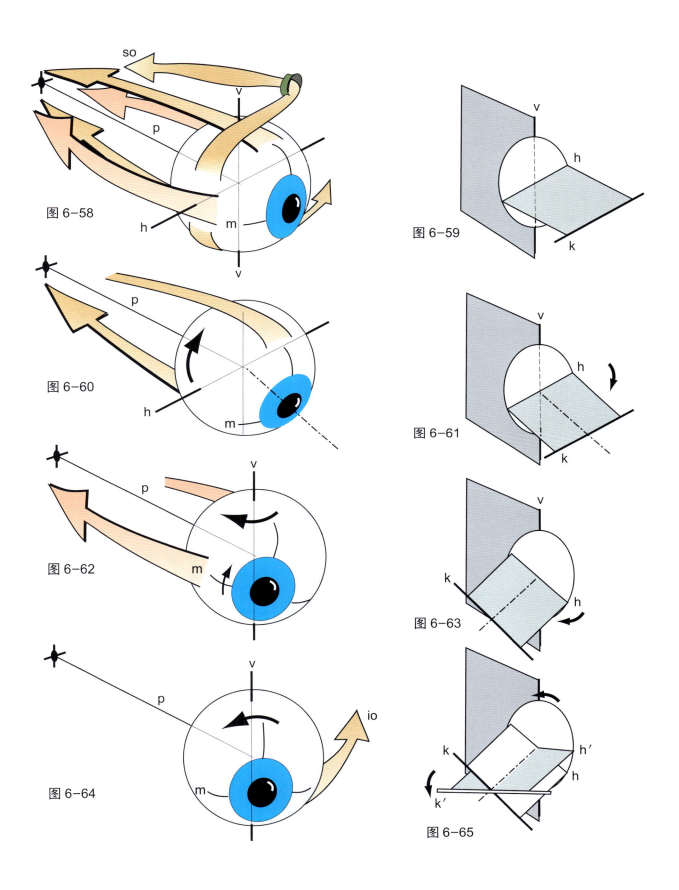

图 6-58

图 6-59

图 6-60

图 6-61

图 6-62

图 6-63

图 6-64

图 6-65

斜视：斜肌和滑车神经的作用

　　眼球肌肉的第 3 维度运动控制的重要性非常明显，这样才使斜视可能。当视野斜向上时（图 6-66），表示恐惧，惊恐或绝望（如同哭泣的妹妹，朝向上看，如画中所示，"浪子" J-B Greuze，卢浮宫），水平面倾斜向下向右（图 6-67）。斜向结构（o）由右侧的上斜肌 收缩，下斜肌位于左侧。协作和刺激性收缩肌肉可使子午线 r 与每眼提供影像的水平面一致。

　　当视野斜向下并朝左侧（图 6-68）时，表达蔑视，讽刺（如画中波希米亚人，F. Hals，卢浮宫），水平面朝下和左侧（图 6-69），图由左侧上斜肌（so）和右下斜肌（io）收缩形成。同样也形成了子午线 r 与每眼提供影像的水平面一致。这两块小肌肉的作用是非常明显的，虽然新手解剖上往往忽视。它们自动纠正斜视导致的联合旋转。

　　该机制奇妙之处在于两个肌肉由不同神经支配，却能完美和谐的共同作用并纠正不必要的旋转，建立一致的水平和垂直面运动。如果没有纠正机制，两个轻度不同的影像就不可能形成立体影像。

　　滑车神经，第Ⅳ对脑神经，以前称为悲哀神经，因为它在表达悲伤视角的作用。它是单运动神经，支配一块肌肉，上斜肌。病人因病毒性导致神经暂时性瘫痪时会感觉到平面视野无法重合，会严重影响驾驶。下斜肌由动眼神经支配（第Ⅲ对脑神经），支配除外直肌以外的所有动眼肌，而外直肌由单神经——外展神经（第Ⅵ对脑神经）支配。

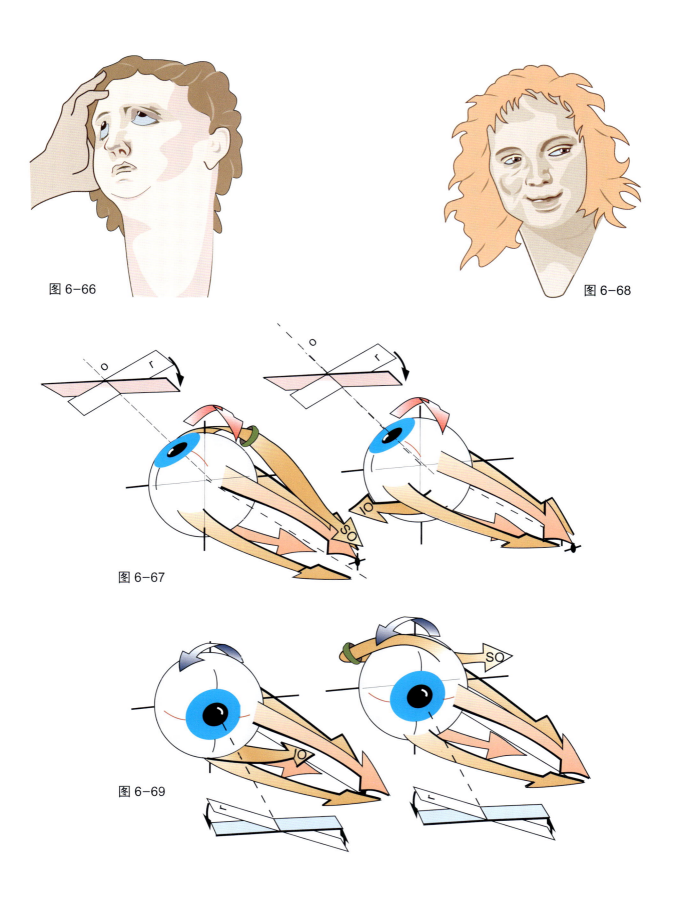

图 6-66

图 6-68

图 6-67

图 6-69

附 录

Appendices

刘 晖 林达生 **译** 罗德庆 刘 晖 **校**

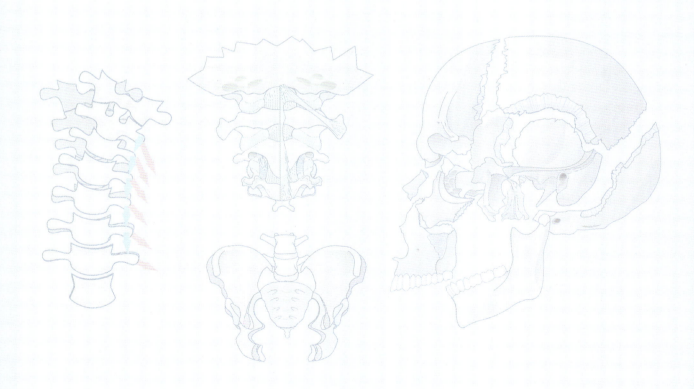

质量、重量和重心

重量和质量经常混淆，但它们是不同的，虽然理论上有关。物体的质量和它包含的物质有关，比如所有分子结构的重量和。质量的单位是千克（kg），它的值是一定的，无论物体在宇宙任何位置：比如，宇航员的体重无论在哪个星球上都是一样的（附图 A-1，M、E、J）。重量是星球对物体的吸引力的测量结果。它的单位是牛顿（N），来源于发现地心引力的科学家牛顿。这个力可因为星球不同而不同：对于宇航员来说，在月球上的重量小于地球上重量（他的重量如箭头所指），根据重力的不同（g）. 因此在地球上相当于 9.8N/kg，月球上只有 1.6N/kg；因此他在月球上重量只有地球的 1/6。在木星(太阳系最大的行星)，g 值等于 24.8N/kg。宇航员的体重会是地球体重的 2 倍半，他会移动困难。在宇航器内，重量为 0，因为没有重力环境，但他的质量仍在，移动只需要克服自身的惰性。

当计算重力时，身体的体重是假设位于一个虚拟的点，称为重心（重力的中心）。问题是定位的点完全是虚构确是真实存在的。在平面上答案很简单。对于一个三角形（附图 A-2）位于三个底边中点垂线的交点上；圆形位于圆心。在空间上，重心总是穿过物体悬挂时的垂线上，因此通过不同的悬挂点可交叉得出重心。比如，三角纸盒重心位于中点的交叉线上（图 2）；球体中心（附图 A-4）；四面体（附图 A-3）；梨子（附图 A-5）。

如果我们寻找不同重量的哑铃型物体的重心（附图 A-6），逻辑上应该位于哑铃的连接部。但真实的答案是更靠近于重的团块这边位于 O 点，因此 AO/OB 和重量呈反比例 W_1/W_2。我们可以设定点如下。

- 作用在点 A（较重物体的重心 S_1）上的小物体 S_2 重量矢量 W_2 是向上方向来获得点 w'_2。
- 作用在点 B（较轻物体的重心 S_2）向下方向矢量 W_1，代表重量 S_1 的矢量 W_1 延伸到 w_1。
- 画 w_1 到 w'_2 连线。
- 该线会交叉哑铃杆于 O 点，该点就代表不同团块哑铃型物体的重心，在这点上物体可以良好的平衡，重力 W_1+W_2 同时加载。

当物体有多个结构时，比如 3 个，如附图 A-7，简单结构先开始，结构 A 和 B 的重心 O'，然后结构 A 和 C 的重心 O"，最后，联合重量在总重心 O‴ 加载。

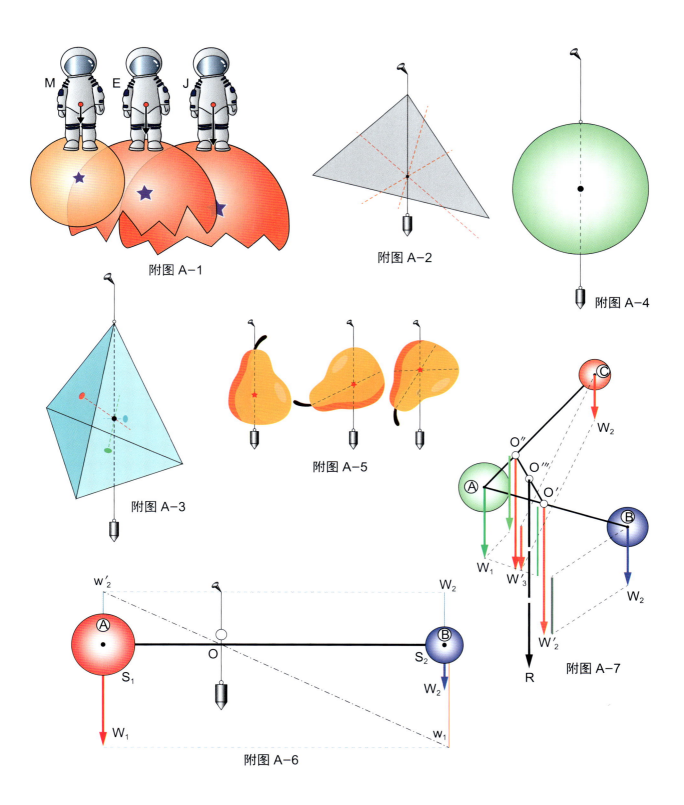

附图 A-1

附图 A-2

附图 A-4

附图 A-3

附图 A-5

附图 A-7

附图 A-6

如何定位重心

身体的重心是固定的或无法改变的，如果身体没有变化或畸形。宇航员的重心（附图 A-8）只能是个估计值，因为它不考虑地球的重心。

实际上，活的个体形状是不断变化的，总体重心根据肢体的节段重心改变而改变。附图 A-9 显示男性站立时肢体的节段重心。上肢可见前臂重心 A 和上臂重心 B，联合上肢重心 S。

同样，下肢的节段重心 C 和 J 联合形成下肢部分重心 I。下肢的两个联合重心构成了下肢的总体重心 MI（星号），上肢的总体重心 MS（星号）。同样头颈重心 TC 和胸部联合形成部分重心 TT（方型）。联合上下肢组成了四肢重心 M。最后，通过联合重心 M 和 TT，人体获得重心 G 维持站立。它位于骨盆的骶 3 水平，位于骶骨峡部和耻骨联合之间（男性附图 A-9，女性附图 A-10）。

现在，我们来考虑运动者的重心问题。对于一个弯腿交叉坐位的妇女来说看（附图 A-11），她的总体重心（红色箭头）沿着腹部向上位于脐部上方。而跑跳者（附图 A-12），她的重心由于上肢的移动位置而移动向前。快走者（附图 A-13）的重心前后摆动，因为上肢充分的摇摆。以上这些情况，重心通常位于身体内部，但当身体弯曲时重心可位于体外。因此，人体在使用四肢爬行时（附图 A-14），重心很明确的位于躯干前方，但躯干过伸跳动时（附图 A-15），重心位于身体后侧。这种定位重心的方法可用于日常活动，比如工作或运动，尤其滑雪时（附图 A-16），当人体意识到应该沿滑板刃的 R 轴维持力的矢量，滑雪者大脑始终维持这种状态保持在冰面或舞台上不摔倒。最终的 R 值因为中心力 C 环形的投射方向以及结合体重 P 始终在变化。因此需要反复的平衡训练。

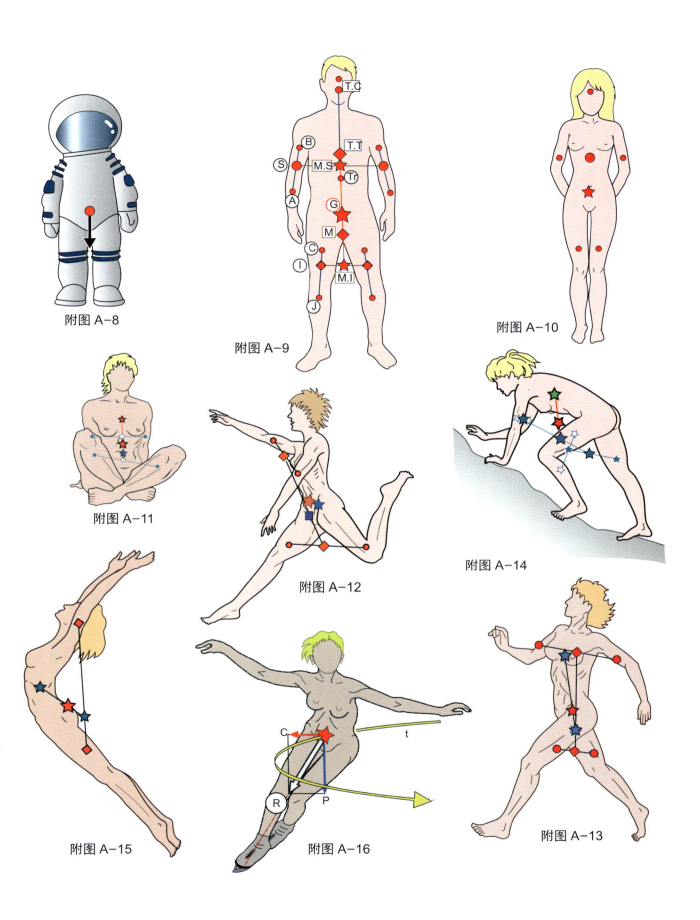

附图 A-8

附图 A-9

附图 A-10

附图 A-11

附图 A-12

附图 A-14

附图 A-15

附图 A-16

附图 A-13

关节的高活动度

部分人体（尤其在亚洲）可在广场或马戏、电视里表现他们韧带的高弹性形成的超乎寻常的关节活动度。该技能可能在年少时逐渐形成，并在付出多年的训练和进行扭曲后形成。关键时脊柱接受了特殊的训练，尤其是过度伸，因为屈曲会被腹部限制。

基本练习时练习"抓地伸"（附图 A–17），让手接触地面甚至踝关节。测量这种伸度，从骶1上终板和咬合面的交角提示为 205°，大大超过了 140° 的正常脊柱过伸范围（见 39 页）。

在这个位置进行抓地，部分人可让他们头部接触臀部（附图 A–18），对应过伸 240°。需要强调的是这种过伸多发生于腰椎，多于颈椎的贡献度。实际上因为胸廓的关系胸椎活动度更少。有些天赋者甚至可达到颈部位于臀部前侧（附图 A–19）。

这种过伸通常见于女性，因为她们比男性更有弹性。也和 Ehlers–Danloss syndrome 综合征这种先天的结缔组织疾病相关。这些女性患者的关节，拇指可翻转朝向是非常多见的。普通的芭蕾舞演员可比男性更容易进行劈叉动作，而明星演员甚至可抬高左侧肢体，而用右足尖点地。

所有这些生理练习是人类进行的，多数是为了达到更高运动水平而反复练习。没有动物学家见过猩猩进行"抓地"动作。如果可能，早在科学家居维叶时代就被了解到。一些猿猴尤其是黑猩猩可以微笑，这否定了拉伯雷"笑容是人类的特性"的描述。

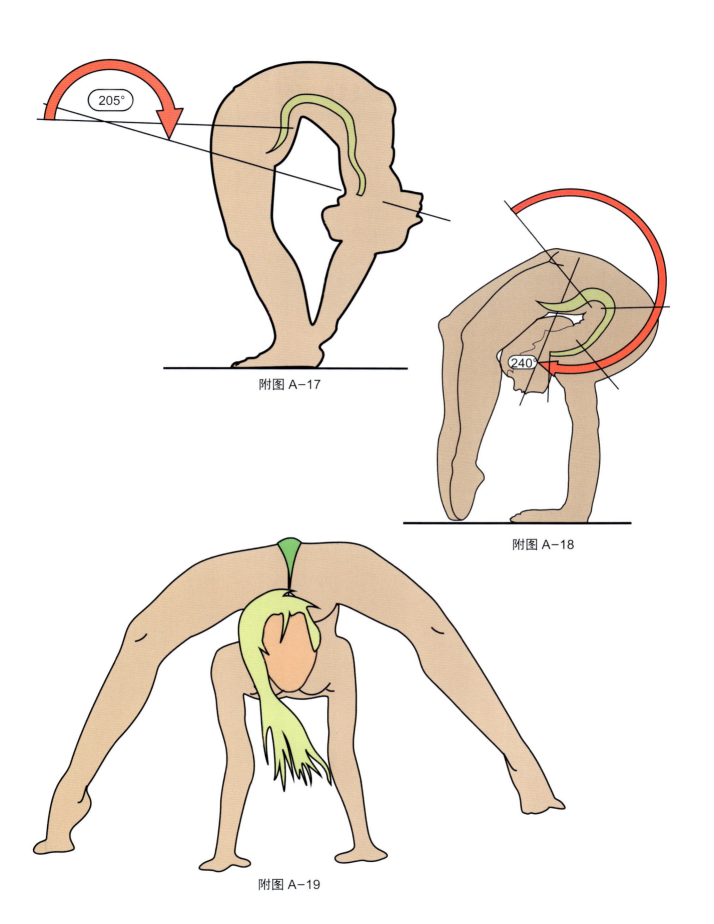

附图 A-17

附图 A-18

附图 A-19

简约法则：Occam 剃刀原理

自然在两个极端间往复并尊崇两个重要法则：简约法则和充沛法则。

简约法则由 William of Ockham（1290—1349）建立，一位英国修道士和哲学家，死于开除教籍。该法则规定为：所有的不必要都应该抛弃，因此得名"Occam 剃刀原理"。该法则看起来非常合理，在自然中有许多应用，尤其是在肌肉骨骼系统。自然中最好的说明是球体（附图 A-20）。有最大和最小平面。鸡蛋（附图 A-21）是另外一个例子：最小容积的蛋壳保护最大容积的胚胎。球体或椭圆体和其他结构相比机械抵抗力最大，如椭圆形的颅骨（附图 A-22）可容纳最大容积脑组织使用最小表面肌，实现最大抵抗力。脑的螺旋也说明了一个分型体的理论，可认为是简约法则的应用：容纳最大容积的皮质在最小容积内。

第二个法则称为充沛法则，在大数量领域是有效的，典型例子和再生和自然选择相关，如附图 A-23 所示。百万个精子竞争进入卵子只有一个成功，就像数以千计的海龟在岸边孵化后奋力拼搏游向大海，避免被海鸟捕食。附图 A-24 显示了鱼群就像云朵，试图逃脱和破坏排行以避免被捕食。最后百万谷物的花粉散落风中也只有 1 颗到达花的雌蕊里。

为什么如此浪费？因为按自然选择法则，众多群体需要选取最幸运或最合适的个体，自然展现它冷酷无法改变的逻辑性。

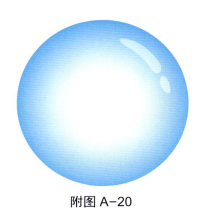

附图 A-20

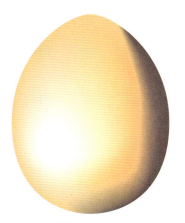

附图 A-21

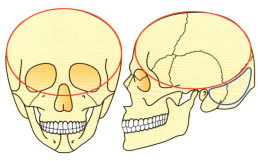

附图 A-22

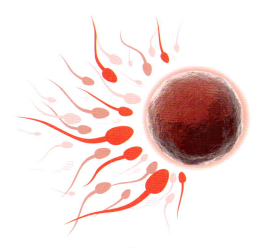

附图 A-23

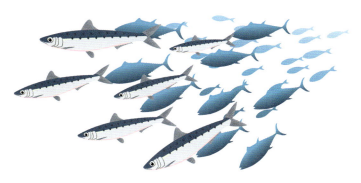

附图 A-24

颈椎的机械模型

这个模型与这本书224～231页描述的机械模型在功能上完全相同。稍加注意并耐心一点，你就可以从1号板的结构开始建造。为了避免损坏这本书，我们建议使用影印本，最好是放大50%，因为这样可以使工作更为容易。然后用一张复写纸（可能很难找到，因为打字机已经基本无人使用）将图表小心地转移到硬纸板上。避免使用Bristol板，因为它太薄。建议选择至少0.3～0.5mm厚的硬纸板，例如彩色打印机用的纸。这种硬纸板必须足够坚硬，才能够将模型组装并且使用。如果找不到复写纸，可以用3B铅笔把影印本背面涂黑，这就相当于一张复写纸。你只需要重描一遍图纸，就能在下面的硬纸板上将它们复制出来。

该模型包括以下6个必须裁剪的部分。

- 头A，与它的铰链y（点－虚线）和z（虚线），以相反的方向折叠（见后文）。
- 中间的B块，连接头部和脊柱，包括前面的阴影区域和后面的相应区域，用于黏合。
- 颈椎C，它也包含一个阴影区域要和中间部分相连。
- 模型D的底部，有3个需要粘贴的阴影区域和两组狭缝（S_1～S_3）。
- 隧道带E，在后面有2个需要粘贴的区域，两条虚线需往相反的方向折叠。
- 支持带F，前端——阴影标签，另一端一无阴影标签，均用于粘贴。

裁剪流程

裁剪完后，按照以下指示行动时必须准备好折线部分（用虚线表示）。首先用手刀、解剖刀或剃须刀片将纸板切1/3的深度。在硬纸板的前面沿着虚线折线进行切割，在后面沿着点－虚线折线进行切割，这样你就可以将第一种折叠方式向后弯曲，将第二种折叠方式向前弯曲。为了便于操作可以在纸板的背面画折线。你可以用圆规的尖端在硬纸板上戳出这些线的端点来做记号。C部分代表的是颈椎，沿硬纸板两侧虚线斜切便可使纸板向两侧弯折。为了避免弄坏硬纸板，在背面的切口应在前面切口上方约1mm处。

在装配之前这些孔就应该提前准备好，因为在装配后处理这些孔可能会导致模型失败。如果没有穿孔机，应使孔洞尽可能整齐，以便让弹性条带容易通过。两个相应零件上的孔必须完全吻合。

装配

- 底座装配

重点：胶合面干燥前使胶合面保持原位；使用回形针或电工的鳄鱼夹。

➤ 从隧道带开始。平板2示，在硬纸板两侧裁剪之后，可以被折叠成一个 Ω 形状（图Ⅰ）。

➤ 将它的两个"爪子"粘在D上的两个小阴影区域上，形成一个小的通道供F的活动（图Ⅱ）。

➤ 用刀片沿F所示的水平方向切割。

➤ 在硬纸板的正面切割使中间可折叠（虚线），沿背面的标记切割（点虚线），像手风琴一样折叠 F（图Ⅱ）。

➤ 将 F 的阴影"爪子"粘在底座的大阴影区域上（图Ⅲ）。

➤ 当这些部分牢固粘连在一起时，再把 F 的另一个"爪子"穿于桥带 E 中，完成底座的装配（图Ⅳ）。

● 颈椎装配

➤ 将中央的片状物折叠两次，即沿 z 方向（虚线）向后折叠，沿 y（点虚线）向上折叠形成一个立体直角。

➤ 将 y 轴以下的带状表面粘在 B 上表面的阴影区域，确保孔（c 和 a'）契合（图Ⅳ）。

➤ 当牢固粘连后，将 C 的阴影部分向后折叠并黏合与 B 下表面无阴影区域（图Ⅳ）。再次确认孔（C 和 C'）重合。

● 模型装配

➤ 检查 C 底部的凹槽，并将其嵌入 F 的狭缝中，将 C 固定在底座上（图Ⅴ）。

➤ 可以在拱形 F 下方、C 中的孔 k 内放置一根火柴或牙签使结构更加牢固。

➤ 模型现在可直立；然而一旦 C（虚线）中的斜折易弯，它就会倾向于向一侧弯曲。模型的这种不稳定性很好地反映了颈椎的自然不稳定性，而这种不稳定性是靠肌肉拉索来矫正的。

稳定模型

为了保持模型的直立，你需要用有弹性的窄的条状物来稳定它。

这项工作需要细致和耐心。一条有弹性的条带一端通过打结固定在已经准备好孔的顶端，另一端穿过底座边缘上已经被剪刀剪开的裂缝之一（$S_1 \sim S_3$）。通过拉紧这个弹性条带便可以调节它的张力。

这些弹性条带可分为两组（图Ⅵ和图Ⅶ）：第一组中的这些条带（实线和蓝虚线）通过三个铰链，控制与有三个轴的枕下颈椎相对应的上部模型，即用于头部旋转的垂直铰链，用于屈伸的水平铰链和用于侧屈的矢状铰链。包括以下内容。

● 带 1 附着在 a 孔的上方，穿过 a' 孔，并以合适的张力固定在 S_4 缝中。它控制头部的屈伸。

● 带 2 穿过 b' 孔，并在 c' 孔和 b 孔处以合适张力的绳结固定，它控制头部的旋转。

● 带 3 穿过狭缝 S_5 后，在孔 c 和孔 c' 上方的两端以绳结固定。通过拉它的任意一边，你可以控制头部的侧屈。

● 带 4 和带 3 固定方式相同，但它因为要穿过狭缝 S_6 所以更长一点。它同时控制着头部的侧屈和脊柱上部的稳定。

第二组的弹性条带（橙色实线）用弹性条带 5 和带 6 控制下颈椎，与斜角肌相对应；它们使颈椎沿着垂直轴保持竖直。

● 带 5 在孔 e 处以绳结固定，并以合适的张力固定在底座上的两个狭缝 S_1 中。

● 带 6 在孔 d 处以绳结固定，并以合适的张力固定在底座上的裂缝 S_2 中。

● 带 7 在孔 c 和孔 c' 处以绳结固定，并固定在裂缝 S_3 中，这是模型的侧方稳定装置。

当你调整这些不同的弹性条带时，你会意识到颈椎是多么不稳定。颈椎需要靠各种肌肉拉索来保持稳定，而任意肌肉拉索的改变都会改变整个结构的平衡。这意味着颈椎是一个完整的功能单元，任何一个解剖结构的破坏都会对整个结构产生影响。

一旦弹性条带调整好，你就可以尝试颈椎的各种运动了。

首先通过斜铰链（虚线）活动下颈椎，你将清楚地观察到它典型的侧屈旋转运动。从这个位置你可以使用枕下系统，相当于一个三轴的滑膜关节，给予头部以下纠正运动。

● 在运动方向上的旋转，完成头部的侧屈。

● 与旋转运动方向相反的侧屈；这使得头部完成单纯的旋转运动。

如果牢固固定住底座和头（A），你就能完成巴厘舞者的动作，即在其对称轴的两侧做平移运动。这种不自然的、需要配对代偿的运动得靠你自己去发掘。

你为建立这个模型所付出的努力终将会得到回报。你也将能够在这个颈椎模型中进行所有可能发生的主动和代偿运动。

加油！

板 一

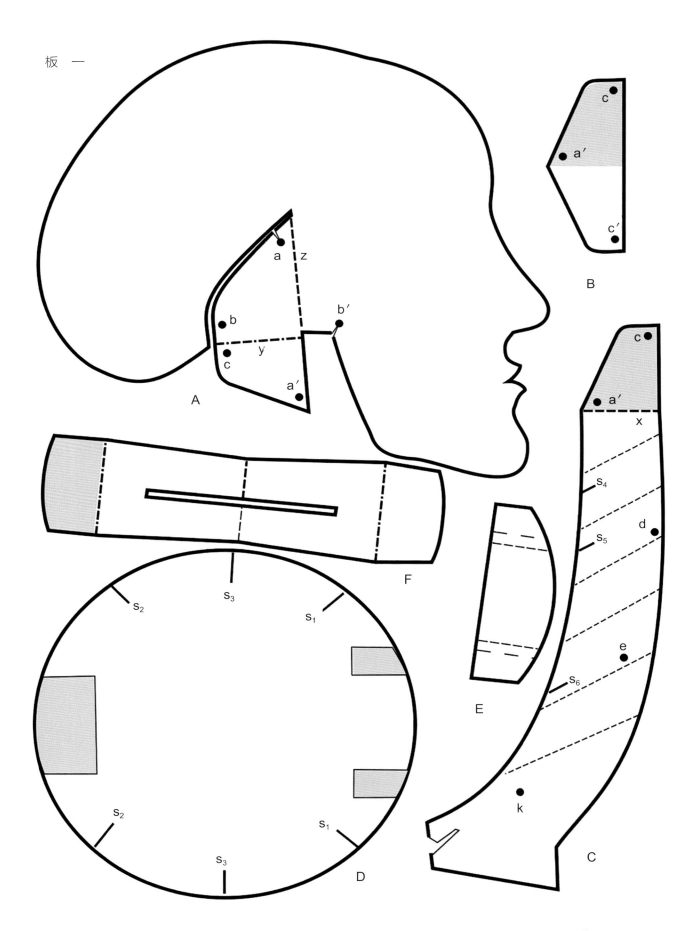

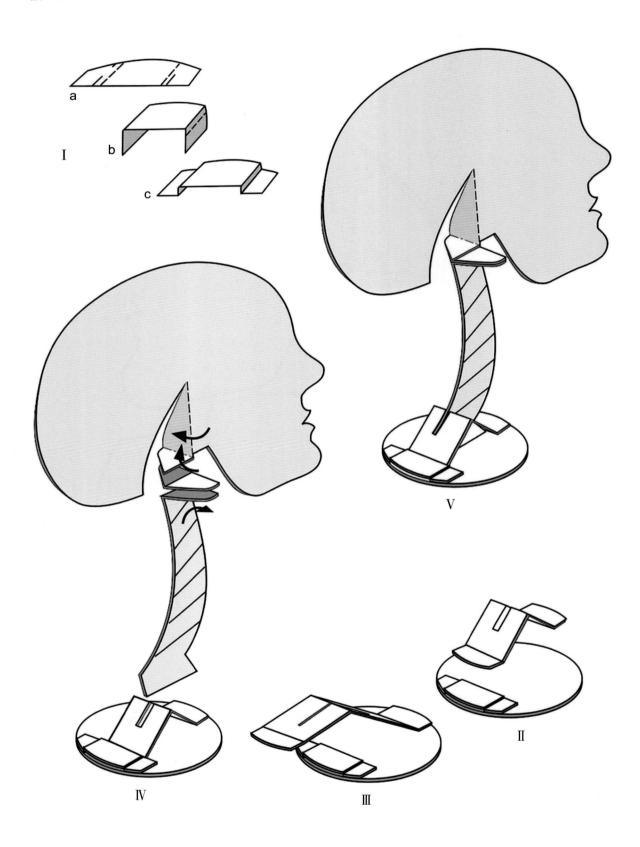

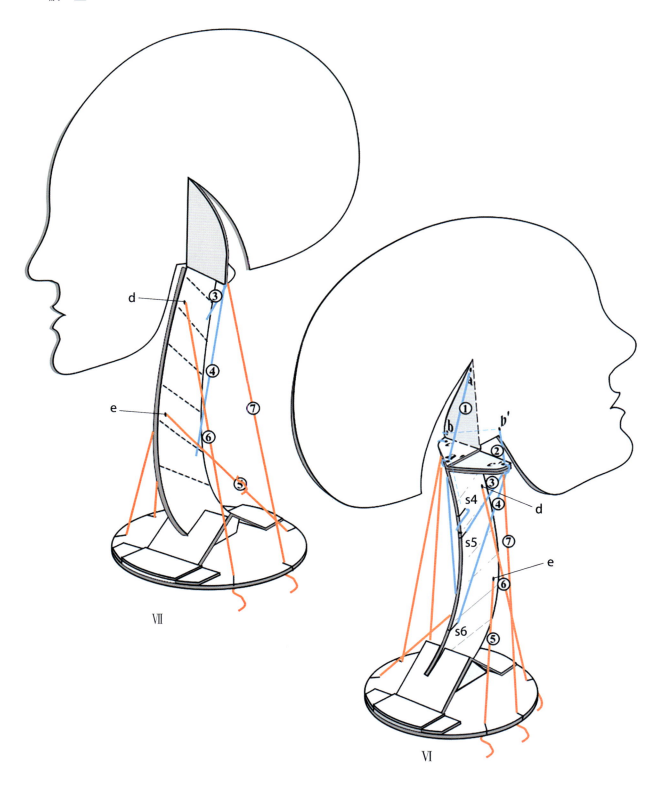

VII

VI

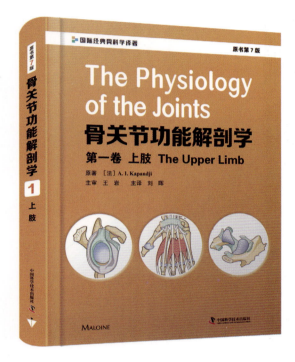

骨关节功能解剖学 第一卷：上肢（原书第 7 版）

引进地： 法国 Éditions Maloine 出版社

定　价： 236.00 元（大 16 开精装）

原　著： [法] A. I. Kapandji

主　译： 刘　晖

　　本书引进自法国 Éditions Maloine 出版社，是一套全面系统、提纲挈领又深入浅出的骨关节功能解剖经典著作。全套共 3 卷，内容覆盖上肢、下肢、脊柱、骨盆及头部的所有骨关节系统，本书为全新第 7 版的上肢分卷。书中各章节均从基本解剖结构、结构发育特点、生理解剖功能、临床查体解剖要点和功能解剖等多角度进行了通俗易懂的阐述，同时配有丰富精美的大体图示和三维图示，书末附录还有简单的模型剪纸图解，便于读者直观操作和试验操作，更有利于功能解剖的理解。本书内容系统、阐述简洁，让人一读就懂，可作为内科医师、外科医师，尤其是骨科医师、康复理疗师和初入临床的医学生不可多得的骨关节功能解剖案头参考书。

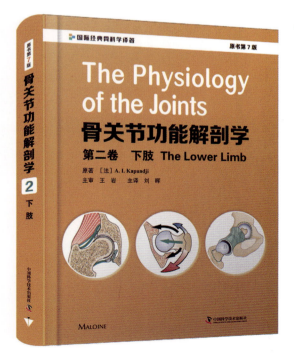

骨关节功能解剖学 第二卷：下肢（原书第 7 版）

引进地： 法国 Éditions Maloine 出版社

定　价： 236.00 元（大 16 开精装）

原　著： [法] A. I. Kapandji

主　译： 刘　晖

　　本书引进自法国 Éditions Maloine 出版社，是一套全面系统、提纲挈领又深入浅出的骨关节功能解剖经典著作。全套共 3 卷，内容覆盖上肢、下肢、脊柱、骨盆及头部的所有骨关节系统，本书为全新第 7 版的下肢分卷。著者从髋、膝、踝、足、足底穹窿等下肢解剖结构的发育特点及解剖功能、运动特点、临床生物力学等多角度进行了通俗易懂的阐述，还增设了与临床密切相关的行走、步态等功能解剖章节，同时配有丰富精美的大体图示和三维图示，书末附录还有简单的模型剪纸图解，便于读者直观操作和试验操作，更有利于功能解剖的理解。本书内容系统、阐述简洁，让人一读就懂，可作为内科医师、外科医师，尤其是骨科医师、康复理疗师和初入临床的医学生不可多得的骨关节功能解剖案头参考书。

扫码购买
出版社官方微店

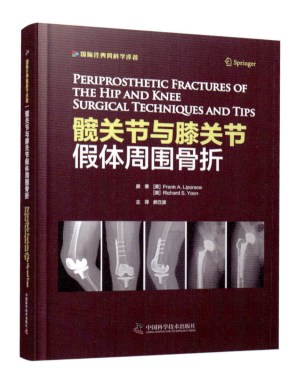

髋关节与膝关节假体周围骨折

引进地：德国 Springer 出版社

定　价：128.00 元（大 16 开精装）

原　著：[美] Frank A. Liporace

主　译：郝立波

　　本书是引进自德国 Springer 出版社的一部关节外科学著作，共分三部分。第一部分为概论，详细介绍了假体周围骨折的发生率、危险因素、分型、检查和查体、诊断，以及假体周围骨折合并感染的诊断。第二、第三部分则分别对髋关节假体周围骨折（包括髋臼假体周围骨折及股骨假体周围骨折）、假体间骨折和膝关节假体周围骨折进行了深入阐释，展示了相应的诊断、分型和手术治疗方法。

　　本书内容全面、深入、贴近临床，图片丰富、清晰、一目了然，是一部颇具实用性的临床参考书，可供广大关节外科医师、骨科医师阅读参考。

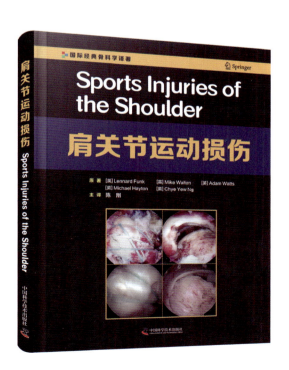

肩关节运动损伤

引进地：德国 Springer 出版社

定　价：168.00 元（大 16 开精装）

原　著：[英] Lennard Funk 等

主　译：陈　刚

　　本书引进自世界知名的 Springer 出版社，是一部新颖、独特、全面的肩关节运动损伤参考书。全书共 13 章，先对肩关节的临床解剖与生物力学进行了概述性介绍，然后从基本解剖结构、病理生理学特点、临床表现、治疗方法、并发症处理及预后等方面对各种类型的肩关节运动损伤进行了阐述，最后简明总结了运动康复的基本原则。书中各章章首均列有学习要点，章末设有问答题，有助于读者了解及掌握书中内容。本书内容实用，图表丰富，可供骨科医师、运动员康复理疗师日常工作中阅读参考，也可作为初入临床的骨科医学生的学习指导用书。

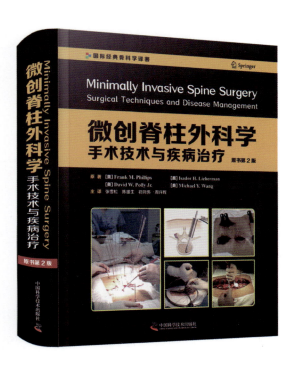

微创脊柱外科学
手术技术与疾病治疗

引进地：德国 Springer 出版社

定　价：428.00 元（大 16 开精装）

原　著：[美] Frank M. Phillips等

主　译：张雪松　陈雄生　初同伟　周许辉

　　本书引进自世界知名的 Springer 出版社，是一部凝聚百余名经验丰富专家的智慧，涵盖微创脊柱外科（MISS）各领域历史沿革及最新进展的著作。著者基于丰富的临床经验，以循证医学证据为导向，引用大量文献，由易到难、由简到繁、由表及里、由具象到抽象、由主干到分支，系统描绘出了 MISS 的应用图谱，详尽介绍了 MISS 相关的手术理念、手术工具、减压与融合手术技巧、围术期与并发症处理等内容。本书图片丰富，要点突出，章首列有学习目标，章末对本章概要进行了总结并配有相关测试及答案，可帮助读者轻松掌握书中内容。本书适合各层次骨科医师及相关人员，对致力于 MISS 领域钻研与发展的骨科医师、研究生与科研技术人员颇有价值，既可作为低年资医生零基础入门的指导书，又可作为中高年资医生技术进阶的参考书。

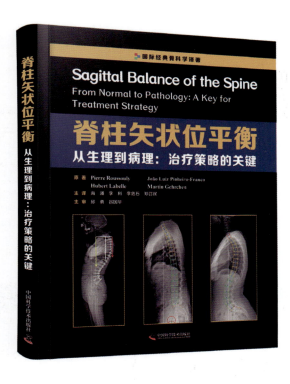

脊柱矢状位平衡
从生理到病理：治疗策略的关键

引进地：德国 Thieme 出版社

定　价：198.00 元（大 16 开精装）

原　著：[法] Pierre Roussouly等

主　译：海　涌　李　利　李危石　郑召民

　　本书引进自世界知名的 Thieme 出版社，是一部深入浅出介绍脊柱矢状位平衡相关理论和临床诊疗应用的专业参考书。书中所述包括脊柱矢状位平衡的概述、脊柱生物力学、个体差异的标准值、脊柱病理生理学、非脊柱侧弯的脊柱失平衡、青少年脊柱侧弯和成人脊柱侧弯等内容，涵盖了近年来有关脊柱矢状位平衡的最新研究进展，根据"从生理到病理"的概念，采用逆向思维方式，切实解决了"从病理到生理"的临床问题。本书内容系统，深入浅出，图表明晰，旨在为脊柱外科以及相关专业的临床医生和研究者了解脊柱矢状位平衡领域的历史发展、最新进展、临床诊治等提供重要参考。